本书为：国家社会科学基金青年项目结项成果（项目编号： 10CTQ014）

本书受到：

云南省哲学社会科学学术著作出版专项经费资助

云南省高等院校古籍整理工作委员会2010年度古籍整理项目经费资助（项目编号：201001）

DAIZU YIYAO GUJI

DIAOCHA YANJIU YU TIYAO BIANZUAN

傣族医药古籍

—调查研究与提要编纂—

罗艳秋　徐士奎◎著

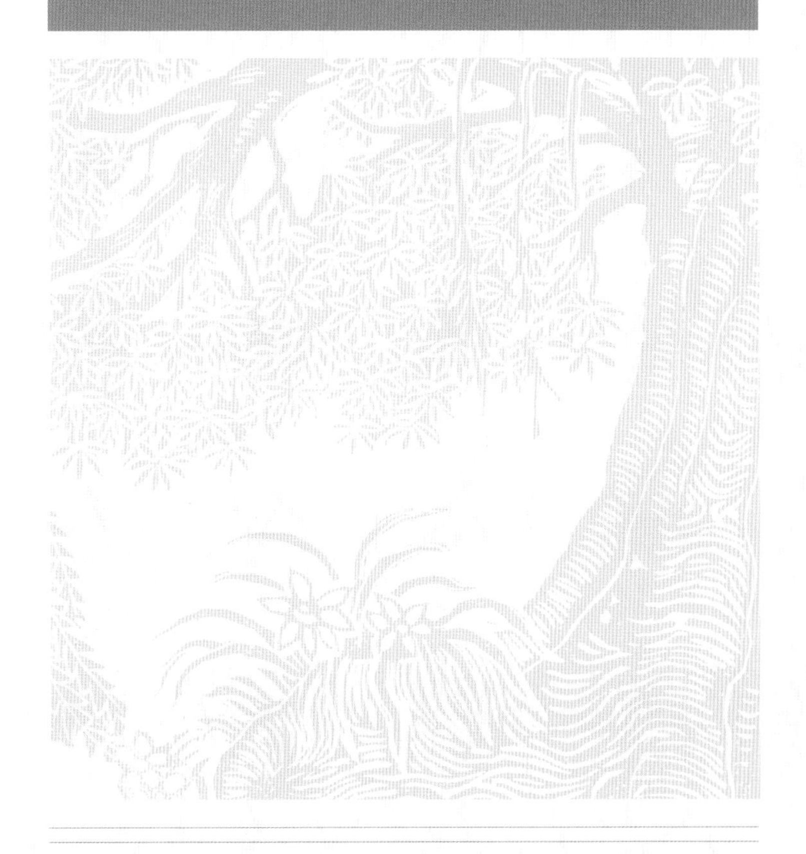

云南出版集团

云南人民出版社

图书在版编目（CIP）数据

傣族医药古籍调查研究与提要编纂 / 罗艳秋，徐士奎著. -- 昆明 : 云南人民出版社，2021.11
ISBN 978-7-222-18230-1

Ⅰ. ①傣… Ⅱ. ①罗… ②徐… Ⅲ. ①傣医药－中医典籍－调查研究②傣医药－中医典籍－内容提要 Ⅳ. ①R295.3

中国版本图书馆CIP数据核字(2020)第120104号

责任编辑：高　照　郑燕燕
责任校对：王　韬
装帧设计：昆明昊谷文化传播有限公司
责任印制：李寒东

傣族医药古籍调查研究与提要编纂
罗艳秋　徐士奎　著

出版　云南出版集团　云南人民出版社
发行　云南人民出版社
社址　昆明市环城西路609号
邮编　650034
网址　www.ynpph.com.cn
E-mail　ynrms@sina.com
开本　787mm×1092mm　1/16
印张　19
字数　340千
版次　2021年11月第1版第1次印刷
印刷　云南出版印刷集团有限责任公司华印分公司
书号　ISBN　978-7-222-18230-1
定价　68.00元

云南人民出版社微信公众号

如需购买图书、反馈意见，请与我社联系
总编室：0871-64109126　发行部：0871-64108507　审校部：0871-64164626　印制部：0871-64191534

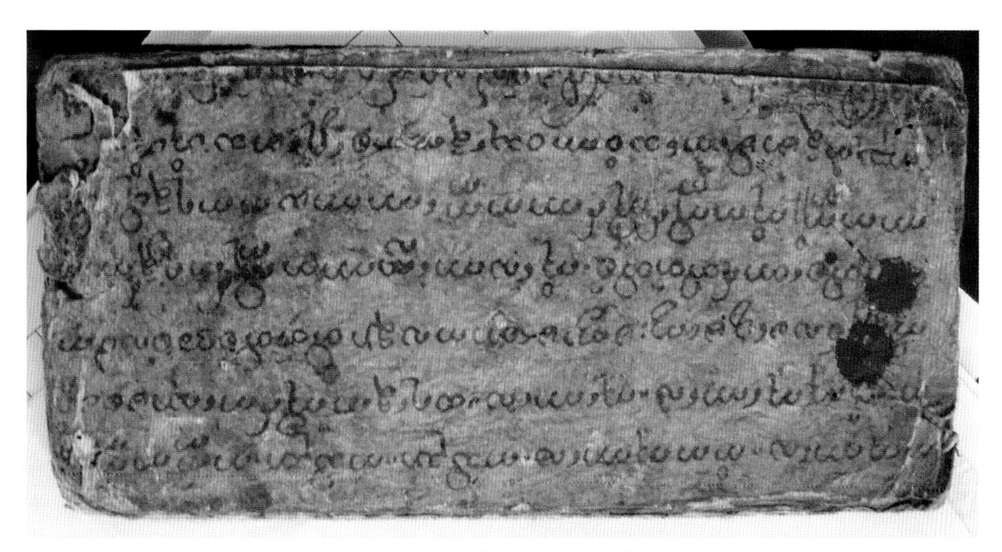

德宏州傣学会藏《药典》

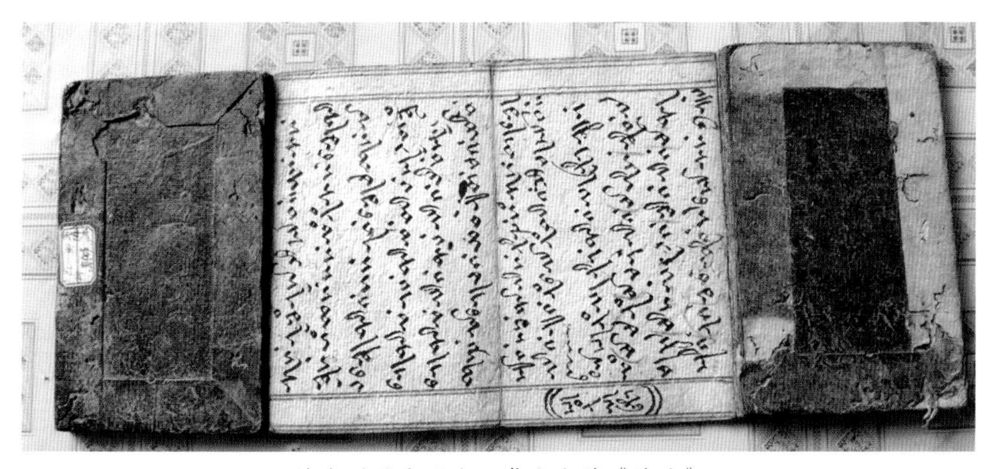

德宏州芒市西南里龚庆安藏《药典》

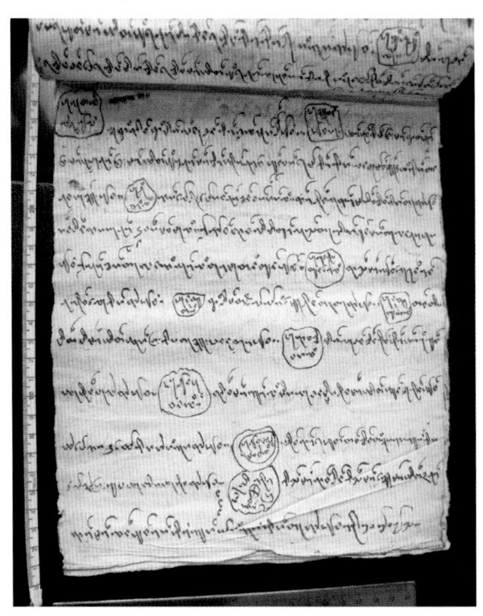

德宏州档案馆藏《民族民间药典》

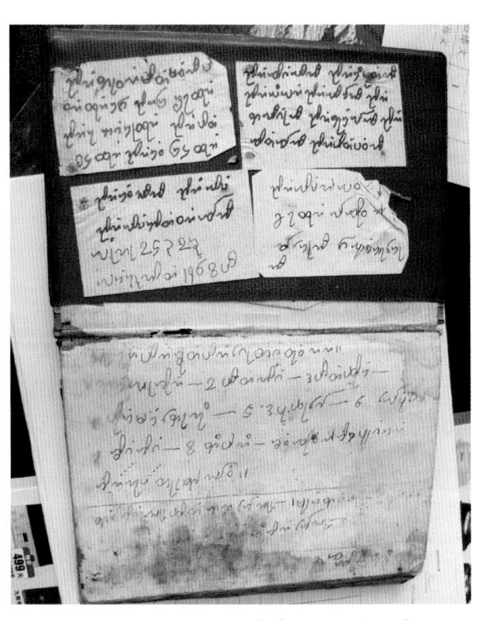

德宏州档案馆藏《傣族医药书》

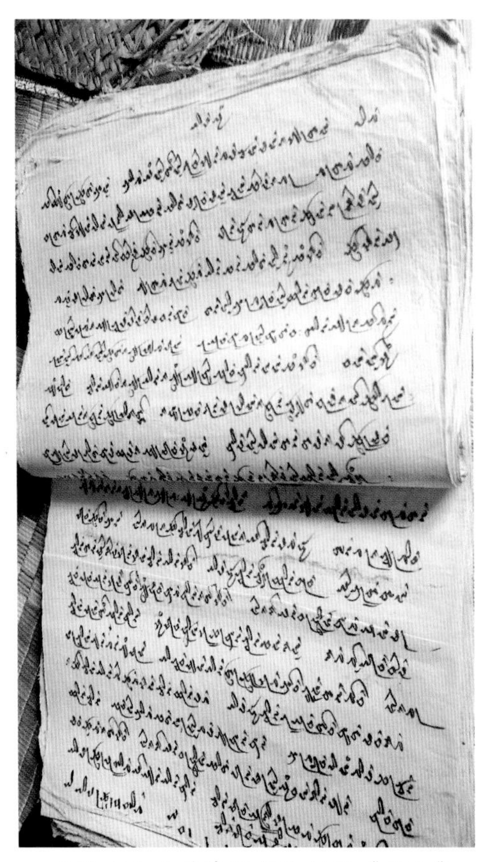

临沧市孟定镇傣医抗浪刘藏《药方》

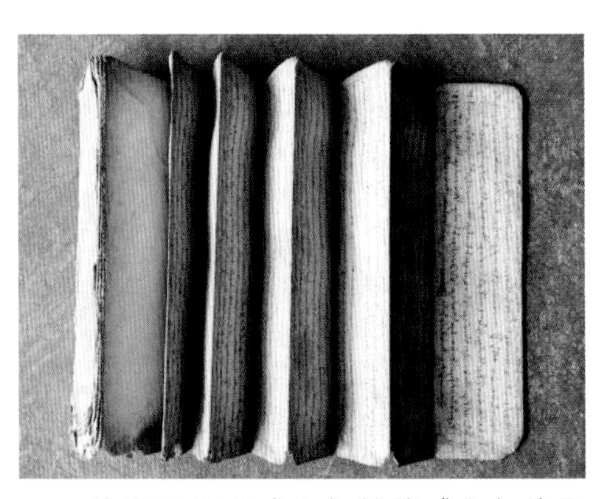

德宏州芒市镇广相村藏《广相佛爷医药书》

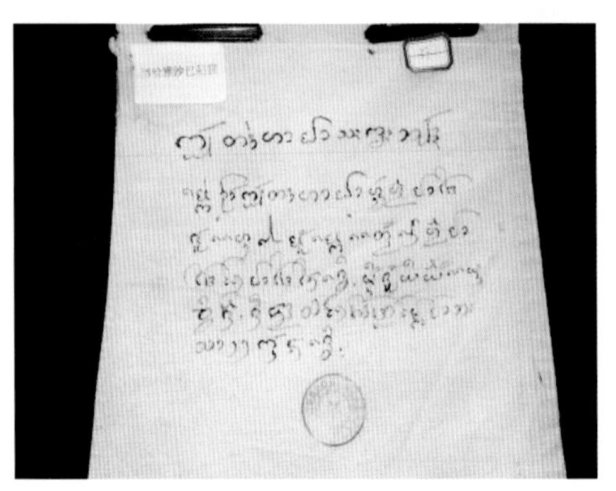

西双版纳傣族自治州傣医医院藏《档哈雅沙巴帕雅》

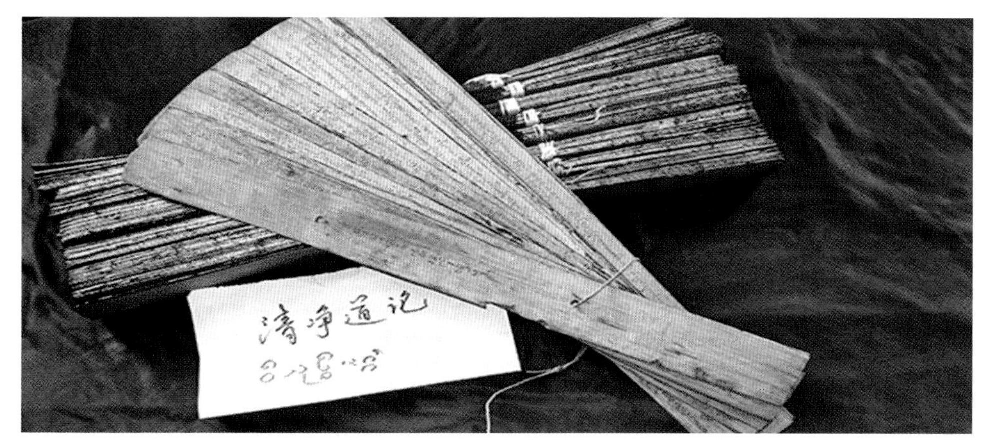

西双版纳傣族自治州少数民族研究所藏《清净道论》

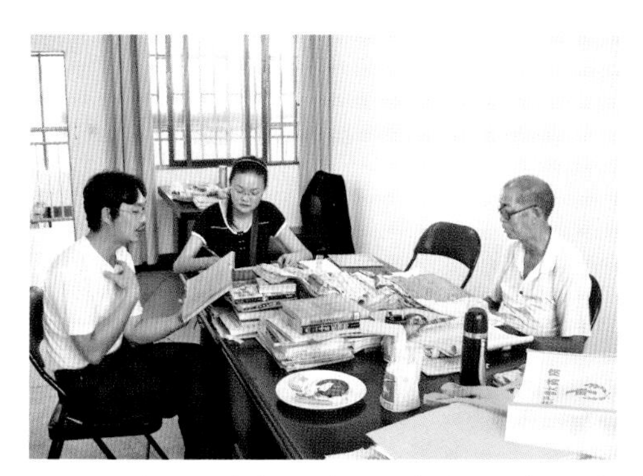

罗艳秋（左二）与德宏州傣文专家岳小保（右一）、焦所比达佛爷（左一）讨论提要撰写

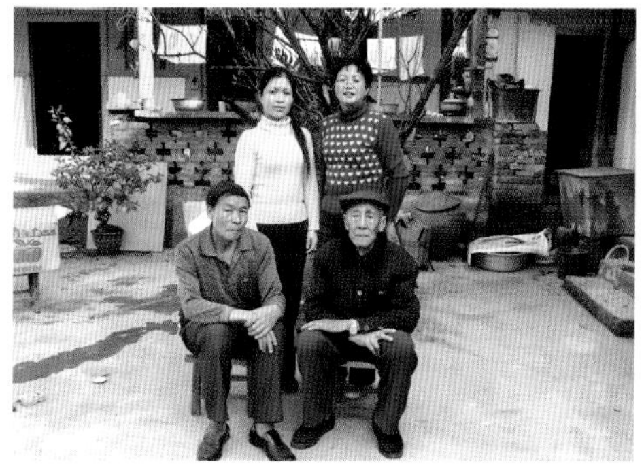

项目组成员德宏州档案馆金保荣主任（前左一）与德宏州图书馆张云主任（后右一）下乡走访傣文古籍的民间收藏者

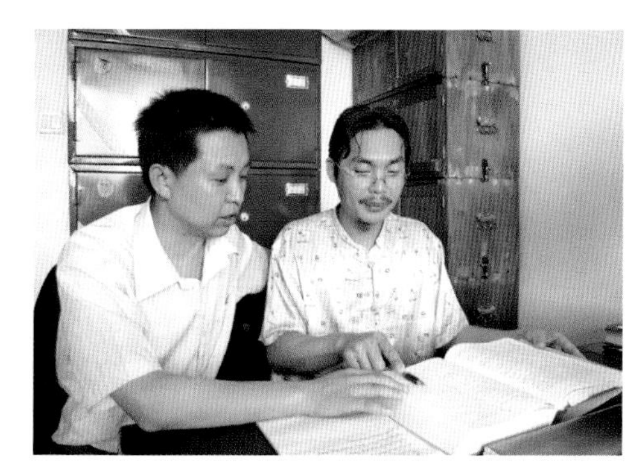

徐士奎（左）与傣文专家焦所比达佛爷（右）讨论傣族医药古籍翻译相关问题

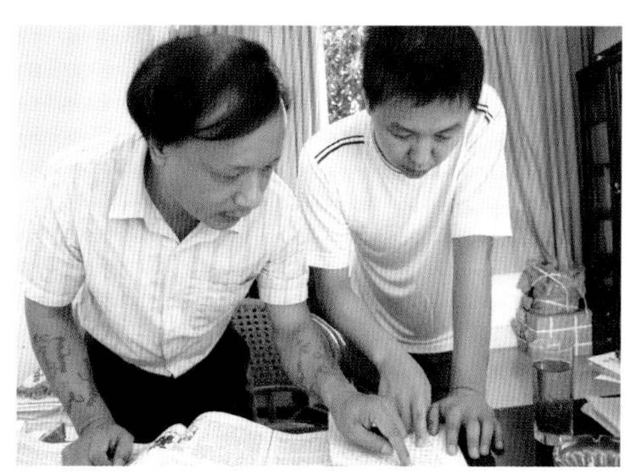

徐士奎（右）与德宏州民语委快永胜主任（左）交流傣族医药古籍的整理方法

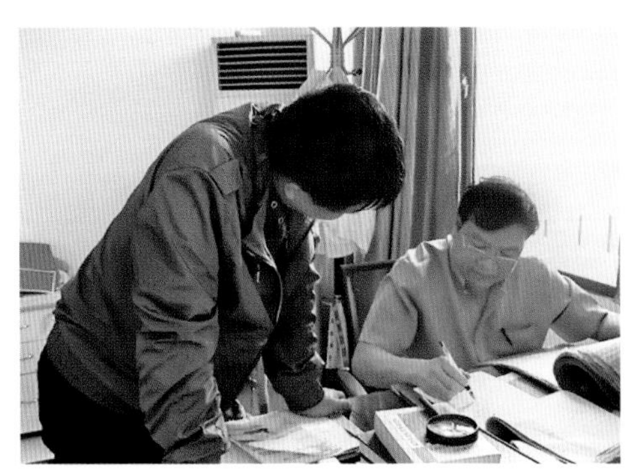

徐士奎（左）与西双版纳州傣医医院岩罕单医生（右）讨论西双版纳州傣族医药古籍整理方法

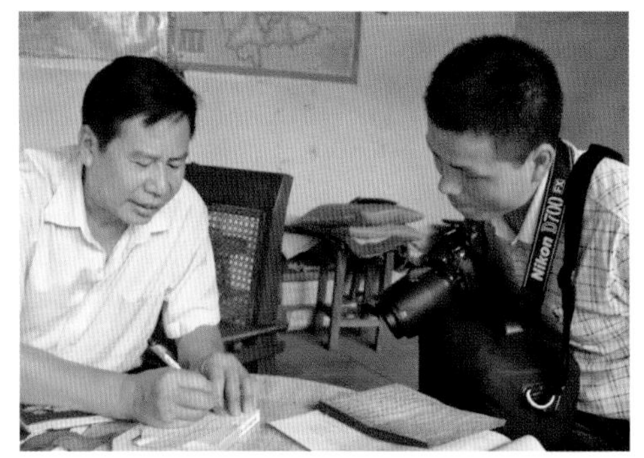

项目组成员云南中医大学教师李海宁（右）与傣医龚庆安（左）交流傣族医药古籍的整理方法

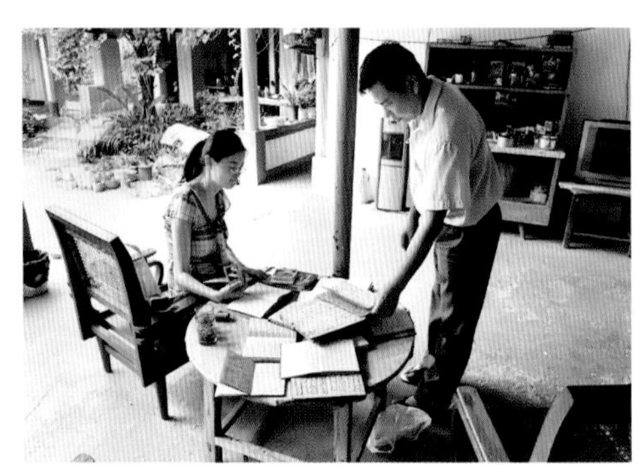

傣医龚庆安（右）收藏的傣族医药古籍

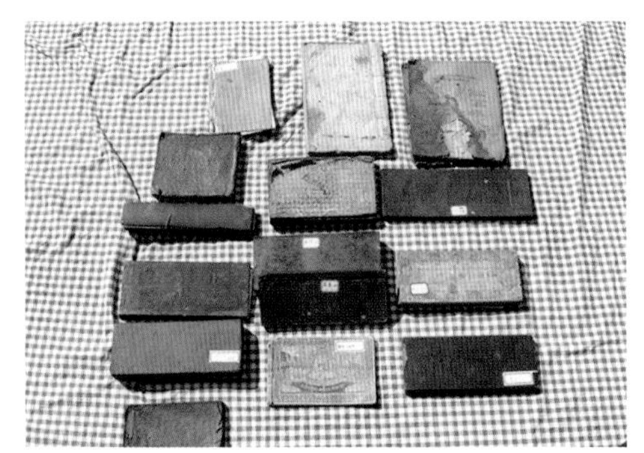

傣族医药古籍的各种装帧形制

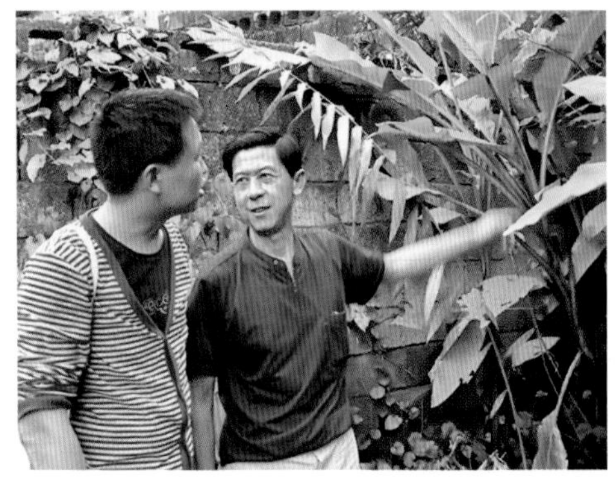

傣医方克辉（右）介绍傣药的主治与功效

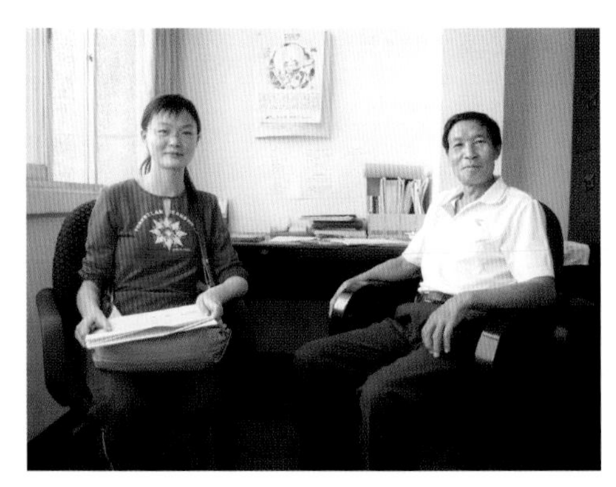

德宏州档案馆金保荣（右）讲解傣族医药古籍版本

序

云南是一个多民族的边疆省份，有25个世居少数民族，其中15个为云南独有民族，16个少数民族跨境而居，全省有8个民族自治州、29个民族自治县，是我国民族自治地方和实行区域自治少数民族最多的省份。

云南是我国乃至世界多样性最为丰富的区域，铸就了“植物王国”“动物王国”“金属王国”等三项桂冠，素有“百药之乡”的美誉，天然药物资源种类达6559种，其中云南省独有药物资源种类就达1260种，而各民族习用药物达1400余种，天然药物资源品种与数量均居全国之首。可以说，云南独一无二的自然环境、生物资源多样性及人文多样性孕育和造就了其独具特色而丰富多彩的民族医药文化。云南各族人民在与疾病做斗争的过程中，积累并形成本民族的传统医药文化，逐渐形成彝医药、傣医药、藏医药、纳西医药、佤医药、哈尼医药、苗医药等民族医药“多元共存”的云南民族医药体系，其传承方式既有以文字为载体的文献传承，也有非文字方式的口碑传承。其中，除傣、彝、藏等民族医药以文献传承与口碑传承结合外，其他民族多依靠口碑传承，具有典型的非物质文化遗产属性。因历史条件和文化背景不同，云南各民族传统医药发展极端不平衡，多面临文献流失、后继无人的严峻考验。古籍作为承载各民族医药起源、发展和演变的历史记录，是其医疗实践事实见证的最确切的历史档案，是传承人知识的重要来源和载体，事关各民族医药学术体系的发展与完善。但可惜的是，学术界对民族医药古籍重视不够，目前尚未从目录学、文献学、版本学等角度针对民族医药开展系统、深入研究，致使其理论体系构建的部分关键问题始终得不到解答，严重制约和影响着我省各民族医药快速发展与集群优势形成。

民族医药古籍有流散民间、收藏分散、涉及范围广、种类多、载体多样、历史久远、保存条件差、修复手段落后、释读困难、研究经费紧缺、学科建设滞后等特点，研究难度非常大。但值得欣慰的是，我的学生罗艳秋与徐士奎两位志同道合的青年学者迎难而上，勇于探索而另辟蹊径，率先在全国提出“傣族、彝族医药古籍文献总目提要编纂及其价值研究”这一选题，并得到国家社科基金项目资助。两位研究者在2016年完成《彝族医药古籍文献总目提要（汉彝对照）》一书的编著，并得到“十三五”国家重点图书出版规划项目资助与2015年度民族文字出版专项资金资助，受到业界关注与好评。如今两位青年学者的研究成果《傣族医药古籍调查研究与提要编纂》已经完成，并得到云南省哲学社会科学学术著作出版专项资金和云南省高等院校古籍整理研究工作委员会经费资助，说明他们的研究已经走到相关行业的前列。古籍作为傣族医药理论研究之源泉，对临床实践具有重要指导作用。目前，学界虽然翻译整理并相继出版部分重要傣族医药古籍，但尚未针对傣族医药古籍开展系统目录学与文献学研究。以此为切入点，罗艳秋与徐士奎自2005年以来长期深入西双版纳、德宏、思茅、临沧等傣族聚居区，在对傣族医药古籍全面系统调查和搜集的基础上，从民族医药古籍研究共性规律与傣族医药古籍整理个性特点入手，分析傣族医药古籍整理研究中存在的问题，总结前人经验，得出“傣族医药古籍整理需与学术研究相结合”“古籍整理需总目提要编纂先行”的学术观点。

本书是新中国成立以来第一部全面系统介绍我国傣族医药古籍的专著，可填补学术界长期以来傣族医药古籍目录学和文献学研究的空白，为国内外研究者提供珍贵的第一手资料。在搜集、整理、加工、分析、研究傣族医药文献信息的过程中，作者通过目录学研究，从源到流，纵横相参，建立古籍分类体系，将傣族医药古籍进行分类，不仅便于检索，还能够按图索骥；亦注重对傣族医药文献的整序与内容揭示，通过提要编纂，全面反映傣族医药古籍种类及其基本内容、学术渊源、流传情况、学术地位等情况，使收藏分散的傣族医药古籍从无序状态转变为有序状态。不仅能体现“辨章学术、考镜源流”的目录学功能，而且还能最大限度发挥正本清源、提纲挈领的学术价值，为傣族医药古籍的挖掘整理、知识重组和知识发现提供基础，为傣族医药学术研究提供最有力的凭证；有利于厘清傣族医药的学术发展脉络和学科领域的形成过程，为学术史研究提供线索和材料，让读者能一目了然地了解傣族医药学科领域的历史现状和发展趋势。

值此付梓之际，谨以为序。

郑　进

2018年3月15日

（郑进，云南省卫计委党组副书记、副主任，云南省中医药管理局局长，云南省中医药学会会长，教授，博士生导师，云南省民族医学重点学科学术、学科带头人）

自　序

民族医药知识体系构建的方法与路径

中国是多民族国家，其文明之光薪火相传，绵延不断，依靠各种载体流传至今。其中，图书作为主要载体形式，在文化传承与创新中占据着不可替代的位置。当前，国家提出并实施“建设优秀传统文化传承体系，弘扬中华优秀传统文化”的文化强国战略。传统医药是中国优秀传统文化的重要组成部分，是打开中华传统文化宝库的钥匙，以其“独特的卫生资源、潜力巨大的经济资源、具原创优势的科技资源、优秀的文化资源、重要的生态资源”而备受关注。但由于受到西方现代医学与科技革命的冲击，当前的发展忽略了传统与现代的对接，各民族传统医药不同程度出现思维弱化、评价西化、学术异化、技术退化、特色优势淡化等诸多问题。这些问题的存在，在于民族医药传承体系的建设不系统、不到位、不合理。建立民族医药传承体系必须符合以下条件：一是有典籍或口碑文献作为医学理论体系构建的依据；二是有完整的理法方药体系，能对临床实践有指导作用；三是有明确的区别于其他民族医药的原创思维；四是形成了“传承人—传承物—传承场”三位一体的传承模式。

民族医药知识体系建设得好不好，直接影响着其是否能立足于传统，服务于当前。而古籍整理就是建立历史与现实之间的联系，实现传统知识的价值表达和现代转换的重要基础工作。古籍整理是传承学术、延续传统的专门之学和必由之径，没有文字的民族可以通过对口碑文献的整理实现这一目标。古籍自身的学术内容是不会主动呈现的，需以文献学研究为基础，挖掘核心概念，揭示理论内涵，阐释医学原理，提炼原创思维。这是笔者引入古籍整理方法构建民族医药知识体系的初衷所在。

张效霞教授在谈到如何重新认识中医基础理论现有体系时说道：将中医理论的一个个概念、一条条理论、一项项学说，回置于其产生、发展的特定历史条件下，放在其得以产生、发展的具体历史环境的哲学、文化、宗教、伦理道德等背景下，运用文献学、史学、文字学、哲学、社会学、逻辑学、发生学等综合方法，进行理论范畴梳理、理论概念考证、理论内涵阐发。[①]说明理论研究离不开文献整理。如果认识不到文献学对民族医药理论阐释、临床实践和科学研究的重要指导作用，民族医药的继承和发展也就无从谈起。发挥文献学正本清源、回溯历史、尊重传统的功能，可以有效解决目前民族医药发展过程中存在的思维弱化、技术退化、特色优势淡化等诸多问题。

此外，对民族医药的研究不能仅从研究者的身份立足，更应从传承者的角色转化。传承者不仅仅是资料的收集整理者，更是某项核心技术的掌握者。具有民族特色和优势的诊疗技术、方法是民族医药学科体系重要组成部分，从古籍文献中提炼出行之有效的诊疗技术和方法，并通过临床实践加以验证，理论和实践各有所长，互为补充，是发掘民族医学诊疗优势的重要途径。古籍一方面是历代医家对前代文献的系统整理，一方面是其在临床实践过程中形成的临证经验的记录和总结，不仅是对医学理论的高度概括，亦是对人体生命活动普遍规律的系统认识。用民族医药文献的搜集整理研究成果衔接临床实践中形成的理、法、方、药等各个要素，并加以高度凝练，从而升华成各个民族医药的理论表达，对于知识体系的构建至关重要。

另一方面，需以临床实践验证古籍整理的成效，以古籍整理得出的理法方药体系“反哺”临床，这种互参式的“挖掘—整理—验证”研究步骤，是医药类古籍与其他类别古籍整理方法的区别所在，我们将这种方式称之为“互参式研究”。这一道理其实很简单，各民族的诊疗方法都是在其理论体系下指导运用的，如果脱离了理论的指导，就无法做到理法方药的丝丝入扣，临床治疗也就如同隔靴搔痒，不能达到治疗的最佳效果。

那么，如何将古籍整理与临床实践结合起来，立足国家发展战略，围绕学科领域前沿，结合研究特色，探索民族医药知识体系构建的理论和方法呢？每个

①张效霞，王振国：《如何重新认识中医基础理论现有体系》，载《医学与哲学》，2006年第27卷第2期，第70页。

民族医药的形成依赖于其所处的自然环境以及与自然环境发生互动关系的文化环境，因此，不仅要从文化的角度阐释在传统文化孕育下的医学的功能和价值，还要从地域的角度分析医学的形态特征和形成根源，既要考虑本民族医药的独特性，又要兼顾与其他民族医药的关联性，才能探索出适合民族医药自身发展规律的知识体系建设路径。

十余年间，笔者对29个少数民族医药文献开展深入系统调研，运用目录学、版本学等方法，对民族医药文献进行科学分类、目录组织，创立了以学科属性和文化特征为核心的民族医药古籍文献分类体系。随着以此为核心的系列工作的实施，经过反复实践检验，创先提出民族医药知识体系建设路径“古籍整理与田野调查互参式研究—提炼原创思维，明确核心概念，构建知识体系—临床验证，在实践中总结新理论”。在这条路径的指导下，在彝族医药领域开展实证研究，探索出一条理论与实践相结合的道路，通过优势技术推广、临床诊疗实践等方式，使彝族医药的受众面由族内向族外扩展，让更多的人受益，完成的研究成果《彝族传统医药知识体系的挖掘整理与传承研究》获得首届民族医药科学技术奖民族医药传承贡献一等奖，《彝医生命时空理论体系构建与应用》获得云南省科技进步三等奖。

总的来说，通过数年的研究实践，开创了一种以文献学为主，同时又与民族医学和人类学等学科交叉渗透，适应民族医药知识体系自身发展规律建设的方法论体系，以期能为其他民族医药的研究提供范例。这条路径在实践中已逐渐趋于完善，现分述如下。

一、古籍整理与田野调查互参式研究

（一）古籍整理的基本方法

长期以来，有学者将文献整理与学术研究相割裂，错误地认为民族医药文献研究仅仅是少数文献研究人员的专利，只不过是简单的搜集整理、圈点批校，忽略了古籍整理与民族医学基础研究的密切关系。古籍整理既是对学术的继承，又是对学术的发展；既是对前代文献的整理，又是对前代文献的提高；既可丰富基础理论，又可指导临床实践。掌握系统规范的古籍整理方法对民族医药知识体系构建是至关重要的。

目录学与版本学、校勘学等学科密不可分且相互依存，被称之为“治学之门径、科学之指南”。在搜集、整理、加工、分析、研究民族医药古籍过程中，通过目录学研究，从源到流，纵横相参，能起到执简驭繁、事半功倍的效果，可有效发挥“辨章学术、考镜源流”的作用。将古籍分门别类，不仅便于检索、按图索骥，而且有利于理清该民族医药学术发展的情况和学科领域的形成过程，为学术史的研究提供线索和材料。有助于了解民族医药文献的种类及其基本内容、学术渊源、流传情况、学术地位等，较全面地反映某一学科领域的历史现状和发展趋势。因此，目录学对民族医药文献的研究尤为重要。

版本学是对同一种民族医药古籍的不同版本进行比较研究。通过将不同版本的古籍进行比较，对比优劣，鉴别年代，校勘文字，可以保证古籍研究的准确性和有效性。版本鉴定是民族医药古籍版本研究的重要内容，一般包括三个步骤：首先，直接对古籍版本实物本身所显示的各方面信息进行观察、分析；其次，通过书目等文献资料对古籍的版本进行查证、核实；最后，将该版本古籍与已知版本相比较并加以判断，选择精校精注的本子作为底本。张之洞在《书目答问》中说：“读书不知要领，劳而无功，知某书宜读而不得精校精注本，事倍功半。”可见，底本不一样读书效果是不一样的。在对民族医药古籍校勘时，要选择精校精注的本子才能达到事半功倍的效果。校勘亦是民族医药古籍整理的一项重要任务，指的是在对民族医药古籍进行系统普查的基础上，搜集某一种古籍的相关版本和各种资料，对其内容进行比较对照，校出篇章文字的异同，审订正误，判断真伪，力求准确反映所研究古籍的完整信息和内容。

由于文字形、音、义的演变，任何一个历史时期的“今语”，便成了后期的“古语”，或各地方言殊难相通，于是解释异语、古语的训诂就应运而生。[①]训诂指训释字义，考订古籍，可分为注释、考释等多种形式。注释是训诂的重要形式之一，指的是把一种语言文字以相同的意义转换成另一种语言文字。有的注释不仅要字斟句酌，还要阐微著隐、发挥义理，对书中反映的学术思想进行解释。考释是训诂的另一种形式，指的是根据文献整理和研究所掌握和积累的字、词、句、篇章等语言材料，用于考证解释古文字、古文献，以揭示和阐明古文字和古文献的内涵。

①邱纪凤：《应用中医文献学》，北京：中医古籍出版社，1990年版，第145页。

辑佚也是民族医药古籍整理的重要手段，特别是对于文献存量少或是没有文字的民族医药文献整理尤为重要。许多民族的医药古籍经历了战乱兵燹，流失严重，通过对群书保存下来的已经亡佚的医药古籍的佚文进行搜集整理，可以恢复部分重要民族医药古籍的原貌。

（二）古籍整理需与田野调查相结合

民族医学兼有自然科学与社会科学的双重属性，不仅要重视其医疗价值，而且要挖掘其文化价值。民族医学的文化价值对于人类社会的贡献，在于启迪人们去进行思考和认识所面临的社会和自然环境与生老病死的关系，从而总结出一套适应当地生存环境的健康智慧。对于拥有丰厚医药典籍的民族来说，其医疗经验和医药知识被系统记载于古籍之中。中医医经典籍《黄帝内经》、彝医医经典籍《土鲁黎咪数》、傣医医经典籍《帷苏提玛嘎》、朝鲜医医经典籍《东医宝鉴》、藏医医经典籍《四部医典》等，无不是习医者的必修课程。而这些医药知识是否得到有效传承，就在于是否形成了相应的传承机制。欲对传承机制“传承人—传承物—传承场”之间的关系进行研究，是离不开田野调查的。这些医药知识形成了哪些文化价值？对当地居民的生活方式和思想观念所产生的影响有什么？要回答这些问题亦离不开田野调查。

田野调查的目的在于通过实地了解某一特定时间和空间下，传统医药知识演变、传承和创造的过程。传统医药知识会受到特殊的历史和文化传承的影响，无法充分地吸纳、理解，甚至应用，以至于在传播过程中，产生流失、异化或误置性的创衍。然而，这些演变过程仅通过古籍是无法获取的。但正因为田野调查本身具有“活化石”的作用，是古籍整理研究的有益补充。

古籍整理与田野调查相结合，有助于将历时性研究与共时性研究融为一体，进行纵横结合的学术探讨实践。发挥古籍文献学“继绝存真、传本扬学”的功能，施展民族学、人类学田野调查方法“获取活化石、发现新价值”的作用，对民族医药古籍的分布情况、保存现状、载体形制、文字类型和学科分类等方面开展专题性调查与研究，系统回顾民族医药古籍整理研究存在的共性问题，以便探索适合民族医药古籍发展规律的整理方法。

（三）古籍整理需与学术研究相结合

民族医药古籍的整理需把视角落到医药理论学术内涵的阐释上。结合民族医生对古籍内容的理解和实践，以学术研究为导向，深入揭示古籍的内容特征，提炼理法方药体系，进而构建知识体系，可为民族医药传承体系的构建创造必要条件。通过知识体系的重构，可以得出关于该民族医药的医学体系、学科门类、学术思想和基础理论等重要内容，是民族医学科学研究的关键节点。所谓医学体系指的是构成某个民族医学的理论、诊断、治疗、方药等相互联系的有机整体，强调整体性和系统性。学科门类指的是按照民族医药的学科属性而划分的门类，突出知识性和专业性。学术思想指的是系统的、比较专门的正确反映客观事物的系统知识，强调指导性和规律性。医药基础理论指的是从医疗实践过程中总结概括出来的关于本民族医药知识的系统结论，强调实践性和概括性。总的说来，医学体系、学科门类、学术思想与基础理论是构成每个民族医药知识体系的四个不同层面，各有其要求，研究者应对相关民族医药文献所表达的信息加以分析和综合才能得出正确结论。

任何民族医学的科学研究均由科学实践与理论思维两大要素构成。传统医药理法方药一线贯通的研究思路，从研究性质来看可分为基础医学、应用研究和实验发展等三大类型。[①]其中基础医学分为纯基础研究和应用基础研究，纯基础研究的目的是要通过认识生命与疾病现象，揭示生命和疾病的本质，探索健康与疾病相互转化的规律，增加新的医学科学知识；应用基础研究的主要任务则是认识人体生理和病理变化，探索疾病病因、发病机制及病程转归，为建立有效的疾病诊断、预防、治疗、康复方法等提供理论依据。[②]应用研究指的是针对在临床实践过程所发现的某一具体问题进行研究，较基础医学研究更加直接、更加具体。实验发展研究则强调能直接产生经济效益，要运用基础研究与应用研究及实验的知识为推广新材料、新产品、新设计、新流程与新方法服务，并开发出具有产品

---

①三类科学活动参照联合国教科文组织关于“科学与技术”活动的分类，详见贲长恩：《医学科研思路方法与程序》，北京：人民卫生出版社，2009年版，第8页。

②贲长恩：《医学科研思路方法与程序》，北京：人民卫生出版社，2009年版，第9页。

性的物质。[1]从三者关系看，基础研究是应用研究与实验发展取得进展和突破的前提，要高度重视。

对比传统医学和现代医学开展科学实践与理论思维等科学研究的思路与方法，会发现两者践行着完全不同的路径。现代医学发展是根据生理、病理、药理等“三理”融会贯通的指导原则，通常遵循从临床实践到实验验证并将研究结论用于指导临床实践的过程。现代医学将最终对某一问题总结概括而形成的系统结论称之为“基础理论”，这种理论要求具有指导性和权威性的特点，是经过实践验证的科学结论。目前，学术界针对中国传统医药开展的相关科学研究大多集中在应用研究和实验发展两个方面，照搬现代医学的生理、病理和药理等技术方法来研究各民族传统医药，其着眼点集中在药物开发，与现代医学的主要区别点在于一个是研究天然药物，而另一个是研究化学药物。天然药物和化学药物显然具有共同的特征，但现代医学的研究方法很难用于对各民族传统医学的认识论、思维模式、用药习惯等所表达的医学原理进行阐释和揭示。毫不客气地说，中国各民族传统医学由于缺少适合自身医学特点的分析方法，特别是近几十年，其医学无论在理论上，或是在临床防治方面，始终无重大突破。[2]导致传统医学“基础理论”研究不足，发展滞缓，瓶颈问题接踵而至。[3]任何医学“基础理论”研究的缺失就意味着对该民族传统医学认识生命与疾病现象、揭示生命和疾病本质规律相关科学知识的缺失。试想，背离民族医药基本规律的研究成果又怎么能够指导实践呢?

“基础理论”研究的缺失是由于对传统医学的“本源”认识不到位。以中医药为例，《黄帝内经》奠定了中医学的理论基础，是关于对生命的基本规律与疾病的根本特征的普遍原则、理论和定律的总结与概括，其相关内容更多的是一种哲学理念、一种思维方式，并非是联合国教科文组织关于科学与技术活动所指的“基础研究”成果。《黄帝内经》以系列天文历法知识来指导医者认识疾病与生命的各种现象和规律，与西方现代医学相比，度量值不一样，观测指标亦不一样，许多关键性理论或知识无法被现代人所理解并不奇怪。

①贲长恩：《医学科研思路方法与程序》，北京：人民卫生出版社，2009年版，第9页。

②贲长恩：《医学科研思路方法与程序》，北京：人民卫生出版社，2009年版，第7页。

③王思成：《国家重大中医理论基础研究资源状况分析》，载《中国基础科学管理论坛》，2010年第2期，第36页。

中国各民族传统医学是以“天人一理”立论的宇宙时空医学。虽然我们当前所处的人文环境与古代出现极大差别，但古人与今人赖以生存的自然环境和宇宙秩序却未发生改变。只有通过挖掘整理各民族的医药古籍文献，总结古人关于日月运行规律对生命活动影响的认识经验，由此才能理解古人对人体生命与疾病的思维模式。正如李子孺在《试论中医基础研究中的创造性思维》所说：脉诊的“三部九候”问题，如果不能解决脏腑与体表脉搏部位联系的原因，就无法寻找到正确显示特异性的方法，就只能大海捞针式地变换各种换能器、分析方法、参数以求能“碰巧”找到出路，其成功几率微乎其微。[①]显然，如果只是寄希望于使用现代科技解决脉诊部位寸关尺能诊断何种疾病，而没有在脉搏对应脏腑的关系这种基础理论方面实现突破，这是本末倒置、舍本逐末的做法，根本不符合我国传统医学的认知规律。如何能解决实际问题呢？

文化传统是制约医学进化速度与方向的重要因素，通过影响医学实践者的动机结构，从而使认知水平受到各自医学独有思维模式的影响和模塑。由于东、西方人群所处文化体系不同，在医学实践上的动机结构亦不同，导致西方现代医学在主导观念、思维模式等方面与我国各民族传统医学有着天壤之别。西方现代医学以逻辑思维为主，侧重从生命的物质层面、结构层面、个体层面和静态层面认识疾病与健康的关系。而我国各民族传统医学以形象思维和思辨推理为主，侧重从生命的精神层面、功能层面、整体层面和动态层面揭示生命活动的规律。[②]东、西方文化体系的差异性决定两者医学思维模式的不同，所践行的科学实践与理论思维等科学研究思路与方法也就截然不同，决定两者必然会按照完全不同的路径和标准实现传承与创新。因此，塑造体现我国各民族医药自身发展规律之“标尺”，成为民族医学科学研究的必由之路。医理为用药之纲纪，质控为医学走向世界之“标尺”，中医药要想发展，必须取得国际话语权，多年来以西方医学为“标尺”已严重制约我国各民族传统医药产业的发展。[③]所谓话语权就是要根据我国各民族医药自身发展的客观规律及其历史渊源，塑造一把“标尺”来衡

①李子孺：《试论中医基础研究中的创造性思维》，载《医学与哲学》，2004年第25卷第4期，第47页。

②徐士奎，罗艳秋：《论民族医药文化学的构建》，载《中华中医药学刊》，2011年第29卷第1期，第103页。

③徐士奎，罗艳秋：《彝族医药古籍文献总目提要（汉彝对照）》，昆明：云南科技出版社，2016年版，第1页。

量我们自己的传统医药。因为别人制定的“尺子”都是为别人服务的，只有我们自己制定的“尺子”才能为自己的医药事业服务。

古籍整理作为我国各民族医学在基础医学、应用研究和实验发展等领域开展相关科学研究工作的立足点，需与学术研究相结合，以问题为导向，从各民族的医药古籍文献寻找体现其自身发展规律与历史渊源的原创优势，制定出符合自身认知规律的“尺子”，并把这把体现中医药特色与优势的“尺子”推向世界，方可实现古籍的价值转换，做到古为今用，推陈出新。这是当前乃至未来中国各民族医药科学研究的最新发展要求。

二、构建知识体系

知识体系由系列知识和实践经验构成，是民族医药传承体系得以构建的核心和主体。知识体系不是生来就有的，它需要历代医家借助一定语言文字形式与分类体系，实现由经验知识到理论知识转化的过程。知识体系是经过实践检验的相对稳定的网状结构体系，可以交流与传递给下一代而成为人类共同的精神文化财富。民族医药传承体系建设并非是对某个要素、某个层次的局部传承，而是针对该民族医药领域整个知识体系的传承。知识体系并不会主动呈现，而是需要医家对典籍实现互参式整理研究，条分缕析地凝练其科学内涵。许多研究者普遍遇到这样的问题，即所寻访的民间医生多各承家技，自成体系，以经验知识为主，尚未总结概括为理论知识，即使研究者付出艰辛的努力，亦只能学到一方一技，很难形成自己的知识结构，所开展的研究工作出现“为文献整理而整理，理论学不会、临床用不上”，而囿于“知其然不知其所以然”的尴尬境遇。事实上，这个问题不仅是广大研究者经常遇到的难题，亦是制约各民族医药知识体系构建的瓶颈。民族医药知识主要是以物质载体和口碑相结合的形式传承与传播，仅以田野调查方式获取信息和知识远远不够，还需要古籍整理和知识体系构建这两个环节齐头并进。这就需要将古籍整理与田野调查相结合，将概念、判断、推理、假说、预见等思维形式及理论、经验等组成的结构体系各个环节进行梳理、考证与阐发，提炼原创性思维模式，明确相关核心概念，进而构建知识体系。

（一）提炼原创思维

思维模式是对思维活动主导思想的高度概括，即用最精练的语言勾画出该思维活动基本规律的框架，往往能够反映出思维的主要特征，具有相对的独立性和稳定性，是一门学科理论体系的灵魂，是在长期的临床实践过程中形成的相对稳定的抽象化解释性系统，蕴含着相对稳定的世界观、认识观和方法论。[①]民族医学的原创思维就是要提炼出不同于其他民族医学的具有原创性特点的思维模式，对生命与疾病的认知方式是原创思维研究的核心，是构成民族医药理论与实践的关键所在。

原创思维的提炼需要研究者熟练掌握本民族经典所表达的医学思维和价值取向。例如，学习中医就要掌握《黄帝内经》《难经》《伤寒杂病论》等医学典籍，学习傣医就要把握《清净道论》《嘎雅山哈雅》等典籍所表达的思维方式与价值取向。通过对历代文献进行梳理、分类、汇总并对历代医学家学术经验进行归纳分析，在哲学、思维科学指导下，提炼思维方法的特点，为临床诊治提供最佳思维方法和路径。[②]如此才能将古籍所表达的思维方式内化为研究者对本民族传统知识的自觉意识，形成符合民族医药自身发展规律的治病思路和诊疗经验。

（二）明确核心概念

概念是人们对事物本质的认识，是逻辑思维的最基本单位与形式，任何学科的形成和发展都必须有一定的基本概念作为它构建理论的前提。[③]概念是思维的基本形式之一，反映了客观事物一般的本质特征，人类在认识过程中，把所感觉到事物的共同点抽出来，从感性认识上升到理性认识，概括出事物的本质属性，形成概念。概念随着历史的发展和认识的深化而不断变更。[④]知识体系构建的最

①王琦：《中医原创思维研究十讲》，北京：科学出版社，2015年版，第4页。

②王琦：《中医原创思维研究十讲》，北京：科学出版社，2015年版，第16页。

③谷浩荣：《基于范畴理论的中医风邪概念隐喻研究》，北京中医药大学硕士研究生学位论文，2011年，第22页。

④商务印书馆辞书研究中心：《古今汉语词典》，北京：商务印书馆，2000年版，第439页。

根本问题就是要解决概念所反映的概貌、含义和本质属性的系列问题。民族医药在发展过程中虽然形成自己的思维方式与概念系统，带有本民族认识问题、看待事物的认知特点，但仍需从逻辑学、认知心理学、认知语言学等学科角度对基本概念进行阐释和研究以反映其本质意蕴。有鉴于此，要将思维模式影响下所形成的判断与推理等内容与概念区别开来，任何民族医药文献所承载概念的提炼与研究均离不开该民族思维方式的指导，但概念却更加强调对研究对象本质属性的概括与总结。

从民族医药文献中提炼、分析和论证概念术语，是构建该民族医药知识体系的重要基础。任何民族的医药理论均是以概念术语为核心而构建的。同一概念的涵义在不同时代、不同书籍中经常会产生各种变迁或异释，概念与概念间的语义关系亦经常表现出其特有的历史时代性与学科流传特性，需要通过考证、对比等方式给予揭示，而这一切均依赖于文献整理和理论研究两方面的保证。[①]如果对该民族医药理论体系的基本概念含混不清，就谈不上对其深层次的开发与利用。随着对研究对象认识的不断深化，还需对概念赋予新的知识内涵，此过程被称为“概念转变”。要知道，人类对事物的认识都是不断深化和前进的过程，没有一成不变的概念，只有与时俱进才能反映出研究对象的本质属性，增强概念的解释性与稳定性，才能实现传统医药知识的现代性转换。

三、理论与实践相结合

民族医药文献所蕴含的医学价值是中国传统医学的宝贵财富，其医药理论的挖掘整理需与临床实践相结合。国家卫生计生委在《关于进一步加强基层医疗卫生机构药品配备使用管理工作的意见》中指出：深入挖掘和总结当地用于防治常见病、多发病、慢性病的中药验方，经过充分论证和安全性评价后加以推广。[②]2014年3月，国家中医药管理局启动31个省市中医药传统知识的普查登记工作，主要普查民间使用的传统诊疗技术、中药炮制技艺、养生方法和单验方等传统知识。各民族医药中蕴含着丰富的诊疗技术和药物使用经验，这些传统知识

①朱玲，崔蒙：《文献理论信息：试论中医古籍语言系统构建的三个重要维度》，载《世界科学技术：中医药现代化》，2009年第11卷第4期，第586页。

②丁洋：《挖掘推广中药验方》，载《中国中医药报》，2014年9月10日第1版。

应用于当地常见病、多发病和慢性病的治疗，承载着本民族的生息繁衍，具有重要的医学价值，是值得我们保护、传承、发展的。中共中央国务院《关于卫生改革与发展的决定》指出："各民族医药是中华民族传统医药的组成部分，要努力发掘、整理、总结、提高，充分发挥其保护各族人民健康的作用"。民族医药文献所蕴含医学价值如何发掘、整理、总结，使之能够在临床推广是每个研究者关注的问题。总的说来，各民族医药知识传承方式主要分为两大类：第一，依靠文献记载而传承；第二，通过口耳相传方式而得以代代相传。但不管以什么方式传承，只有流传至今并为本民族医生所习用与掌握的各种诊疗方法才更有挖掘的潜力与研究价值。由于民族医药古籍文献本身材质老化或保存使用不当等因素，许多宝贵的医药知识因古籍"自然凋亡"而流失；许多古籍因得不到保护与誊抄，破损严重，已经无法辨认。更严峻的问题是，民族医药古籍虽得以流传至今，但所记载相当部分诊疗方法和医药知识已不为当前医生所使用，成为无法破解和使用的"天书"。许多民族医药古籍文献在记录医药知识和诊疗方法时，由于笔墨纸张在当时年代十分珍贵，记载不可能详细和系统，往往省略对诊断过程和药物功效分析，文献只有病症名称和相应治疗药物。想要掌握其中的诊疗方法就必须结合当地民族医生的临床实践经验，通过参与式整理，对古籍的内容才能"讲得清、用得上"。

《哀牢山彝族医药》的整理研究经验说明了这一问题。此书的内容来源于三种成书于明清时期的彝医药古籍，整理工作十分困难。彝医药古籍经过辗转誊抄，加之古今差异，其所记载的许多病名、药名难于阐释和确认，但由于有老彝医全程参与，许多难题迎刃而解。彝医学术传承以师承家传为主要方式，通地研读古籍、上山采药和跟随师父学习临床实践的传习模式，使得医药知识得以代代相传。因此，由彝族医生参与翻译整理的《哀牢山彝族医药》至今仍能指导当前的临床实践。例如，书中以"疮"命名的疾病种类最多，治疗也最详细。虽然书中只是简单记载"背痈""腹疖""头疖""四肢及肋间疖"等病名，但经彝医参与解读，对疮类疾病便有了全面系统的认识，不仅知道了彝医将疮类疾病分为痈、疖、疥疮、癣、疹、疡等几大类，并对每类疮病的好发部位和症状体征，甚至如何选药组方也有详细的了解。彝医药这种情况并不是特例，傣医、藏医等其他民族医药古籍的整理亦存在类似的情况。可见，民族医药文献具有重要的医学价值，不仅要对其理论系统挖掘整理，还需要将其与临床实践紧密结合，才能有效服务于医疗卫生事业。

首先，要想发掘民族医药文献医学价值，还要对所研究文献做到准确定位。如回族医药文献《回回药方》，全书用汉文写成，但书中夹杂着阿拉伯、波斯及维吾尔药名，仅遗存的4卷残本就记载600余首方，编排体例参考中医临床著作框架，涉及方剂主治功效的名词术语有不少是用中医学名词术语表达。如果研究《回回药方》一书时，一看到其中有中医学名词术语就马上断定其为中医学著作，或称其为中医学的“翻版”，那就是没有意识到中国传统医学从来不是汉族独自创造的。中国传统医学的形成是各个民族共同创造和不断完善的过程，此外也不乏在发展过程中与其他国家医学交流碰撞而习来的经验和知识，回族医药文献《回回药方》就说明了这一点。宋岘先生在整理《回回药方》时说：“《回回药方》中相当多的内容是从拉齐的医书中抄录来的，特别是与阿维森纳《医典》的关系，在内容、体裁上实有颇多相同或相似之处。”①

其次，应对其文化背景和医学体系系统研究，明确该民族医药在认识生命与疾病现象及其本质规律的思维方式与认知工具，方能有效地整理医学理论与学术思想。在此基础上，整理和总结各民族医药在治疗多发病和常见病方面的专科特长与绝招，提炼优势病种，围绕优势病种开展诊断、治疗、康复等技术要点并形成系统规范的操作程序，这样从少数民族单验方所筛选的有效方剂才能经得起疗效评价与安全评价的检验，才适合开发成为民族药的医疗机构院内制剂并加以推广和使用。医学的生命力在于临床，只有将其理论精髓和核心技术应用于疾病防治与健康维护，民族医药才能发挥其医学价值。如果理论整理与临床相脱节，长此以往自我“造血功能”将会一点点退化。只有在临床实践中不断强化和使用该民族固有的理法方药等相关知识，对其知识体系进行完善与提高，才能维持其内在的稳态性。反过来，该民族医药理论的提升和发展亦才能更加有效指导临床医生的遣方用药。

总的来说，古籍整理研究有助于民族医药的系统化、科学化和现代化发展，是民族医药发展的知识源泉。每一部民族医药古籍及其每个篇章都有承前启后的关系，体现整体和局部、系统和要素的关系。无论使用何种现代科技的研究方法，归根结底还是要以其医药理论为根本。只有通过研究民族医药古籍的内容结

①诸国本：《中国民族医药散论》，北京：中国医药科技出版社，2006年版，第462～463页。

构和基本框架，并根据民族医生的临床实践来认识和整理医学理论，梳理其脉络，才能真实准确地从中提炼出有价值的信息。这就要求研究者运用多元、综合的研究方法，积极实践民族医药知识体系建设新路径“古籍整理与田野调查互参式研究—提炼原创思维，明确核心概念，构建知识体系—临床验证，在实践中总结新理论”，将民族医药临床、理论和文化研究结合起来，深度挖掘整理民族医药古籍的内容，使其为构建有完整知识体系的民族医药传承体系服务，实现传统知识的价值表达和现代转换。

罗艳秋

2017年9月6日

目 录

下篇 傣族医药古籍总目提要

前 言

习近平总书记2014年2月24日在中共中央政治局第十三次集体学习的讲话中提出："要讲清楚中华优秀传统文化的历史渊源、发展脉络、基本走向，讲清楚中华文化的独特创造、价值理念、鲜明特色，增强文化自信和价值观自信。"中国传统医学是研究宇宙与生命关系的时空医学，是各民族共同的智慧结晶，可以说中国传统医学是一体，而各民族医学则是一体之多元，是中华民族优秀文化的代表，是打开中华文明宝库的钥匙。中国传统医学在传承与发展中始终有一种强大的生命力使各个民族的医学智慧进行交融与互补，这个生命力是中华民族一体多元格局造就的。对任何民族医学来说，如果不是建立在一个宏大的历史观基础上，对中国传统医学发展历史的基本脉络有一个清晰的全局性和主线型认识，就不可能对所研究民族的医学有中肯和全面的理解。[①]中国传统医学有数千年发展历史，讲清楚每个民族的医药发展历史、价值理念、发展方向和鲜明特色，就要从该民族的古籍中汲取丰厚的滋养。只有秉承该民族传统文化之根本，立足本民族的价值体系，做到古为今用，推陈出新，才能在继承中发展，在创造中升华。

一

自从1984年民族文献整理与保护工作在全国全面开展以来，民族医药文献搜集整理工作得到广泛重视与全面开展。笔者在2005～2016年间，通过文献检索、资料收集、问卷调查与实地调研相结合的方式，共收集民族医药文献千余种，在进行系统分类整理基础上，发现民族医药古籍文献研究尚存在以下问题：对民族医药古籍范围界定尚无科学统一的定论；民族医药古籍文献的收集标准、收集范围、著录标准尚未统一，挖掘整理和开发利用的广度、深度和力度还十分有限；目前我国尚缺乏统一的民族医药古籍文献分类法，有的使用传统分类方法，有的使用中图分类法，任何一种方法均没有说明分类的依据与缘由，类目的列举和编

①徐士奎，罗艳秋：《彝族医药古籍文献总目提要（汉彝对照）》，昆明：云南科技出版社，2016年版，第89页。

排不能揭示文献的真正内涵；民族医药古籍文献资源虽然丰富，但绝大多数是抄本、孤本，极少刊刻出版，且大多分布于民间，破损严重，加之民族文字自身释读难度造成文献解读存在障碍，研究成果零散，严重制约着民族医药的传承和发展。要想解决上述问题，首要任务就是要开展各民族医药古籍文献的调查整理与目录组织工作。

提要编纂工作在我国的历史非常悠久。唐代目录学家毋煚在《古今书录》“序”中就对书目工作给予了充分肯定，认为提要编纂“将使书千帙于掌眸，披万函于年祀。览录而知旨，观目而悉词”，可实现“不见古人之面，而见古人之心”的效果，而免于“孤舟泳海，弱羽凭天，衔石填溟，倚杖追日”之苦。提要具有帮助读者了解文献内容梗概、便于读者认识选择文献，帮助读者扩大知识视野、便于读者鉴别考证历史文献的作用，对任何学科的学术发展来说都十分重要。然迄今为止，仅彝、藏等民族医药文献开展了专题性目录研究，编纂出版《彝族医药古籍文献总目提要（汉彝对照）》《中国藏医药文献目录索引》《藏汉英古今藏医药文献书目编制》等工具书，其他少数民族医药的文献专题目录工作基本空白。全国性的民族医药文献总目提要编撰工作至今尚未开展，导致各少数民族医药古籍文献资源建设的现状不明，底数不清，严重制约各民族医药文献资源的整体规划建设和群体集合优势的发挥。此外，由于缺乏确实有效的目录学方法对每个民族纷繁复杂的医药文献资料进行系统归类与科学整理，根本无法全面反映该民族医药的知识体系。目前，民族医药学科领域研究多侧重对药物品种、临床治疗、基础理论、诊疗方法等领域的价值挖掘，忽略了目录组织对知识体系重构的指示性作用。虽亦有学者意识到文献整理对挖掘民族医药知识的重要性和紧迫性，但在如何整理、如何揭示古籍价值等方面的研究却显得力不从心。

目前，傣族医药古籍尚未开展系统调查与整理研究工作。鉴于此，笔者深入西双版纳、德宏、思茅、临沧等州市傣族聚居区，在对傣族医药古籍全面系统调查和搜集的基础上，从民族医药古籍研究的共性规律与傣族医药古籍整理的个性特点入手，分析傣族医药古籍整理研究中存在的问题，总结提要撰写的方法，得出“傣族医药古籍整理需与学术研究相结合”“古籍整理需总目提要编纂先行”的学术观点。基于此思路，提出“傣族医药古籍总目提要编纂及其价值研究”这一选题，得到国家社科基金资助。该研究方案的设计与实施工作亦得到德宏州人民政府的重视与采纳，并召开论证会。2009年11月3日下午在德宏州人民政府二楼会议室，德宏州人民政府州长助理龚能政，德宏州卫生局副局长邵国荣，德宏州医疗集团副院长、民族医药研究所所长张益俊，德宏州傣学会傣学专家岳小保，德宏州民语委副主任快永胜，民族医药研究所孔庆华医师，德宏州图书馆历史文献部主任张云，德宏州图书馆傣文翻译专家焦所比达等参加论证会议，对本研究的总体方案、研究方法、研究思路等给予高度评价。德宏州政府于2010年设立“傣族文化研究课题”，把“傣族医药古籍文献”列为专项，对傣族医药古籍进行系统的搜集与整理，将傣族医药古籍研究推向新的高峰。

二

开展民族医药古籍总目提要编纂工作，首要任务就是要对民族医药古籍概念进行界定，对其分类体系进行构建，如此才能确保民族医药古籍总目提要的收录范围体现古籍的严格性，发挥目录学辨章学术、考镜源流的作用。在民族医药古籍共性规律研究方面，笔者综合民族医学、文献学、目录学、版本学、历史学、人类学等多学科理论和方法，以田野调查与文献整理相结合的研究模式，针对民族医药文献学科领域尚缺乏统一分类体系的问题，深入云南民族地区对各少数民族医药文献从分布情况、保存现状、载体形制、文字类型、版本类型和分类构成等方面展开系统调研，在此基础上对民族医药古籍的概念及其传统分类方法系统梳理，分析存在的问题，创先开展少数民族医药古籍的概念界定及其分类体系构建研究，有以下理论贡献：

（一）阐释民族医药古籍概念的内涵与外延，提出民族医药古籍界定标准

分析学界对民族医药古籍概念内涵和外延研究所存在的各种分歧，查找界定标准不统一、界定范围不准确的根源和成因，提出从成书年代、内容特征、载体形制、作者特性、文字特点、流传形式等因素综合判断、准确界定民族医药古籍的学术观点。在此基础上提出民族医药古籍的界定标准：1．以内容是否涉及民族医药特性为主要依据；2．文字记录、刻写，以及口碑流传的有关民族医药知识经记录后形成的文献资料均属民族医药文献范畴；3．民族医药古籍载体形制多样，包括兽皮、纸张、兽骨、贝叶等载体；4．1949年以前的民族医药文献及1949年后根据古籍原件抄写、复制、钩稽汇编的文献，包括原生古籍、衍生古

籍、新生古籍、再生古籍和口碑文献五种类型均属古籍范畴。

（二）对民族医药古籍传统分类方法深入分析，创先提出“民族医药古籍分类体系”

民族医药古籍存在内容分散、分类简单、系统性差、未形成统一分类思想与标准、缺乏统一著录规范、各种分类方法均未说明分类依据和缘由等系列问题。兼顾共性和个性，制定统一分类标准是民族医药古籍分类工作的首要任务。各少数民族医药古籍在内容特点上虽各具特色，但均为反映生命健康、疾病诊疗的内容，具有建立统一分类体系的基础。虽然民族医药古籍分类方法有很多种，可从地域、民族、载体等方面分类，但从内容特征分类更重要，有利于从全局掌握民族医学发展概貌和学科特点，反映该民族医药的文化内涵、思维特征、认知方式等，突出和反映其原创思维模式，讲清楚各民族医药的独特创造及其对中国传统医学的贡献。

基于以上问题，笔者综合考察中图法、科图法、古籍普查分类法、中华古籍总目编目规则、《中国中医古籍总目》及历代学者对医药古籍的分类，通过实地调查和编目整理，探索其内在规律和发展趋势，结合内容特征，将少数民族医药古籍划分“一级类目”，包括医经、医理、诊治、本草、方书、临床各科、养生、医案、医史、综合性医书、兽医等11大类。在一级类目基础上细分二级类目，并根据各民族医药古籍具体情况和特殊属性设置三级类目与四级类目。

古籍整理是传承学术、延续传统的重要途径，民族医药古籍界定和分类是整理工作的首要任务和重要基础。构建兼顾民族医药古籍内容特征普遍性和特殊性的分类体系，不仅能体现该民族医药的原创性思维模式，厘清其学术发展脉络，且便于将各个民族医学学科体系进行横向比较，从而反映每个民族在医药领域的优势与特色。本书以此分类体系作为参考依据，重新构建傣族医药古籍的分类体系，将搜集到的傣族医药古籍分为10大类，可较全面地反映傣族医药学科的概貌。

三

古籍是傣族医药起源、发展和演变的历史记录，是见证傣族医疗实践最确切的历史档案，是传承知识的重要来源和载体，承载着傣族医药学术体系的发展脉络，在傣医学继承和发展过程中具有十分重要的意义。古籍作为傣族医药理论研究的源泉，对临床实践具有重要指导作用。要知道，任何技术与知识体系都有其历史发展的延续性，发展脉络主要是通过各个历史时期的文献记载来体现，一旦文献记载断裂，就意味着一门技术甚至一个医种的失传。可见，古籍整理工作在民族医药研究领域具有不可替代的重要作用与价值。历代医家从来都不是“拿来主义者”，作为传统医学的继承者，他们不仅是理论的整理者，亦是临床的实践者。将理论运用于临床，将实践经验概括总结为理论，理论与实践相统一，方能推动医学的进步。古籍不仅是追溯和了解各民族传统医学发展脉络的节点，更是临床实践的指向标。然而，各个历史时期不同版本的古籍所记载的医学理论和诊疗方法不是一成不变的，需要实现古籍的价值转换，古为今用，推陈出新。时代在发展，人们对生命的认识也是不断进步的，如果始终停留在“过去”，就无法解决新问题。但如果随意摒弃“过去”，所有的创新和发展势必会脱离传统这个“根”，就意味着丢弃了过去数百年甚至数千年历经数代人智慧累积的优秀民族文化的“基因”。

总目提要编纂过程中如何做到准确理解和阐释古籍内容呢？这是本书“傣族医药古籍的调查研究”部分主要探索和解答的问题。笔者提出以下学术观点：首先，应认真分析当前傣族医药古籍整理工作存在的各种问题，进行针对性地解决。傣族医药理论研究中，整理者常常要面对诸如名词术语所表达的生命状态与病理病机阐释不清、诊疗技术与理论整理系统性不足、重视药物研究而忽略对诊疗对象主观感受的记录和整理、古籍所记载的疾病名称及所囊括症状尚未得到规范和统一等一系列问题。以上问题是客观存在的，必须立足系统规范的古籍整理方法，使得提要编纂既能体现古籍收录范围的广度，又能反映古籍内容释读的深度，如此才能真正反映傣族医药的学术内涵与内容特征。

四

傣族医药古籍文献绝大多数是抄本，有的已是孤本，必然会随岁月流逝而最终湮灭，因此对傣族医药古籍价值的开发利用和资源合理建设与共建共享已迫在眉睫。本书全面系统介绍我国傣族医药古籍的基本情况，为国内外研究者提供珍贵的第一手资料。分为三篇。“上篇”介绍我国民族医药古籍整理存在的共性问题并提出对策。“中篇”针对傣族医药古籍从分布情况、保存现状、载体形制、文字类型和学科分类等方面开展专题性调查与研究；系统回顾傣族医药古籍整理存在的共性问题，以期探索适合傣族医药古籍发展规律的整理方法，提出有针对性的建议和对策；用古籍整理的思路与方法指导傣族医药古籍总目提要编写工作，使提要编纂既能体现古籍收录范围的广度，又能反映古籍内容释读的深度。在搜集、整理、加工、分析、研究傣族医药文献信息的过程中，笔者通过目录学研究，从源到流，纵横相参，建立古籍分类体系，将傣族医药古籍进行分类，不仅便于检索，能够按图索骥，亦注重对傣族医药文献的整序与内容揭示，通过提要编纂，全面反映傣族医药古籍种类及其基本内容、学术渊源、流传情况、学术地位等情况，使收藏分散的傣族医药古籍从无序状态转变为有序状态。不仅能体现“辨章学术、考镜源流”的目录学功能，而且还能最大限度发挥正本清源、提纲挈领的学术价值，为傣族医药古籍的挖掘整理、知识重组和知识发现提供基础，为傣族医药学术研究提供最有利的凭证。有利于厘清傣族医药的学术发展脉络和学科领域的形成过程，为学术史研究提供线索和材料，让读者能一目了然地了解傣族医药学科领域的历史现状和发展趋势。“下篇”提要部分以专题目录的形式编纂，各条目按照统一著录标准进行著录，均以揭示傣族医药古籍的学术性和资料性为主。共收录傣族医药古籍条目274条。医经类12种，占总数4.38%；医理类18种，占总数6.57%；诊治类9种，占总数3.28%；本草类26种，占总数9.49%；方书类120种，占总数43.80%；临床各科类21种，占总数7.66%；养生类1种，占总数0.36%；医史类13种，占总数4.74%；综合类46种，占总数16.79%；兽医类8种，占总数2.92%。对傣族医药临床、教学、科学研究、药物开发、遗产保护等具有极高的参考价值和实用价值。本书的顺利出版得到各级领导和各界朋友、同仁的支持与鼎力相助，在此表示衷心的敬意与感谢！由于本书著者水平有限，疏漏之处在所难免，敬请广大读者指正与谅解。

上篇

民族医药古籍整理存在的问题及对策

由于目前对傣族医药文献研究工作重视不够，许多珍贵的傣族医药典籍尚处于“自藏自用”和“自然凋亡”状态。即使部分古籍收藏保护得很好，但在开发利用的深度与广度方面还存在许多问题，这些问题是制约傣医理论研究的关键因素。各类古籍的不同版本从不同角度反映了傣族传统医学理论的立论法则，包含了众多的医学术语、哲学理念、思维方式，时间跨度大，内容层次多，仅对某书某篇的研究无法反映傣医学的全貌，且有单取独列、割裂整义之弊。因此，须从大文献观的视角开展傣族医药古籍的整理工作。讲清楚古籍才能讲清楚历史，才能将傣医学自身的“标尺”建立起来，实践才有依据，传承才有根源，发展才有保障。如何建立大文献观视野呢？本部分内容从民族医药古籍整理存在的问题入手进行分析，在总结民族医药古籍共性特征的基础上，提出古籍整理须先行总目提要编纂，古籍概念界定和构建分类体系是编写提要的重要基础等学术观点，以指导傣族医药古籍的调查研究工作。

第一章 民族医药古籍的特点

少数民族医药文献是少数民族文献的重要组成部分，包括文字类文献和口碑文献两类，记载了用于预防、治疗疾病、保健调护的系统理论和知识经验，是民族医药传播、交流、利用的信息载体，既是民族医学存在和发展的基础，也是当代民族医学继承和创新工作的主要资源和源头，对民族医药的发展具有不可替代的学术价值和历史价值，对传承中华文明、医药文化起着举足轻重的作用。①在中国境内，历史上先后创制或使用过三十多种少数民族古文字，形成了种类多样、数量惊人、丰富多彩的民族古籍图书。②古籍较普通文献而言，在内容上具有历史文物性、艺术代表性和文献资料性的特点；从形式上讲，具有不可再生性的特点；从挖掘整理的角度来讲，具有抢救性和紧迫性的特点，亟待开展民族医药古籍的整理研究工作。但在过去，民族医药古籍的发掘整理研究相对薄弱，长期处于湮没无闻的境遇，需要开展的工作可谓是千头万绪，应从何处入手是关键。笔者认为要在总结民族医药古籍共性特征的基础上，找到适合民族医药古籍自身发展规律的研究方法来指导古籍整理工作，方为最有效的切入点。民族医药古籍有以下特点。

一、年代久远、底数不清

民族医药古籍的产生与流传年代久远，源远流长。中国很多少数民族使用文字的时间很早，医药知识必然在记载范围之内。如藏文是公元7世纪吐蕃大臣通米桑布扎参照印度梵文设计的文字，在西藏一直使用到今天；傣文在公元13～14世纪左右开始随着小乘佛教传播而在傣族聚居区流行，这种文字来自印度字母

①徐士奎，罗艳秋：《编纂〈少数民族医药文献总目提要〉的意义及方法》，载《中华医学图书情报杂志》，2014年第1期，第53页。

②黄润华，史金波：《少数民族古籍版本：民族文字古籍》，南京：江苏古籍出版社，2002年版，第2页。

在中南半岛的某种变体；纳西东巴文的产生不晚于11世纪。此外，契丹文、西夏文、女真文等少数民族文字亦有一千多年或几百年的历史。[①]

民族医药古籍不仅年代久远，而且数量浩繁，但由于缺少系统的调查整理，底数不清的问题十分突出。以彝文医药古籍为例，彝文医药古籍现大部分尚散存于民间，云南省少数民族古籍办公室存有大约300多卷，四川凉山州语言文字指导工作委员会的资料库中收藏有约3000种，此外，云南、贵州、四川和北京等地的图书馆、博物馆、档案馆亦有收藏，其中包括一些医药类文献。可惜的是，这些医药类文献基本上处于原始保管状态，未进行系统化、专业化的整理，对其内容的阐释和翻译也十分有限。至于散在于民间的彝文医药古籍，数量更是无法统计。藏医古籍也存在相同的情况，根据强巴赤列《藏族历代名医列传》考证，藏医古籍有2000多种，目前得到整理出版的仅有30多种。

二、分布流散、流失严重

民族医药古籍文献资源虽然丰富，但收藏分散，流散民间，多保存在各地民族民间医生和从事民族文化、宗教活动的长者处，文博系统所存只是极少部分。并且，民族医药的诊疗方法和用药经验多是通过家传或师传的途径进行传承，随着城市化进程的加快以及现代社会对医学标准化和精确化的要求，传统的传承方式逐渐弱化，民族医药从业者队伍逐渐萎缩。随着老一辈从业者陆续离开人世，古籍中的许多知识也逐渐无法理解和辨识。此外，由于许多边境地区边民通婚、通商等往来，以及国外学者对中国民族古籍文献的收购，致使大量民族医药古籍流失国外。

三、分类简单、系统性差

医学领域内各种分化是基于较长时期的医疗经验的不断积累和对理论的不断完善，当文献资料积聚到一定数量之时，便产生对文献分其异而类其同的需要。

首先，民族医药古籍在历史发展过程中，早期的医药古籍没有形成系统的分

①黄润华，史金波：《少数民族古籍版本：民族文字古籍》，南京：江苏古籍出版社，2002年版，第147页、第123页、第2页。

类思想和统一的分类标准，其内容趋于简朴和概括，具有记载分散、分类简单、系统性差等特点。民族医药古籍既有医药类专书，又有综合著作，以综合记录的形式较多。作者和抄写者往往是将前人的知识结合自己的临床实践进行记录，内容往往都是包罗万象的，既有理论又有诊疗疗法，既有内服方药又有外治疗法，而且对疾病的记载不分内妇儿外，杂糅在一起，使得整理研究十分困难。

其次，在各种非医药类古籍中存在大量医药知识，是民族医药古籍整理研究需注意的问题。如彝文典籍中，除有专门记载医案、药方的医药书之外，历史、人文、地理、哲学、宗教、文学等各类彝文文献中也常载有医药内容。

四、保存简陋、传承保守

笔者在对民族医药古籍调研时发现，其多用手抄的方式流存民间，保存条件简陋，极易损坏。民族医生虽对古籍十分珍惜和爱护，但由于保存条件简陋和传播条件受限，使得古籍不可避免地老化和破损残缺，许多古籍的内容没有得到传播就消失殆尽。传承方式保守也限制了民族医药古籍的流布。每个民族在医药的传承上有着各自独特的传承方式，并且通常按照规定的方式进行传承，传承方式相对闭塞，加之古籍文字生僻、书写物质材料不足、雕版印刷尚未普及、书籍流通限制等历史局限因素，造成古籍的内容得不到广泛的继承和弘扬。

五、文字古奥、寓意精深

由于民族医药古籍囊括多个文种和文字类型，不仅在民族医学领域，而且对语言学、文字学、历史学，甚至对各民族文化发展史研究都有重要的意义，但也加大了民族医药研究的难度。例如彝族使用的彝文，各地用字不统一，常常是自成体系，不同方言区相互难以辨识。傣文有四种地方性变体——傣泐文（又称“西双版纳傣文”）、傣纳文（又称“德宏傣文”）、傣绷文（又称“圆体傣文”）、傣端文（又称“金平傣文”）。四种方言文字在形体上差别很大，加之文字古奥，寓意精深，翻译成汉文后的意思难以准确反映傣文所表达的含义，往往是词不达意，言不尽意，意不尽情，傣族医药古籍的翻译工作十分困难。

六、载体丰富、装帧多样

各民族由于历史迁徙和分化，常形成多个支系，并且因生活环境、社会发展阶段多有不同，文化传统异彩纷呈，由此各个民族以因人因时因地制宜的方式，发展出各具特色的医药知识，以及记载这些医药知识的载体形制和装帧形式。

民族医药古籍载体形制的多样性促进了民族医药的记录和传播，使得民族古籍版本类型更加多样，更为丰富。藏文、蒙文、傣文和彝文文献多书写在木简、竹简、碑、贝叶、动物皮上，后期随着社会的发展，棉纸使用较多，出现了写本、抄本和刻本等。刻本的出现和流通对民族医药的保护和传播起了极大的促进作用。民族医药古籍的装帧形式亦丰富多彩，各具特色，有包背装、梵夹装、蝴蝶装、线装等不同的装帧形式，反映了不同历史时期的文化传统特征，对民族医药古籍版本的鉴定具有重要的参考价值。

七、辗转抄录、版本众多

誊抄经书是傣族传承古籍的重要方式。誊抄经书的人有僧侣，有村民，他们都不是专业人员，也不以盈利为目的；僧侣誊抄经书一是为了提高自己的修炼，二是为了传播佛教，三是为了练字；村民誊抄经书，其目的主要是积功德。[①]医药著作属于傣文古籍中的世俗文书，德宏方言区称为“利”，西双版纳方言区称为“档哈雅”。多不注明著者和写作年代，书上只有誊抄者的姓名和誊抄时间。誊抄经书的习惯推动了傣族医药古籍的广泛传播，为整理傣族医药知识提供了更多的参考资料。但也由于反复誊抄，一部著作产生多个版本，对诸多版本的搜集、比较也就成为民族医药古籍整理研究的难点之一。古籍整理时，可通过对不同版本的内容进行比较、鉴别和筛选，根据其中内容反映的时代特点、文字反映的语言情况以及书写材质和装帧特点等对其撰写年代进行推测和考订，确定其中成书年代最早、内容最为全面、记载药物和病症等信息最全的版本作为蓝本，用其他版本对校。通过这种方法对古籍进行整理研究，才能准确地反映民族医药的

①蔡小晃：《德宏傣族古籍传承及保存方式》，http://www.pipa.com.cn/default.asp?id=747，2010年3月14日。

内容特点和发展源流。

总之，民族医药的研究首先要从古籍整理入手，知其学术源流和内涵，才能更好地进行民族医药的开发利用研究。但是，民族医药古籍在流传过程中，常有传抄失误、残缺、破损、亡佚、被妄加删改、增补等情况发生，给后世传承者和研究者带来极大麻烦和困扰。[①]因此，要针对不同民族医药古籍的特点，运用不同的研究方法，综合应用文献学、版本学、历史学等学科知识开展民族医药古籍整理研究工作，深入开发、合理建设民族医药文献资源，弘扬中国多民族医药文化，推动我国民族医药事业的发展。

①徐士奎，罗艳秋：《初论民族古文字医药文献的搜集整理》，载《云南中医学院学报》，2011年第34卷第1期，第17～19页。

第二章　民族医药古籍整理存在的主要问题

自从1984年民族文献整理与保护工作在全国全面开展以来，民族医药古籍的搜集整理工作得到了广泛重视和全面开展，各民族医药古籍文献得到全面发掘和整理。笔者在2005～2016年十余年的时间里，通过文献检索、资料搜集、问卷调查和实地调研，对民族医药古籍进行系统分类整理，共调查搜集民族医药古籍文献千余种，发现民族医药古籍整理研究所存在的一些问题。现归纳总结如下。

一、尚未全面开展古籍调查工作

迄今为止，尚未全面开展民族医药古籍的专业化、特色化资源建设工作，特别是未进行全国性总目的编纂，文献资源建设现状不明，古籍底数不清，严重制约民族医药古籍文献资源的整体规划建设和群体集合优势的发挥。当前，民族医药学科领域研究多侧重对药物品种、临床治疗、基础理论、诊疗方法的挖掘，忽略了目录组织工作的指示性作用。虽然亦认识到民族医药古籍资源对医药挖掘整理的重要性和紧迫性，但没有涉及其资源建设如何开展、其价值如何揭示等重要问题的研究，对我国民族医药古籍的分布现状及其规律性的揭示和研究均存在严重不足。

二、古籍的时间下限界定不明确

目前，对民族医药古籍时间下限的界定不够明确，有的将民族医药古籍的范畴定为产生于1911年以前，有的定为产生于1949年以前，学术界尚无统一的定论。在体裁上，其范畴往往特指有文字、有载体的才称为文献，忽略了部分民族医药以口传的方式传承其医药知识和用药经验的现实情况。

民族医药文献根据产生年代和载体形制的不同，有不同的文献表现形式，包括古籍、近现代文献和口碑文献三类。不同的文献类别所采用的调查研究方法也不尽相同。口碑文献侧重于通过人类学田野调查的方法，获取第一手资料。而古籍的研究要结合文献学、版本学等方法，对各时期古籍的流传特点、载体形制、文字类型、保存方法、传承方式等方面综合考察研究，方能体现民族医药古籍的发展历史和特点。

三、缺乏统一规划和地区间协作

民族医药古籍的收集标准、收集范围、著录标准在理论和实践方面还未形成共识，挖掘整理和开发利用的广度、深度和力度均十分有限。由于民族医药古籍存在保存条件差、修复手段落后、研究经费紧缺、学科建设相对滞后等问题，加之收藏分散，流散民间，普查不全面，许多古籍未经整理编目，文献整理工作各自为政，致使文献资源建设缺乏系统性和规模化；存在行业分割现象，各系统之间缺少合作，导致民族医药古籍开发利用的广度和深度均不足。总之，由于缺乏科学规范的文献管理方法，没有统一的著录标准、款目组织原则和依据，所收集数据的质量参差不齐，信息不全面，难以科学管理，检索困难，为民族医药古籍文献资源共享带来极大的不便。这些因素在很大程度上制约了民族医药的开发与利用。应根据书目工作标准化原则，按照文献的著录标准、提要的编写标准、检索工具的编制标准、名词术语的规范化等要求，指导民族医药古籍的收集调查、著录揭示、书目编制、书目服务和书目管理等相关工作。[①]

四、分类各行其是尚无统一标准

民族医药古籍是民族医药传播、交流、利用的重要载体，既是民族医学存在和发展的重要基础，也是当代民族医学继承和创新工作的主要资源和源头，对民族医药的发展具有不可替代的学术价值和实用价值。然而，民族医药古籍数量浩繁、年代久远、版本众多，目前尚没有统一的民族医药文献分类法，内容分散杂揉，为民族医药古籍的整理研究和文献资源建设工作带来困难，制约民族医药的传承和发展。各民族医药文献的分类各行其是，有的使用传统分类方法，有的使

①包和平：《中国少数民族古籍管理学概论》，北京：民族出版社，2006年版，第148页。

用中图法分类，且无论哪一种分类，均没有说明分类的依据和缘由，类目的列举和编排不能体现文献的真正内涵。因此，在民族医药古籍文献研究中，必须采用统一的分类体系，遵循传统目录学"辨章学术、考镜源流"的原则，建立民族医药古籍分类体系，便于检索，有助于全面系统了解民族医学学科发展渊源、系统及范畴。

要构建民族医药古籍的分类体系，首先必须了解民族医药古籍文献传统分类方法有哪些及其特点，分析其中存在的问题，以明确民族医药古籍的内涵与外延，为制定民族医药古籍统一的分类标准和体系奠定基础。

（一）常用的传统分类方法

民族医药古籍与其他类别的民族古籍一样，存在内容繁杂、语言种类多样、文献载体形态多样、缺乏统一分类标准和方法等问题。目前，我国尚缺乏统一的民族医药古籍分类方法，各民族的医药古籍分类各行其是，传统的与现代的分类法并存，甚至部分民族医药古籍无分类法。民族医药古籍传统的分类方法主要包括按照用途分类、按照文献所在地域分类、按照民族支系分类、按照内容分类等方法。这些分类方法在现代民族医药研究和文献服务中的适应性如何，能否有效地揭示民族医药古籍的实际情况，还有待探讨。但应该认同的是，这些传统的民族医药古籍类目体系为现代民族医药文献分类体系的构建奠定了基础。

1. 以传播区域和民族支系进行分类

同一民族具有共同的价值观念和心理素质，在用药经验和诊疗方法上表现出高度相似性和内在规律的趋同性。但各民族历史上的迁徙和分化导致同一民族在不同的地域环境下生存繁衍，在民族内部形成了众多支系[①]，各个支系以因人因时因地制宜的方式发展出各具特色的医药知识和记载这些医药知识的载体形制，不同支系的医药知识经验表现出地域的差异性，从而也成为一些学者对民族古籍进行分类的依据。

以傣族医药为例。傣族由于受分布地区地理环境不同、社会经济形态发展不同、周边民族文化影响不同、所使用的文字不同、历史上迁徙方向不同等因素的

①罗艳秋：《对云南民族医药区域研究的战略思考》，载《云南中医中药杂志》，2007年第28卷第11期，第4页。

影响，主要形成9个支系[①]，不同支系的傣族医药古籍表现出地域差异性。在载体形制方面，西双版纳地区傣族医药古籍多刻写在贝多罗树叶上，称为贝叶经；德宏地区的傣族医药古籍却极少见贝叶经，而以纸本经为主。在文字方面，西双版纳傣族使用傣泐文、德宏傣族使用傣纳文，此外还有傣绷文、傣端文等。目前，已根据传播区域进行傣族古籍分类，主要分为西双版纳文献、德宏文献、耿马文献、双江文献、孟连文献等。《中国云南德宏傣文古籍编目》《中国云南耿马傣文古籍编目》和《中国云南孟连傣文古籍编目》三书的编写就是采用此方法。

再如彝族古籍，按照地域分类主要分为凉山文献、滇南文献、滇中文献、滇东南文献、滇北文献、滇东文献、水西文献、水东文献、乌撒文献和广西文献等[②]，按照彝族支系主要分为尼苏彝书、阿哲彝书、撒尼彝书、仆喇彝书、阿细和阿乌彝书等[③]，如《聂苏诺期》就是自称“聂苏”的彝族支系的代表性医药古籍。

2. 按照文献用途进行分类

各民族古籍的类分对象限于自己民族的主体文献，分类的目的是为了实用，注重自己的生活世界。[④]如藏族文献的分类以佛教经典为主，彝族和纳西族文献分类以本民族的传统宗教经籍为主。[⑤]医药类古籍大多包括在本民族的宗教典籍中，没有单列。即使单列的民族医药古籍，也只分解到一级类目，没有继续深入的分析分解，不能体现该民族医药的发展脉络。以藏族文献为例，其传统分类体系架构宏大，层次细密，很好地继承和发挥了佛经分类体系的特点，但这种分类体系只局限于宗教文献，修辞学、医学等内容均被纳入宗教体系中。[⑥]藏医药古籍主要被归入“大五明”中的“医方明”，只包括疾病诊断治疗和药物使用两

①高力士：《云南四江流域的傣族支系》，载《傣族历史文化研究文集》，芒市：德宏民族出版社，2007年版，第26页。

②黄建明：《彝族古籍文献概要》，昆明：云南民族出版社，1993年版，第150～151页。

③黄建明：《彝族古籍文献概要》，昆明：云南民族出版社，1993年版，第149页。

④李敏：《试论我国藏缅语民族古籍传统分类体系及其继承发展》，载《图书馆理论与实践》，2008年第3期，第124页。

⑤李敏：《我国民族古籍传统分类体系概述：以纳西族、藏族、彝族古籍为例》，载《贵州民族研究》，2007年第27卷第3期，第90页。

⑥李敏：《我国民族古籍传统分类体系概述：以纳西族、藏族、彝族古籍为例》，载《贵州民族研究》，2007年第27卷第3期，第89页。

类，没有继续在该级类目下进行深入翔实的分解。

3．按照学科内容进行分类

近现代研究重视对民族医药古籍的重新分类整理，出现了按照学科内容分类的雏形。如一些学者在翻译整理傣族医药古籍的过程中，通过归纳整理后对风症进行分类，出现了关于风症研究的专著，如《档哈雅龙》《风病条辨译注》等。其他民族的医药文献同傣族医药文献一样，学科分类逐渐细化和明晰，产生了生理解剖、病因病机、诊断治疗和药物等不同类别的划分。

4．按照载体形制进行分类

目前，国家民委全国少数民族古籍整理研究室主持编撰的重点文化项目《中国少数民族古籍总目提要》，是民族古籍分类整理研究的典范。该项目对每一种民族分卷所收载的文献按载体形式依序排列，即甲编为古籍，乙编为金石铭刻，丙编为文书，丁编为口头文献，每编又按内容依序排列，构建了以民族类别为纬，以古籍载体为纲的类目框架。

（二）传统分类方法存在的问题

上述民族医药文献传统的分类方法虽然为构建民族医药文献分类体系奠定了基础，但均不能适应当前民族医药古籍文献发展步伐与整体规划的要求，主要表现在以下方面：（1）民族医药古籍中的医药知识内容趋于简朴，多为综合性内容，既有理论又有治疗方法，既有物理疗法又有药物，不分内妇儿外等科，疾病记载杂糅，亟待分类整理。（2）民族医药古籍有大多只列到一级类目“医药类”，未细分到理、法、方、药的各个环节，且缺乏统一的古籍文献分类体系。各民族医药古籍的分类各自为政、各行其是，没有统一的分类标准和文献著录规范，不注重从学术角度进行全局研究。（3）无论哪一种民族医药古籍的分类方法，均没有说明分类的依据和缘由，无法适应多个民族医药古籍的分类。总之，如何兼顾民族医药古籍的共性和个性，制定统一的分类标准是民族医药古籍分类整理研究工作的首要任务。

五、重学术研究，轻文献资源整合

目前，对民族医药文献的整理和利用主要集中在学术研究、古籍整理和书目工作三个方面。学术研究涉及医学史、医药文化、基础理论、本草与方剂、临床各科、政策法规等方面，出版的著作内容丰富，数量繁多。古籍的整理出版是传承学术、延续传统的专门之学和必由之径。民族医药古籍整理工作主要包括：影印、标点、校勘、今译、注释、辨伪、辑佚、丛书汇编、各种专科与专病文献的整理研究、各种学术流派与学术思想文献的整理研究。

与民族医药学术研究和古籍整理方面开展的工作相比，民族医药文献专题书目工作就显得十分薄弱。在诸多的国内外民族文献题录和联合目录编纂研究中，如《中国少数民族古籍总目提要》《红河彝族文化遗产古籍典藏总目》《中国云南德宏傣文古籍编目》《纳西东巴古籍译注全集》《中国贝叶经全集》《彝族毕摩经典译注》等大型民族文献整理著作，虽然收录部分民族医药文献，并揭示了所收古籍的外部特征，但缺乏对其主要内容、学术渊源的研究，无法反映出该民族医药文献的全貌。目前，只有彝、藏族医药文献开展了专题目录研究，编纂了《彝族医药古籍文献总目提要（汉彝对照）》《中国藏医药文献目录索引》《藏汉英古今藏医药文献书目编制》《全国藏医药古籍名录》等，其他民族的医药文献专题目录工作尚属空白。

六、研究方法单一，学科间缺乏联系

随着国家对民族医药事业的重视，近现代民族医药文献的整理和出版犹如雨后春笋，数量众多，为民族医药研究工作提供了丰富的资料和坚实的基础。但是，民族医药古籍文献资源开发建设的力度与速度仍远远不能适应民族医药事业发展的需求，存在研究方法单一，学科间缺乏联系等问题。历史学、文献学等学科的专家对医药知识相对陌生，只能从文献学的角度来研究民族医药文献，无法揭示出这些文献中蕴含的医药卫生保健知识与各民族社会、历史、文化之间的相互关系；而民族医学领域专家对民族医药文献的研究侧重于医药理论和临床应用，未采用大视角、全方位的文献学研究模式，未对文献资源及其价值进行比较全面系统的揭示和研究，研究者无法从全貌了解各民族医药文献的发展演变、特点和社会功能，无法掌握其学术源流，不方便检索与阅读。

此外，民族医药古籍文献资源虽然丰富，但绝大多数是抄本、孤本，极少刊刻出版，并且大多分布于民间，破损严重。加之由于民族文字自身的难度，造成民族医药古籍解读障碍，研究成果零散，系统性差，研究者和学习者不易鉴别文献价值，使得现有民族医药古籍文献利用率低，严重制约着民族医药的传承和发展，亟需开展调查整理、目录组织等工作，以全面掌握其分布和存量，系统了解其主要内容。

第三章 民族医药古籍整理需解决的主要问题

随着我国民族医药事业的发展，国家越来越重视少数民族医药古籍的研究工作。民族医药古籍是中华民族宝贵的医药文化遗产，是中国55个少数民族文明和智慧的结晶，是各民族文化、民族精神、民族性格、民族习俗与医药实践高度结合的综合反映，具有潜在的、丰富的历史价值与医疗价值。

民族医药古籍是民族医药学术传承、历史发展的重要载体，见证了各民族医药的发展兴衰及其演变流传，对民族医药理论体系、核心概念、诊疗技术的系统化研究起着承前启后的作用。民族医药古籍不同于一般古代科技文献，除了学术资料价值和历史价值外，还对当前本民族医疗实践具有重要而有效的指导作用。同时，民族医药古籍反映了各民族从不同文化视角对生存环境的理解和认识，具体表现为各民族文化体系中所有与自然环境发生互动关系的内容，主要是这个民族的宇宙观、生产方式、生活方式、社会组织、宗教信仰、风俗习惯等。而这些文化体系又决定了各民族对医药的认知特点和思维方式，直接影响了其对生命的认识和对疾病诊疗方式的选择。

经常可以见到一种现象：不同民族对同一植物的性能、功效的掌握与认识和使用部位有较大差异，对同一病症的诊疗方式也不同，原因就在于各民族的疾病观和健康观不同。民族医药古籍承载了该民族医药的知识体系和主导观念，是区别不同民族医药体系的依据和标尺，是民族医药存在的价值所在。民族医药不仅属于本民族，而且是世界医学的一个民族支流。[①]要正确理解该民族的医药体系及其对世界自然科学学术的影响，必须追溯这个民族的古籍。但是，这些古籍必然随着岁月的流逝最终湮灭，亟待大力抢救和保护。首要任务就是要明确抢救和保护的主体，对民族医药古籍的定义和范畴进行界定，在此基础上，构建民族医药古籍文献的分类体系，编纂总目提要，有效抢救濒危古籍，传承民族医药学术。

---

①阿不都秀库尔，穆罕默德依明：《维吾尔医学简述（阿理甫之书）》，乌鲁木齐：新疆人民出版社，2002年版。

一、民族医药古籍范围的界定

民族医药古籍研究异军突起，相关单位正逐步建立学科鲜明的藏书体系，民族医药文献资源整理研究呈现出欣欣向荣的良好局面。学界虽然越来越重视民族医药古籍研究工作，但其尚属新兴学科，在概念及特点等方面尚无明确定论，有必要深入剖析。

目前对民族医药文献概念的内涵和外延界定存在较大争议。争议之一为民族医药古籍的时间下限是否和汉文古籍一样界定为1911年以前；争议之二为是否是少数民族文字和少数民族作者著作的才称之为民族医药文献；争议之三为除了纸质以外的载体形制，如兽皮、树叶、石头等是否可称之为民族医药文献；争议之四为没有文字的民族依靠口耳相传的方式传播医药知识，对其记录整理后形成的文献能否称之为民族医药文献；争议之五为从汉文历史文献中辑录整理的，散在的民族医药知识所形成的文献能否称之为民族医药文献；争议之六为根据现存的各种民族医药古书佚文，通过搜集、考校、整理、核实等步骤将早已亡佚的古书进行复原的是否可称为民族医药古籍文献。

究竟什么是民族医药古籍文献，针对学术界以上争议，笔者认为应该从形成时间、文献内容、文献形式、作者、文字等方面进行辨析。

（一）时间下限可适当放宽

正确认识和理解民族医药古籍的时间下限对把握其特性很重要。从形成时期划分，民族医药文献通常可以划分为古代民族医药文献与现代民族医药文献。书籍的写作时间决定了其是否为古籍，因此，对民族医药文献时间下限的界定十分重要。

界定民族医药古籍的时间下限时应该考虑社会制度和社会性质变化的时间。关于古籍时间下限的问题，学术界一般认为应与古代史时间下限（1911年）相一致。但民族古籍有其特殊性，不应划为1911年，因为1911年辛亥革命结束了封建王朝的统治，建立中华民国，然而在少数民族地区并不是短时期内同步完成社会制度变革和社会性质转变的。西南地区的许多少数民族直到1949年中华人民共和国成立以后才从奴隶制度或原始社会生活状态中脱离出来。在1949年以前，中国55个少数民族的历史进程不同，有的民族处于封建社会时期、奴隶社会时期，甚至处于原始社会时期，社会历史进程的差异导致了各民族医药发展程度存在极端不平衡。各民族医药发展的不平衡性是由于各民族历史文化、地理环境和社会发展水平不同等多种原因造成的，这就决定了其古籍下限也应延伸至1949年。

此外，民族医药古籍还具有形式多样、文种丰富、文字类型多样、载体形制多元、产生年代不一等特点，有其各自产生和发展的文化背景，在接受外来文化程度和发展速度方面也不同，有其特殊的一面。如果僵硬地照搬汉文古籍的概念，将不利于民族医药的传承与发展。

目前，汉文古籍的时间下限依照国务院古籍整理出版规划小组的规定，1911年以前编著的图书和1911年以后对古籍进行整理出版的图书均属于古籍范围。[①]2006年8月5日发布的《中华人民共和国文化行业标准·古籍定级标准》规定：古籍是“中国古代书籍的简称，主要指书写或印刷于1912年以前具有中国古典装帧形式的书籍”[②]。《国家珍贵古籍名录》申报评审暂行办法中规定：“少数民族文字古籍可视具体情况适当放宽。”以上标准和名录将古籍的时间下限明确规定为1912年以前，包括1911年在内。《中国少数民族文字珍贵古籍入选标准》（暂行）中规定：具有特别重要历史、学术、艺术价值的少数民族文字珍贵古籍收录范围可放宽至1949年，但应严格把握标准，以保持其珍贵性。《中国少数民族古籍总目提要》考虑到各个少数民族的历史特点和古籍存世情况的差异，将少数民族古籍的时间下限延伸至1949年。[③]

对民族医药古籍的界定除了判断其成书年代外，还应对民族医药文献的内容、形式等进行综合考虑。如西南地区彝族、傣族医药古籍以手抄本为主，有的没有抄写者姓名，甚至没有成书时间，有的抄写时间是20世纪60年代，甚至是20世纪80年代的，但是根据研究鉴定，这些文献多为抄写于1949年以前的古籍，或1949年以后按照原本的原文抄录、复制的抄本，原件已经破烂不堪或遗失，这些

①何丽：《论民族古籍的保护与开发》，载《图书馆理论与实践》，2003年第2期，第62～63页。

②中华人民共和国文化部：《中华人民共和国文化行业标准·古籍定级标准》，WH/T20-2006；2006-08-05发布，2006-10-01实施，北京：北京图书馆出版社，2007年。

③国家民委全国少数民族古籍整理研究室：《中国少数民族古籍总目提要·纳西族卷》，北京：中国大百科全书出版社，2003年版，第6页。

新抄本或复印本也应该划归民族医药古籍范畴。因此，民族医药古籍时间下限可适当延伸到1949年。

总之，民族医药古籍文献是指1949年以前形成的各少数民族医药文献（包括1949年以后对少数民族医药古籍传本进行整理而形成的文献），1949年以后形成的则为现代民族医药文献。但是要注意对民族医药古籍成书时间、内容、形式等进行综合考虑。因此，民族医药古籍和其他民族古籍一样，时间下限应该延伸到1949年。

（二）内容应体现民族特性

从文献内容的民族医药特性来界定文献归属是最根本的。不论该文献是用什么语言文字、由什么人来著作，只要其内容体现了该民族的医药特性，体现了民族医药的学科性，就可以认定为是该民族的医药文献。

文献文字与作者特性应服从于内容特性。我们知道，中国55个少数民族均有自己的语言，但古代各民族创造的文字大约有30种，现今只有13个民族的文字仍在使用，如藏文、彝文、傣文、壮文、蒙文、维吾尔文等；其余已经不再使用，如龟兹文、突厥文、女真文、西夏文等，还有部分民族没有自己的文字。[①]

此外，用汉字记载的有关民族医药内容的文献也应属于民族文献，其创作者本人的民族成分在这里并不重要，既可以是汉族，也可以是各少数民族人士。[②]文献作者、传抄者或传诵者本人是否具备少数民族特性并不重要，汉族创造的有关民族医药内容的文献也可认定为民族医药文献，如《滇南本草》与《南方草木传》等，这两部书记载的药物多为当地少数民族使用。而少数民族人士创造的医药文献，如果其内容与民族特性无关，则也应认定这样的文献不属于民族医药文献。例如，元代有一部《瑞竹堂经验方》，作者为沙图穆苏（又译为萨里弥实或萨得弥实），由于作者为少数民族（族别尚有争论，一说为蒙古族，一说为回族），故这部书曾被认为是一部民族医学著作（或说是回族医著，或说是蒙医文献）。尽管书中确有部分民族医药的内容，但主要内容却是有关中医的，因而，

①②侯明昌：《中国少数民族文献分类体系构建研究》，载《兰台世界》，2008年第9期，第12页。

《全国中医图书联合目录》将其收录，归属为中医文献范畴。[①]

同时应该认识到，对于每部医药文献来说，主要应以其主流部分的属性来决定其是否是民族医药著作，否则，我们就有可能犯把中医经典著作诸如《千金药方》《本草纲目》等也算作民族医药著作的错误。这些著作中虽也包含了一些的民族医药的信息，但如果即将其简单归为民族医药文献，那恐怕是毫无道理的。[②]

（三）载体形制可丰富多样

民族古籍的载体有其特殊性。并不是每个民族都有自己的文字，即使有文字也不一定能全面反映其丰富多彩、历史悠久的医药文化和历史，许多民族的医药文化主要靠口头传承，即以人为载体而代代相传。各少数民族由于科学技术发展的不均衡性和生活环境的地域差异性，书写工具也参差不齐，曾出现过兽皮、竹简、象骨、构纸等多种载体。如傣族医药古籍文献多为手抄本，装帧多为经折装、线装和梵夹装，主要书写在贝叶、棉纸、构纸上，贝叶用得最多，形成独特的贝叶文化，极少数傣族还将医药内容书写在象牙骨片上。彝文文献早期多书写在木牍、竹简、石碑、牛羊皮上，后来随着社会的发展多用纸张，使用绵纸较多，有写本、抄本和刻本。纳西族东巴经多用棉纸抄写，主要有两种装订形式，一种是在经书的左端用线缝订，另一种是在经书的上端缝订，多数经书为横宽纵短。[③]不同材质的载体和装帧方式使得民族医药古籍版本类型更加多样，更为丰富，也增加了民族医药古籍版本研究的难度。

（四）应包括口传文献

目前，民族医药大致可以分为以下几类：第一，有完整理论体系的民族医

---

①②蔡景峰：《论“民族医学”的界定和民族医药文献的整理》，载《中国民族医药杂志》，1999年第4期，第2页。

③艾合买提：《少数民族文字古籍文献的多样性》，载中国民族图书馆编《民族地区图书馆学研究（四）第十次全国民族地区图书馆学术研讨会论文集》，沈阳：辽宁民族出版社，2008年版，第79～82页。

药，并且有文字的记载和医药典籍的产生，如藏族、彝族、傣族、蒙古族、维吾尔族等；第二，缺乏系统性医药理论，只有零星的医药记载，如苗族、景颇族等；第三，没有文字记载，通过口耳相传的方式流传，到了近现代才得以发掘整理，有了文字记录，以这种形式流传的文献称为民族语言型文献，如哈尼族、独龙族等。[①]民族语言型文献又可称为无文字类文献或口碑载体文献，是指各少数民族通过口耳相传的方式而流传下来的关于认识生命、防病治病等具有医疗价值的各种知识经验，包括整理出版、整理存档和散在民间三种形式。民族语言型文献是民族文字型文献的基础，任何一个民族的古籍都是从口碑载体文献开始的。

口碑文献是民族医药古籍的重要组成部分，以古歌和神话的方式，承载了该民族医药的发展和传播。口碑文献的搜集和整理对于没有本民族文字和文献的少数民族医药十分重要，有助于“寻踪觅迹，探微索隐”，勾勒理论框架的轮廓，从而对该民族医药理论进一步概括、升华。

从现阶段挖掘整理的民族医药口碑文献来看，民间流传的医药知识形式大概有以下几类：民间故事、传说、神话、歌谣、单方验方、诊疗技术、药物的使用经验、日常生活中的卫生保健方法等等。这种口头传播的方式是许多没有文字的民族的医药经验知识能够流传千年的重要方式，但这也正是许多民族医药在传承环节上的缺憾。口传心授这种传播方式无法保证确有实效的医疗经验能完整地保留下来，加上现代化进程的加快，许多少数民族地区生存方式产生了巨大变革，许多传统文化受到前所未有的冲击，因此，对民族医药语言型文献的抢救性整理研究工作迫在眉睫。

（五）概念外延应拓展

汉文民族历史文献中的地理、风物、游记等类别以及地方志记载了大量关于民族医药的内容，但是这些记载分散不成体系。因此，用辑录的整理方式对这些散在的民族医药知识进行分类整理，依照学科类目从众多的综合性汉文文献中分别摘录编辑成学科分明的资料汇编，对民族医药的研究大有裨益。

在其他民族医药古籍文献或非医药类古籍文献中，常会发现具重要价值的内

①罗艳秋，徐士奎：《少数民族医药古籍文献的界定及其特点研究》，载《云南中医学院学报》，2013年第36卷第5期，第59页。

容，为本民族医药古籍文献所不载。例如，德宏的傣医药知识常被记载在佛经和咒语类古籍中，对这类古籍进行发掘研究，经常会发现有价值的傣医药知识。①

综上所述，笔者认为民族医药古籍文献的界定首先应以文献内容是否涉及民族医药为主要依据；其次，用少数民族文字和其他各种文字（含口头语言）记录、刻写和口碑流传的一切有关民族医药知识的文献资料都应属于民族医药文献范畴，民族医药古籍的载体形制多样，包括兽皮、纸张、兽骨、贝叶、人等各种载体；再次，时间下限界定为1949年以前产生的及1949年以后根据古籍原件抄写或复制的文献都应划归民族医药古籍范畴。总体说来，1949年以前形成的传本（称为原生古籍）以及对原生古籍进行注释、疏证的衍生古籍，或是由于原生古籍已佚，后人从其他引用书中逐条钩辑汇编的新生古籍，或是按原文抄录或复制的抄录本或复制本（称为再生古籍）等，或是根据口传资料整理而成的口碑文献，都应该归为民族医药古籍文献的范畴。

基于以上讨论，可将民族医药古籍定义为：1949年以前用文字记载于具有古朴装帧形式和载体形制的，关于各少数民族用于预防、治疗疾病和保健的系统理论或知识经验的文献以及对口耳相传遗留下来的口头资料等进行记录整理的图书。主要包括以下几种形式：（1）1949年以前形成的传本，称为“原生古籍”；（2）对原生古籍进行注释、疏证的古籍，称为“衍生古籍”；（3）由于原生古籍已佚，后人从其他引用书中逐条钩辑汇编的古籍，称为“新生古籍”；（4）按原文抄录或复制的抄录本或复制本，称为“再生古籍”；（5）根据口传整理而成的文献，称为“口碑文献”，这5类均属于民族医药古籍。②只不过他们的版本价值和珍贵程度是不同的，在挖掘整理过程中应注明同一著作不同版本的流传情况。

二、民族医药古籍分类体系的构建

在对民族医药古籍进行整理和研究的过程中，逐渐形成具有民族特色的分类

①徐士奎，罗艳秋：《初论民族医药古文字文献的搜集整理》，载《云南中医学院学报》，2011年第34卷第1期，第17～19页。

②罗艳秋，徐士奎：《少数民族医药古籍文献的界定及其特点研究》，载《云南中医学院学报》，2013年第36卷第5期，第59页。

体系。但由于各民族的文化差异、文字产生的先后以及对医药认识角度不同等因素影响，致使民族医药古籍的分类没有统一的标准，无法从全局掌握各民族医学的发展概貌和学科特点。因此，为了能够全面揭示各民族医药古籍的文化内涵和学科属性，亟需构建统一的民族医药古籍分类体系。

目前尽管已经存在《中国图书馆分类法·医学专业分类表》[①]等国家标准的图书资料分类方法，但这些标准的分类方法都是综合性的，对民族医药文献这种专类文献的分类未形成体系，不利于民族医药古籍的分类管理。笔者对民族医药古籍概念的内涵外延及其传统分类方法进行解析和研究，在此基础上，对民族医药古籍的分类体系提出自己的看法，供民族医药文献工作者及相关人员参考。

（一）民族医药古籍分类的基本框架

分类必须基于民族传统医药认知方式和思维模式所规定的"秩序"，体现其独特的历史文化和传统的知识体系，尊重民族医药文献原有的分类思想。我国文献分类主要依据文献的内容特征来进行逻辑划分和系统排列，民族文献的分类首先也是要判断文献的内容特征，再结合文献的少数民族特性来进行划分和排列，从而形成民族文献类目表。[②]对民族医药古籍进行分类，首先需要全面了解其内容特征和民族特性，并且能够揭示其医药知识体系的内在规律和自身特点。

中国传统医学体系在形成和发展过程中，是以中医药为主体不断吸收少数民族医药理论和经验的过程。同时，各少数民族也逐渐结合本地区、本民族的医药经验，形成了各具特色的民族医学，虽在演进上多有差异，但总体上呈现多元共生的特征。[③]范式是某一学科共同体所一致拥有的哲学信念、核心概念和方

①林美兰：《中国图书馆分类法·医学专业分类表》，北京：北京图书馆出版社，1999年版。

②侯明昌：《中国少数民族文献分类体系构建研究》，载《兰台世界》，2008年第9期，第13页。

③郑进，罗艳秋，龚谨：《关于"中医学"定义的重新思考》，载《中国中医基础医学杂志》，2010年第16卷第4期，第265页；以及《关注民族医药，重新阐释"中医学"》，载《中国中医药报》，2008年11月27日。

法，是学科的本质，是区别不同学科的决定性依据。[①]中国各民族医药的核心观念均强调“天人合一、内外平衡”的天人平衡观，并且“重合轻分”“重用轻体”“重悟轻测”“重道轻技”[②]的基本思想淋漓尽致地体现在各民族医学的哲学理念中。两者均以形象思维为主，以运动、变化、发展的思维模式审视生命、健康和疾病的关系，通过对客观事物进行观察概括而形成知识体系或实践经验，具有整体性、类别性、时间性等特点。可见，各个民族医学虽有各自不同的原创思维模式，但具有相同的学科属性和文化特征，少数民族医药与中医药呈现多元一体局，“大同之中有小异”，属于相同的范式，具备对民族医药古籍分类的共同基础条件。

按照各民族医药的学科属性和文化特征，在相关学者对民族医药古籍分类体系进行类和类的等级划分基础上，综合考察中图法、科图法、古籍普查分类法、中华古籍总目编目规则、《中国中医古籍总目》以及历代学者对医药古籍的分类方法，结合笔者对民族医药古籍实地调查情况，综合分析其内容特征，将相同类目进行合并、上下级类目进行归类后分为上级类目和所属下级类目。笔者将民族医药古籍按照内容的不同划分为11个“一级类目”：医经、医理、诊治、本草、方书、临床各科、养生、医案、医史、综合性医书、兽医。

1. 医经类

医经指中国各民族传统医学在学术发展过程中形成的经典性著作，对该民族医药的发展具有里程碑式的跨时代意义，具有独创性、权威性和不可取代性等特点。

中医古籍分类方面，继公元前1世纪的《七略》将医书归入“方技略”，及《汉书·艺文志》将“方技略”细分为医经、经方、房中、神仙4类之后，历代学者提出了各种各样的分类方法。医经作为中医古籍的一个类目始于《汉书·艺文志·方技略》，将七种有关解剖、生理、病理和治疗原则的基础医学著作，即《黄帝内经》《黄帝外经》《扁鹊内经》《扁鹊外经》《白氏内经》《白氏外经》和《旁篇》等归入医经类。

①王志红：《以范式理论分析中医学的学科特点》，载《云南中医学院学报》，2005年第28卷第1期，第28页。

②白晓芸：《传统人文哲学，中医教育之本：访北京中医药大学教授张其成》，载http://www.zhangqicheng.com/a/meitikuaixun/2010/0520/375.html，2004年2月16日。

民族医药古籍归属医经类必须满足以下条件：第一，揭示生命活动规律、阐释机体功能原理的文献，包括对生理和病理认识性的、解释性的经典著作；第二，对生命活动现象的认识能反映出该民族所特有的认知方法；第三，能够反映出该民族在不断总结诊疗疾病经验过程中所形成的主导观念和核心概念；第四，在历史发展过程中形成了诸多的传本，对这类经典著作进行发挥和研究。例如，《巴腊麻他坦》用土、水、火、风解释人体的生理现象和病理现象，确定了傣医“四塔”理论的基础并贯穿于傣医学术体系的各个方面，因此可归入医经类。

2. 医理类

凡是论述各个少数民族医药中关于生理、病理、解剖、病因病机等基本理论的，在理论体系中起基础性作用，并具有稳定性、根本性、普遍性特点的理论原理的古籍，均可入此类。如傣族医药古籍《桑比打嘎》，主要论述生命的起源，机体的成长、发育过程和人体的基本组织结构等内容，因此可归入医理类。

3. 诊治类

凡是关于诊断和治疗疾病的方法和技术，并且其中涉及具体的操作技能和方法步骤的古籍文献，均可列入此类。此类古籍与临床各科类所涉及的诊疗内容是不同的，诊治类是将诊断、治疗的方法单独罗列，而临床各科类的诊疗内容仅是根据病人具体情况而进行辨别施治的综合性记载中的一个组成部分，其价值更多的不是谈论诊疗方法本身，而是强调病症诊治的思维过程。

诊治类可下设“诊法”和“治法”两个二级类目。而第二级类目又可根据各民族医药所涉及的诊断方法和治疗方法的具体情况作第三级的分类。诊法包括诊法通论、望诊、闻诊、问诊、切诊和其他诊法。其中，望诊主要涉及舌诊、耳诊、尿诊、目诊、甲诊和指诊等；切诊主要涉及脉诊、按诊、摸诊和腹诊等；其他诊法主要包括试验诊断法、探病诊法、数理诊断等方法。“治法”包括治法通论、针灸、推拿、拔罐、食养、食疗和其他治法，其他治法主要涉及熏洗法、涂敷法、放血法、催吐法、药浴法、埋沙法、坐药法、刮痧法、挑治法、挑痔法等方法。

4. 本草类

“本草”之名始见于《汉书·平帝纪》，而《汉书·艺文志》未见著录。少数民族医家著作中对本草类的使用较多，但尚未明确提出本草类目的划分方法。凡属本草典籍及注释、研究的著作，均可归入此类。本类下设“综合本草”“采集、加工、炮制”和“临床应用”3个二级类目。如彝族医药文献《哀牢本草》是根据古彝文医药文献手抄本整理而成的，共收载药物988种，其中植物药701种，动物药244种，矿物药31种，其他12种，翔实记录了这些药物的来源、疗效和分布，故可归入本草类下的“综合本草”。

5．方书类

指专门记载或论述方剂的著作。可以是单纯的处方集，也可以是既有方又有论，对组方原则、药物组成、配伍规律、功效主治、服法禁忌等方面有详细的记载。本类下设通论、内科、妇科、儿科、外科和其他学科6个二级类目，其他学科包括骨伤科、皮肤科、五官科、神经病学与精神病学等内容。

6．临床各科类

凡属临床各科的著作均入此类。临床各科类下设通论、内科、妇科、儿科、外科和其他学科6个二级类目，其他学科包括骨伤科、皮肤科、五官科、神经病学与精神病学等内容。

7．养生类

凡属保养、调养、颐养生命的理论、方法等的著作，皆可列入此类。本类下设通论和各类养生法2个二级类目，各类养生法包括气功、体育锻炼等方法。

8．医案类

医案指医生治病时有关辨症、处方、用药的记录。凡属医案的著作，均入此类。

9．医史类

医史指关于医学起源、形成、发展过程和发展规律的记载。凡属医史的著作，均入此类。此外，丧葬、占卜历算之书以及史诗中关于医药起源发展的内容亦可归入此类。丧葬类古籍记述先民丧葬文化的历史变迁，反映了该民族医药文化的变化发展。例如，《献药正经》为记述彝族丧葬仪式中为亡灵献药的经书，此书虽为祭祀用书，实际上也是一部医药书，反映了该民族对药物的选择和使用情况。可供研究彝族传统医药发展历史参考，故可归入医史类。彝族丧葬文化极其丰富，从纵向来看，反映了彝族医药文化的历史发展脉络，从横向来看，蕴含着大量彝族医药经验和知识。

少数民族的创世史诗和英雄史诗，其中有大量内容是对人类、疾病、药物最早的认识。我国许多民族都有自己的创世史诗，如纳西族的《创世纪》、彝族的

《梅葛》、白族的《开天辟地》、傣族的《布桑盖亚桑盖》等，都有关于人类起源、疾病起因、药物使用的内容。纳西先民在《创世纪》中说："很古的时候，天地混沌未分，东神色神在布置万物。"虽然没有"阴""阳"二字，但在经书中以"东"和"色"表达阴阳观念，是纳西族对自然界万事万物发生发展规律的最初认识，进而指导其对生命现象的解释和疾病的治疗。《创世纪》记录了纳西族对疾病和药物最初的认识过程，可归入医史类。但由于史诗内容包罗万象，故必须对其中关于医史的内容进行辑录，以反映民族医药的发展历史，揭示民族医药古籍的历史价值和医学价值。

古人通过占卜和历算的方式将疾病发生的时令、环境和患者生辰结合起来，进行归纳和分类，目的是将规律性的知识加以记载，以便于以后遇到类似情况可以运用相同的方法进行治疗。如流传于云南省红河州红河县彝族尼苏颇支系的古籍《诺札尼黑然额》，此书记载的占病方法是根据得病时的月、日或年、月、日各种星宿，判断和推算病因，确定采取何种措施，通过祭祀或驱邪以祈求病人康复。以占卜和历算的形式认识疾病发生发展规律，是许多民族医学发展过程中的必经阶段，反映出该民族对生命和疾病认识的发展特点。最早的中医医书分类见于《汉书·艺文志》，将中医医书分为医经、经方、房中、神仙4类。神仙类书籍包含了占卜和历算等内容，为研究中医学术发展史提供了线索。现代一般不把神仙类书籍列入中医医书的范畴，但此类书在汉代十分流行，到了六朝也不衰减。神仙类书籍虽不是主流，但是其为客观的历史存在，应给予相应的历史地位。

10. 综合性医书

此类下设通论、合刻合抄、丛书、汇编类丛书等4类作为二级类目。凡是同一民族医药古籍既有医理，又有方书，或其他类目内容的均可入"通论"。如傣族医药古籍中既有医药内容，又夹杂有咒语内容的可归入此类。两本民族医药古籍刻印或抄写成一书者，可归入"合刻合抄"；两本或两本以上民族医药古籍合为一书，并重新拟定书名者，可入"丛书"；其他类别丛书中有民族医药古籍者，可归入"汇编类丛书"。

11. 兽医类

兽医在我国有悠久的历史和丰富的史料记载。《周礼·天官·冢宰》记载了周代的医事制度，医师主管医药政令，下设食医、疾医、疡医和兽医4科，并记载了治疗兽病的方法："兽医掌疗兽病，疗兽疡。凡疗兽病，灌而行之，以节之，以动其气，观其所发而养之。"少数民族运用药物和外治疗法对患病动物进行诊治同样具有十分悠久的历史。在新疆吐鲁番地区，发现了唐代的《医牛方》。公元8世纪，金城公主之子赤松德赞邀请了今甘肃、内蒙古、云南以及西藏的山南等地区的名兽医进行讲学，并著书立说，合编了《论马宝珠》《医马论》等兽医专著。[①]凡是涉及给动物诊断和治疗疾病的民族古籍，皆可归入此类。

以上类目的设置依据国内权威的《中国中医古籍总目》，但又没有完全照搬其12个大类，如省略了总目中的伤寒金匮、针灸推拿等超出民族医药实际内容的类目，旨在全面系统地反映我国民族医药古籍的全貌。根据民族医药古籍的实际情况，在一级类目"医史"下增设了二级类目"丧葬"类目，突出民族医药古籍中以丧葬内容的记载反映其医药学的发展历史。

（二）民族医药古籍的分类体系

民族医药古籍分类体系在构建以前，应确定各民族医药古籍的总体特征。首先要确定一级类目和二级类目，除了反映分类体系中类与类的等级结构外，还要揭示类的内容结构，对其本质特征进行描述。然后在此基础上，根据各民族医药古籍的具体情况和特殊属性，设置三级类目和四级类目。既把握了民族医药古籍的总体特征，又兼顾了不同民族医药古籍的差别，体现求同存异的原则。例如，中医专业书目中均有"针灸"这一类目，但并非每个民族医药中都使用针灸方法。故用"诊治"作为一级类目，下设"诊法"和"治法"两个二级类目。使用针灸疗法可在二级类目"治法"下设三级类目"针灸"，没有使用此疗法而使用其他治疗方法的，可设置相应的类目作为三级类目。

各民族的医药由于不同的文化背景和生存环境，表现出各具特色、形态各异的诊疗方法。[②]例如，在疾病的诊断方面，西双版纳地区傣医多用"摸诊"，即医生用自己的拇指、中指、五指、手掌或手背来触摸某些病痛部位或脉搏的跳动

①乌兰塔娜，萨仁高娃，巴音木仁：《蒙古兽医与中兽医之间的渊源关系研究》，载《内蒙古农业大学学报》（社会科学版），2008年第10卷第2期，第141～143页。

②徐士奎，罗艳秋：《论民族医药文化学的构建》，载《中华中医药学刊》，2011年第29卷第1期，第103～105页。

以诊察疾病的一种方法；而德宏地区傣医多用“甲诊”，通过按压患者的指甲，观察大拇指指甲的颜色和甲纹的形态、色泽、透明度、血色充盈程度、气血的畅通程度等情况来诊察疾病。[①]根据此特点，傣族医药古籍在三级类目“望诊”下就需设四级类目“甲诊”，在三级类目“其他诊法”下设四级类目“摸诊”。可见，四级类目不固定，要根据各民族的实际情况进行设置。

通过对民族医药古籍内涵与外延的解析，以及其传统分类方法的系统回顾，结合民族医药的学科特点和民族医药古籍文献工作的需要，笔者对民族医药古籍的类别层次进行了归纳和划分。下面列出一级、二级、三级、四级四个层次的分类体系简表，以供研究者参考（见表1–1）。

表1–1　民族医药古籍类目表

<table>
<tr><th>一级类</th><th>二级类</th><th>三级类</th><th>四级类</th></tr>
<tr><td>医经</td><td></td><td></td><td></td></tr>
<tr><td>医理</td><td></td><td></td><td></td></tr>
<tr><td rowspan="5">诊治</td><td rowspan="5">诊法</td><td>诊法通论</td><td></td></tr>
<tr><td>望诊</td><td>舌诊、耳诊、尿诊、目诊、甲诊、指诊等入此</td></tr>
<tr><td>问诊</td><td></td></tr>
<tr><td>切诊</td><td>脉诊、按诊、摸诊、腹诊等入此</td></tr>
<tr><td>其他诊法</td><td>试验诊断法、探病诊法、数理诊断等入此</td></tr>
<tr><td rowspan="6">治法</td><td>治法通论</td><td></td><td></td></tr>
<tr><td>针灸</td><td></td><td></td></tr>
<tr><td>推拿</td><td></td><td></td></tr>
<tr><td>拔罐</td><td></td><td></td></tr>
<tr><td>食养、食疗</td><td></td><td></td></tr>
<tr><td>其他治法</td><td></td><td>熏洗法、涂敷法、放血法、催吐法、药浴法、埋沙法、坐药法、刮痧法、挑治法、挑痔法等入此</td></tr>
</table>

①段国民：《德宏州傣医药发展概况》，载《中国民族医药杂志》，2005年增刊，第28页。

续表

一级类	二级类	三级类	四级类
本草	本草		
	综合本草		
	采集、加工、炮制		
	临床应用		
方书	通论		
	内科		
	妇产科		
	儿科		
	外科		
	其他学科	骨伤科、皮肤科、五官科、神经病学与精神病学等入此	
临床各科	通论		
	内科		
	儿科		
	外科		
	其他学科	骨伤科、皮肤科、五官科、神经病学与精神病学等入此	
养生	通论		
	各类养生法	气功、体育锻炼等入此	
医案			
医史	通论		
	丧葬		
	与疾病相关的占卜、历算		

续表

一级类	二级类	三级类	四级类
综合性医书	通论		
	合刻合抄		
	丛书		
	汇编		
兽医			

总之，在民族医药古籍的分类整理研究过程中，应综合考察各民族医药古籍的内容特点、外部特征以及流传情况，结合不同民族和不同支系在不同历史发展阶段和生存环境的具体特点，将原则性与灵活性、共同性与特殊性恰当地结合起来，构建民族医药古籍的分类体系，以便客观、准确地反映民族医药古籍文献的历史与现状，揭示其学术内涵，为民族医药古籍的挖掘整理、知识重组和知识发现奠定基础，为民族医药学术研究提供最有利的凭证。

三、民族医药古籍总目提要的编纂①

民族医药作为中国传统医药的重要组成部分，具有广阔的研究前景和开发基础。民族医药文献作为记载民族医药知识的载体，在民族医药的现代研究和产业发展中扮演着不可替代的角色。如果脱离文献，民族医药研究将会成为“无根之木，无水之源”，甚至走向偏离民族医药本源的歧路。此外，我国民族医药文献浩如烟海，且收藏分散，要从海量的文献资源中快速筛选出有用的信息是研究者面临的一个难题。通过民族医药文献的书目工作，使之条理化、规范化和系统化，可大大减少研究者检索文献所花费的精力和时间。总目提要的编纂必须符合传统目录学“辨章学术、考镜源流”的原则，在熟悉各民族医药发展历史、理论体系、思维方式、诊疗手段的基础上，准确揭示文献中的思想内容，阐述其学术思想的源流和发展情况，明晰表达文献的历史轨迹，探析民族医药文献研究的特

①徐士奎，罗艳秋：《编纂〈少数民族医药文献总目提要〉的意义及方法》，载《中华医学图书情报杂志》，2014年第1期，第53～54页。

点、趋势和薄弱环节。

民族医药文献总目提要编纂将有助于从文献学、民族医药学等多学科角度综合挖掘民族医药古籍文献的价值，从目录学、历史学等角度综合考虑其资源建设问题，为建立文献资源保障体系奠定基础。根据民族医药文献的产生年代、内容特点和发展源流进行目录组织工作，撰写总目提要，不仅有助于从纵向上梳理该民族医药的发展源流，并且在横向上通过各个类目反映该民族医药的原创思维、知识体系和医学原理，能站在提纲挈领、把握全局的高度，揭示该民族医药的优势和特色。

中篇

傣族医药古籍的调查研究

傣族医药古籍由于存在底数不清、类别不明、内涵不详等问题，致使其内容特征得不到全面揭示。本研究综合应用文献追溯法、目录研究法、关键人物访谈法、综合研究法对傣族医药古籍进行调查和研究。傣族医药古籍的释读和研究需重视傣医学兼有自然科学与社会科学的双重属性，规范傣族医药古籍整理方法，充分挖掘傣族医药古籍的学术内涵和内容特征。古籍价值的揭示与学术研究相结合，古籍整理与田野调查相结合，有助于将历时性研究与共时性研究融为一体，进行纵横结合的学术探讨实践。发挥古籍文献学“继绝存真、传本扬学”的功能，施展民族学、人类学田野调查方法“获取活化石、发现新价值”的作用，针对傣族医药古籍的分布情况、保存现状、载体形制、文字类型和学科分类等方面开展专题性调查与研究，系统回顾傣族医药古籍整理研究存在的共性问题，探索适合傣族医药古籍发展规律的整理方法。

第一章　绪　论

一、研究背景

（一）傣族医药古籍的基本情况

傣族是一个历史悠久且地域分布广阔的跨境民族，在国内主要集中分布于云南省。根据2000年全国人口普查，云南省傣族人口达1142139人，在云南省的127个县、市中都有傣族分布，主要集中在德宏、西双版纳、思茅等地区。[①]其中德宏与西双版纳达623190人，占全省傣族人口的54.56%。1953年至1985年，云南省相继建立了2个傣族自治州和7个傣族自治县，分别为西双版纳傣族自治州、德宏傣族景颇族自治州，孟连傣族拉祜族佤族自治县、景谷傣族彝族自治县、耿马傣族佤族自治县、双江拉祜族佤族布朗族傣族自治县、金平苗族瑶族傣族自治县、新平彝族傣族自治县、元江哈尼族彝族傣族自治县。

傣族有本民族的语言和文字。傣语属汉藏语系壮侗语族壮傣语支，方言以支系划分。居住在西双版纳地区的傣族属傣泐支系，讲傣泐方言；居住在德宏地区的傣族属傣那支系，讲傣那方言；居住在景谷、双江、耿马等地的傣族，因地处傣泐与傣那两个支系的结合部，故通用两种方言。[②]傣族所使用的文字主要包括傣泐文（又称为“西双版纳傣文”）、傣纳文（又称为“德宏傣文”）、傣绷文、金平傣文和新平傣文五种。

傣族医药文献历史悠久，资源丰富，文种多样，有的甚至由两种以上傣文记载。据傣族天文历法书《五腊》记载，大约在公元前202年用巴利文书写的佛经传入西双版纳地区，之后创造出傣泐文字母，形成巴利语梵文与傣泐文混合使用的现象。[③]

①杨永生：《傣族历史文化研究文集》，芒市：德宏民族出版社，2007年版，第1页。

②云南省民族事务委员会编，岩峰主编：《傣族文化大观》，昆明：云南民族出版社，1999年版，第1页。

③李朝斌，关祥祖：《傣族医药学》，昆明：云南民族出版社，1996年版，第6页。

傣族医药受南传上座部佛教影响较大，与彝族医药等阴阳五行医学文化圈的医种、古印度医药有交流，与受藏传佛教影响的藏族医药等具有本质上的区别，是中国传统医药体系不可分割的重要组成部分。[①]鉴于藏族、蒙古族、傣族等民族医药知识体系之间在内涵上具有很强的关联性，且多受佛教思想影响，有学者将这些民族的医学归为“藏蒙傣佛教医药文化圈”，[②]这是有一定道理的。中国传统医学是研究宇宙与生命关系的智慧之学，是各个民族共同的智慧结晶，如果将中国传统医药比拟作一个“大体”，则各民族医药就是该大体下的“小体”。中国传统医药是一体的，而各民族医学则是一体之多元。中国传统医学在传承与发展中始终有一种强大的生命力促进各民族的医药学交融与互补，所以对民族医学研究来说，如果不是建立在一个宏大的历史观基础上，对中国传统医学发展历史的基本脉络有一个清晰的全局性与主线型认识，就不可能对所研究民族的医药有中肯和全面的理解。[③]

傣族医药理论自成一体，以“塔都档细”（即“四塔”，包括风、火、水、土塔）、“夯塔档哈”（即“五蕴”，包括色、识、受、想、行蕴）为核心概念和主导思想，以“雅解理论”“风病论”等为特色。傣族医药古籍不仅是傣族医药传承的载体，更是中华民族乃至世界的重要文化遗产。傣族医药古籍有着悠久的历史，据贝叶经记载，傣族医药迄今已有2500年的历史。傣族医药古籍传播区域非常广泛，在国内与东南亚地区均有流传，国内主要传播区域是德宏、西双版纳和临沧等地区。因此从古籍传播区域角度出发，习惯上将傣族医药古籍划分为西双版纳傣族医药古籍、德宏傣族医药古籍、临沧傣族医药古籍等三种类型。三个地区的傣族医药古籍在载体形制方面是各有侧重的，其中西双版纳地区以贝叶经为主，而德宏、临沧地区则以纸本经为主。

傣族医药古籍发掘整理工作面临以下问题：一是受历史及客观条件等因素制约，傣族医药传承除口传心授外，虽然亦存在多种古籍载体形制，但多刻写在贝叶上或以手抄本形式记载，尚未发现刻印本的存在。二是受地域等客观因素影

①梁峻：《论民族医药：医学类型和表达范式的比较研究》，北京：中医古籍出版社，2011年版，第250页。

②梁峻：《论民族医药：医学类型和表达范式的比较研究》，北京：中医古籍出版社，2011年版，第209页。

③徐士奎，罗艳秋：《彝族医药古籍文献总目提要（汉彝对照）》，昆明：云南科技出版社，2016年版，第89页。

响，各地区傣文在书写体系、发音、内容表达上均存在较大差异，呈现多元化特征。三是傣族医药古籍文献由于文种众多，而且多用老傣文书写和刻写，其内容晦涩，专业性较强，除了有一定学识的老傣医能看懂外，一般人均难以读懂，翻译整理难度非常大。随着老一辈傣医、学者的相继离世，目前能够读懂这些古籍内容的人越来越少，傣族医药传承面临着传承断代的危机。如何将傣族医药古籍所载内容挖掘整理出来，有效传承成为傣族医药研究者必须面对的客观问题。四是由于傣族医药古籍保存分散，其保护和管理未受到应有的重视，古籍酸化和脆化现象严重，导致大量古籍破损和流失。相关傣族医药古籍保存机构缺乏古籍保护与管理意识，对傣族医药文献古籍的档案管理能力相对薄弱，在文献古籍收集、整理、保存、运用等方面均存在诸多问题，优秀的傣族医药知识得不到全面的继承与发扬，部分古籍遭到严重破坏，有的甚至已经不复存在。[①]五是虽然目前在傣族医药史籍经书、传统经方、单验秘方等的收集、翻译、整理和傣医临床、傣药药剂研究等方面做了大量工作，但尚未在“顶层设计”思路指导下开展深入系统的发掘整理研究，对傣族医药古籍全面收集整理工作尚属刚刚起步，有大量后续工作需要更多研究者去挖掘与探索。六是半个世纪以来，共开展过三次全国性的中医药古籍资源调查与建设工作，但均未涉及傣族医药古籍。直到2018年国家中医药管理局启动“中华医藏”项目，傣医古籍才得以纳入其中。傣族医药古籍发掘整理工作明显滞后，专题性目录学研究亦未开展。目录研究工作不仅对傣族医药开发利用非常重要，并且在整个傣族医药文献资源建设工作中亦占有重要地位。该工作能跨越地区和时空的限制，将各地区、各领域的各类型文献所载知识内容及时、准确、系统、完整地传递给读者，具有“辨章学术、考镜源流”的作用。目前学术界尚无傣族医药古籍目录学研究的专著出现，仅可在其他类别傣族古籍编目著作和丛书中见到部分傣族医药古籍文献的相关信息。《中国贝叶经全集》第1～10卷（人民出版社，2006年）收载傣族医药古籍5种，分别为《傣药志》《药典》《傣方药》《档哈雅》和《“四塔”“五蕴”阐释》。《中国云南德宏傣文古籍编目》（云南民族出版社，2002年）收载傣族医药古籍16种，包括《医药·咒语》《傣医用药药典》等。《中国云南孟连傣文古籍编目》（云南民族出版社，2010年）收载傣族医药古籍3种，分别为《抓药开方时段》

①希莎婉：《浅谈傣族医药文献古籍档案管理》，载《中国民族医药杂志》，2008年第2期，第76～78页。

《傣医傣药之一》《傣医傣药之二》。《中国云南耿马傣文古籍编目》（云南民族出版社，2005年）未收载傣族医药古籍信息。《云南省少数民族古籍译丛》收载傣族医药古籍1种，即《档哈雅》（云南民族出版社，1986年）。对傣族医药口传文献进行整理的著作有《西双版纳傣族药物故事》（云南人民出版社，1984年），共收载63个故事，其内容提要收录于《云南民族口传非物质文化遗产总目提要·民间故事卷》上卷中（云南教育出版社，2008年）。七是傣族医药古籍的专题调查与研究工作尚未全面开展。云南省古籍保护中心和云南省少数民族古籍整理出版规划办公室在调查现有傣文古籍资源状况、制定文献资源建设规划、抢救整理出版民族古籍等方面发挥了重要的统筹作用，但尚未将傣族医药类古籍的专题调查和研究纳入重点建设项目，民间还有大量傣族医药古籍没有被普查到，其现有数量和保存情况均没有得到准确的查证和清点。虽然有学者在开展云南省少数民族古籍普查和调研时亦涉及傣族医药古籍，但由于不是针对傣族医药古籍的专题性研究，调查力度十分薄弱，基本不能反映其全貌与现状。

从目前傣族医药古籍文献收藏与整理工作情况看，具有如下特点：一是傣族医药古籍资源丰富，分布地域广阔且收藏分散，研究难度较大。由于缺乏古籍保护与管理意识，古籍的收集、整理、保存、运用等方面工作十分薄弱。二是收藏者呈现多元化，已不局限于文博系统（图书馆、博物馆、文史馆）范围，在民间与缅甸、泰国、越南等周边国家亦有大量傣族医药古籍留存。三是图书馆、档案馆等相关部门存有大量积压傣文古籍尚未经整理编目，傣族医药古籍的内容特征和类别属性等重要信息得不到揭示。

可见，傣族医药古籍研究现状十分堪忧，一直得不到系统、全面地挖掘整理，过去所做的一些零碎工作，缺乏学科规划和顶层设计，脱离行业标准，亟需开展全面系统的调查工作，方能做到心中有数，有的放矢。

（二）傣族医药古籍的研究重点

古籍资源调查是傣族医药继承与发展工作的重要环节，不容忽视。根据《国务院办公厅关于进一步加强古籍保护工作的意见》的要求，从2007年开始，在全国范围内组织开展古籍普查登记工作，有利于了解我国现存古籍保护的现状，加强对古籍的保护和管理。古籍属于不可再生的文化资源，对傣族医药的发展更具有无可替代的学术和实用价值，如果不能妥善保存、及时抢救，必然会最终湮灭。当前，在国家行政部门主导下，组织动员全国有关力量开展傣族医药古籍普查与登记，这对傣族医药古籍资源建设工作来说无疑是一强大助力，应该抓住这一契机，确定傣族医药古籍资源建设工作的长远目标，建立灵活机动的长效机制，充分利用现代相关信息技术与手段，及时掌握傣族医药古籍资源现存状况与发展动态，为傣族医药古籍保护和继承工作做出新的贡献。我们更要充分意识到傣族医药古籍普查与研究是傣族医药文化遗产抢救保护的基础性工作，是古籍开发与利用的前提和保障。对傣族医药古籍调查与研究，亟待开展目录学研究工作，为挖掘其学术价值与医疗价值奠定基础。

1．亟待开展傣族医药古籍的目录学研究工作

从我国各民族医药文献资源建设现状看，民族医药文献总目提要编纂具有重要意义。党的十七大报告提出的“做好文化典籍整理工作”和2008年国家民委、文化部发布的《关于进一步加强少数民族古籍保护工作的实施意见》实施以来，各民族医药文献的搜集整理工作得到了广泛重视和全面开展。国家民委成立了少数民族古籍整理出版规划小组，对各民族古籍文献进行抢救、搜集和整理，出版了一系列少数民族医药文献。1990年，召开了第一届全国民族医药图书情报工作研讨会，党和政府更加重视各少数民族医药文献中所蕴藏的宝贵价值。2007年，国家中医药管理局指出做好民族医药文献发掘整理工作的重要性，并在“十五”期间设立全国民族医药文献整理研究专项，对傣族、彝族、藏族、蒙古族等19个民族的83种文献进行了发掘和整理。2010年，国家中医药管理局公共卫生资金项目“民族医药文献整理及适宜技术筛选推广项目”启动，投入大量人力、物力和财力开展各民族医药古籍文献的整理工作，民族医药文献资源建设取得长足发展。这些工作对各民族医药的发展来说，发挥着积极的促进作用，但从我国整个民族医药工作的整体现状看，古籍整理工作尚处初级阶段。此外，各民族医药古籍在挖掘整理研究方面，尚未构建统一的分类体系及反映各民族医药内容特征的目录学研究成果来指导古籍文献的整理研究。对各民族来说，要想继承与发扬其本民族医药文化，首先必须开展医药古籍文献的普查登记与编目工作，因为该项工作是制约民族医药传承与发展的基础性工作，不容忽视。那么，傣族医药古籍的调查研究应该如何站在全局的、整体的视角进行研究呢？笔者认为主要应从以下方面着手。

首先，应建立行业规范，构建中国少数民族医药古籍分类体系。中国传统医学是由中国各民族医药学共同构成的，虽然各民族医药在历史演进上参差不齐，但总体上呈现出“多元一体”的总体性特征。[①]民族医药古籍文献分类体系的构建必须同时考虑所有民族医药的共性与每个民族医药的个性，既要体现中国民族医药古籍文献之“一体性”，也要突出各民族医药古籍文献的“多元性”。所谓“一体性”，就是要求研究者在开展每个民族的医药古籍文献总目编纂等相关工作时所构建或遵循的分类体系，应该具有普适性和规范性。要做到这一点，必然要对民族医药古籍文献的概念、特点进行界定和归纳。在此基础上，再对传统分类方法进行系统回顾和认真分析，找出存在的问题，使构建的分类体系更具针对性和实用性。

其次，应规范研究方法，构建民族医药文献整理的理论体系与方法体系。自古以来，傣族医药传承者就重视对古籍进行整理，但尚未综合运用文献学、目录学、版本学等学科方法开展系统研究工作。任何学术研究，都离不开对研究对象的理论与技术方法方面的研究。季羡林先生指出：“人类共同创造的有两个文化体系，一个是东方一个是西方，西方就是分析，东方就是综合。分析出理论，综合出技术”。目录学、版本学与校勘学是文献学研究领域非常重要的学科，这三门学科是密不可分且相互依存的，被称之为“治学之门径、科学之指南”。只有从目录学和版本学角度开展各民族医药文献资源建设工作，才能有效挖掘、抢救、整理以及综合开发利用该民族医药文献资源。这就要求研究者在搜集、整理、加工、分析、研究民族医药古籍的过程中，必须开展目录学研究，从源到流，纵横相参地系统梳理，方能执简驭繁，事半功倍，有效地发挥目录学“辨章学术、考镜源流”的作用。将每个民族的医药古籍进行分门别类的研究与管理，不仅便于该民族医药古籍的检索，可做到按图索骥，且利于理清各民族医药学术发展之源流承继和学科发展的演进规律，为该民族医药学术史的研究提供线索和基础材料。通过目录学研究才能了解各医药文献的种类及其基本内容、学术渊源、流传情况、学术地位等，也才能较全面地了解某一学科领域的历史现状和发展趋势。

从以上论述我们应该意识到，开展民族医药研究应重视对古籍的整理研究，

①罗艳秋：《在中华民族发展整体性下的云南民族医药》，载《云南中医学院学报》，2006年第29期，第31页。

集众学科之长，方能从文献学、民族医学等多学科角度综合挖掘各民族医药古籍文献的价值。

2. 应有效发掘傣族医药古籍的自身特色与价值

2014年，国务院副总理刘延东与国医大师座谈时再次明确指出："中医药是我国独特的卫生资源、潜力巨大的经济资源、具有原创优势的科技资源、优秀的文化资源、重要的生态资源。"强调："中医药是优秀的文化资源，弘扬好这一资源，是繁荣中华文化的有力举措"，"要把中医药这一独特的卫生资源发展好，潜力巨大的经济资源利用好，具有原创优势的科技资源挖掘好，优秀的文化资源弘扬好，重要的生态资源保护好"。傣族医药蕴含着与中医药同样重要的"五种资源"特性，而傣族医药古籍就是其重要"承载体"，是中国传统医药不可或缺的组成部分。针对传统医药学术传承等问题，北京中医药大学张其成教授建议组织力量深度研究中医药典籍和历代中医名家思想，挖掘、提炼中医药文化资源的内涵，梳理中医药文化与中华优秀传统文化和时代精神的关系，构建中医药文化治人治国的价值体系。[①]蕴含在傣族医药古籍中宝贵的学术价值和医疗价值，我们应如何发掘?

中国食品药品检定研究院中药民族药检定所所长马双成在《彝族医药古籍文献总目提要（汉彝对照）》一书序言中写道："中医药要想发展，必须制定出符合自己认识规律的尺子，并把这把体现中医学特色与优势的尺子推向世界，这是我对中国各民族医药标准化控制的重新定义。"对傣族医药来说，其自身发展的客观规律与历史渊源到哪里找寻呢?当然要到傣族医药古籍中去寻找。古籍承载着傣族医药发展的过去与未来，对傣族医药古籍开展系统调查研究并编纂总目提要，有助于真实反映傣族医药传承与发展的历史与现状。任何从事傣族医药研究的工作，都必须对历代傣族医药古籍有深入了解，全面掌握傣族医药概貌，方能作到心中有数，循序渐进，才能避免陷入单取独列、偏于一隅的局限。

然而，我们要清醒地认识到，傣族医药与其他民族医药虽然都是中国传统医学这"一体"下的"多元"，但在基本概念、理论基础、思维方式、诊疗特点、习用药物、优势病种等方面却存在较大的差别，这是客观存在的事实。任何研究者绝不能简单地将各种医学的理论张冠李戴、随意组装。如果对傣族医药知识体

①赵维婷：《中医药是优秀的文化资源》，载《中国中医药报》，2014年11月10日第2版。

系中的许多概念和病因病理不能准确理解，随意借用汉医药的名词术语与思维方式来解释傣族医药，将使所表达概念与内涵脱离原文的本义；如果将傣族医药与汉医药某些名词术语混用，将造成傣族医药学术研究的异化。如将傣医“土塔”用中医的脾胃功能来解释并冠以“后天之本”的功能，将“风塔”的功能解释为类似中医气的功能，将“火塔”解释为类似中医先、后天“火”的功能等等，诸如此类的问题都是不容忽视的。

南传上座部佛教对傣族医药古籍文献的形成发展和傣医学术体系的构建具有十分重要的作用，“佛爷”在医药古籍文献解读和传承过程中始终扮演着重要的角色，记录、整理、编纂和传抄傣族医药知识的人员，大部分是出家还俗后具有丰富文化知识的“康朗”。傣医“四塔”“五蕴”理论与佛教“四大”“五蕴”理论一脉相承。随着佛教的传入，用巴利文或梵文书写的典籍传入傣族聚居区，随着文字的传播和推广，许多口传的医药知识得以汇编和整理，形成了医经合一的著作。在此基础上，傣族创造了自己的文字，逐渐形成记载医药知识的专书。佛教传入傣族聚居区，为傣族医药的传承奠定了基础，佛寺成为培养傣族医药人才的学校，为傣族人民学习和普及医药文化知识提供了条件。僧人不仅要在佛寺学习文字，有的还逐步学习天文历法和傣族医药等知识。许多傣医就是经过佛寺教育后还俗的“康朗”，他们既通晓傣文，又能运用傣族医药理论诊治疾病，流传的绝大多数傣族医药古籍是由他们撰写或传抄的。因此，傣族医药古籍中对傣族医药起源、病因病机、疾病诊治、傣药采集加工与炮制等方面的记载，都蕴含着深厚的历史文化底蕴。

傣医学理论自成体系，其医药古籍弥足珍贵，无论是对傣族医药自身学术研究，还是对整个中国传统医药大体系以及中印医学交流史研究来说，都是不可多得的研究对象和素材。中医药理论体系构建，在不同发展时期受到儒、释、道、诸子等思想的影响，其影响深浅和程度虽然在不同时期表现出不同特点，但总体上说中医药受元气本体论、天人相参论、中和思想和道本体论等影响最大，这四论互相融合、渗透，共同构成中医药文化的重要组成部分。[①]同时，由于受佛教的影响，中医药学亦产生了具有佛教特点的符咒祈祷等治疗方法。[②]当佛教

①龚谨：《中傣医文化背景比较》，载《云南中医学院学报》，2005年第3期，第36页。

②白红：《试论佛教对傣、藏、中医药学的影响》，载《中国民族民间医药杂志》，1999年第4期，第192页。

传入傣族聚居区时，傣族医药理论体系尚未完全形成，南传上座部佛教及古印度医学对傣族医药理论形成产生重要影响，对傣医主体理论的形成具有非常直接的作用。同时，傣族医药亦受到彝族医药等影响，发生了交流。正由于傣族医药地处文化交汇带的地缘优势与特色，造就了傣族医药独具特色的医药理论体系。显然，傣族医药与中医药无论是在认知方法上还是在核心概念上都存在较大差别，是不能够互相“套用解释”的。要想有效传承傣族医药知识，必须正本清源，从傣族医药古籍整理入手，从总目提要的编纂入手。通过调查研究傣族医药古籍并编撰总目提要，以知识重组、知识发现的功能服务学术研究为目标，发挥传统目录学“辨章学术、考镜源流”的作用，揭示古籍的内容特征与外部特征，探索傣族医药自身学术发展的渊薮，方能做到正本清源，为傣族医药学术研究提供最有力的参考凭证。

二、研究方法

围绕傣族医药古籍分布现状与整理研究中存在的问题、古籍调查著录与总目提要编纂、文献价值分析与揭示等主要研究内容，本书从傣族医药古籍分布情况、保存现状、载体形制、分类构成等关键问题入手，采用文献追溯法、目录研究法、关键人物访谈法、综合研究法等对傣族医药古籍的分布和内容进行调查和释读。

（一）文献追溯法

针对傣族医药研究的难点，采用文献追溯法，从史实所提供的线索和证据去追溯和考证相关理论的渊源和范畴，梳理傣族医药学术发展的脉络。

傣族医药古籍整理研究方面，系统查阅“云南少数民族古籍译丛”中有关傣族医药的辑本，以及《中国贝叶经全集》《中国云南德宏傣文古籍编目》《中国云南孟连傣文古籍编目》《云南民族口传非物质文化遗产总目提要》《西双版纳傣族药物故事》等书目或译注，收集整理关于傣族医药古籍的信息资料。

在完成目录索引追溯研究基础上，对《傣族历史文化研究文集》《傣族文化论》《西双版纳傣药志》《中华本草·傣药卷》《档哈雅》《傣医四塔五蕴的理论研究》《傣族医药学》《傣医药研究》以及“中国傣医药丛书”等傣学研究专书，傣族医药理论经典译注进行全面系统的研读与分析，追溯与梳理傣族医药古籍发展的源流。此外，对西双版纳州、德宏州、临沧市、元江县等地的地方志、县志、卫生志、植物志、风物志、调查报告等文献材料进行系统查阅，发现关于傣族医药古籍的零星记载，丰富完善相关研究资料。

（二）目录研究法

采用目录学研究方法对傣族医药古籍相关信息调查搜集、分类编目和整理研究，撰写《傣族医药古籍总目提要》，分为调查搜集、分类整理与总目提要编纂3个步骤。

1．调查搜集

在文献研究基础上，通过实地调查和各种检索工具，加强与图书馆、档案馆、少数民族语言文字工作委员会等相关单位的合作，采用问答、问卷、观察、调查等多种手段和方法，全面调查和搜集云南的傣族医药文献。在调查研究基础上，统一著录语言和标准，正确判别、选取、揭示书名项、著者项、版本项等重要内容。

2．分类整理

笔者在参考《中国少数民族古籍总目提要》分类方法和编排体例的基础上，对所调查和搜集的民族医药古籍进行筛选、分类和组织，综合考察其内容特点、外部特征以及流传情况，结合《中国图书馆分类法》《中国少数民族文献目录学》等文献分类的方法和依据，对民族医药古籍的内容作科学划分和归类，建立符合我国民族医药古籍发展规律的分类体系，即“民族医药古籍类目表”。[①]该分类体系重点着眼于民族医药古籍的学术价值与医疗价值，根据内容特征进行分类，能一目了然地反映民族医药的学科特性和发展源流。少数民族医药古籍分类体系构建是进行傣族医药古籍总目编纂首先要解决的难点和重点。

3．编纂提要

根据文献的产生年代、内容特点和发展源流进行目录组织工作，撰写《傣

①徐士奎，罗艳秋：《编纂〈少数民族医药文献总目提要〉的意义及方法》，载《中华医学图书情报杂志》，2014年第1期，第55页。

族医药古籍总目提要》。在对傣族医药古籍系统搜集调查与分类整理基础上，以“辨章学术、考镜源流”为目标，将傣文翻译与傣医释读相结合，在掌握傣族医药发展历史、理论体系、思维方式、诊疗手段的基础上，撰写内容提要，分析其学术价值和医学价值，揭示古籍的内容特征，确保提要能够反映原书的主旨和思想。

（三）关键人物访谈法

傣族医药文献包括文字类文献和口碑文献。口碑文献主要指口传资料，包括某些独特的诊疗技法、家传秘方等以口头方式传承的资料。[①]这类资料只有通过深度访谈和参与观察才能获取完整而系统的信息。

关键人物访谈法是文化人类学研究中比较常用的研究方法，亦是民族医药领域开展田野调查研究经常采用的重要研究方法。访谈对象的选择直接关系到调查研究工作的成败与效果。进入调查现场前，要充分考虑访谈对象的范围，明确访谈对象对研究工作的意义。在傣族医药古籍调查研究中，笔者主要选择德宏州、西双版纳州、普洱市等地的药检人员、教师、医院医生、民间傣医、药工、科研工作者、僧侣、傣学研究人员、傣文翻译人员、图书馆工作人员、文物管理所工作人员等关键人物进行访谈，收集整理傣族医药古籍相关信息资料。除此之外，还深入傣村傣寨对村长、文化站站长、草医、佛爷、知识分子等关键人物进行访谈，收集整理关于傣族医药知识的文献资料和口碑资料。

（四）综合研究法

综合研究法指的是在调查研究傣族医药古籍时，将傣文文献、汉文文献、口碑文献和田野调查相结合，形象直观的实物材料、图片材料、音像材料与文字材料互相补充，各区域资料综合比较，点与面、横向与纵向结合，综合运用的第一手鲜活的调查材料，并消化吸收前人已有研究成果，以兼收并蓄、全面系统为主导思想开展相关研究工作的方法。

①潘秋平：《田野调查法在藏医古籍保护中的运用》，载《西南民族大学学报》（人文社会科学版），2010年第11期，第55页。

三、主要观点

傣族医药知识分散在浩瀚典籍与傣医群体之中，研究难度非常大，其根源就在于傣族医药典籍的流散与口碑资料的匮乏。傣族医药古籍的调查研究与提要编纂只是整个傣族医药系统工程的开端，如何将傣族医药的全貌展现出来并充分挖掘其在临床诊疗方面的特色与优势，尚需开展大量的研究工作。

（一）重视傣族医学的双重属性

要想全面认识各民族传统医药的内在属性和基本规律，首先要对与该民族医药相关的各种文化现象和意识形态有正确的把握，才能把握和辨别其医药知识体系所蕴含的思维方式与行为模式。[①]但目前在各民族医药研究领域普遍存在一种误区，即重视医药的研究，轻视对该民族医药所依托的文化的研究。[②]我们知道，民族医学具有社会科学和自然科学的双重学科属性。各民族的传统医学不仅要研究健康和疾病状态下的人的生物学属性，以分析和解决源于生物因素的健康和疾病问题，还要研究其社会属性，以分析和解决起源于社会文化的健康和疾病问题为主要目的。[③]从这个角度看，民族医学研究既有从科学角度分析其医学的形态特征及其形成根源的必要性，也有必要从文化的角度阐释其在传统文化孕育下的功能和价值。民族医药双重属性的特性导致其长期处于“两栖两不管”的尴尬境遇，卫生部门认为诸如口功疗法、数理诊断法等诊疗方法有太多“文化层面”的成分，其文化属性大于科学属性，且许多从业者没有行医资格证，从医学角度进行研究和管理难度大，稍显勉强。而文化部门则认为民族医药属于医学门类，涉及各种医疗技术手段和丰富的药学知识，其专业性强，与各种表演艺术类文化相比，在研究与管理的理论、方法上有较大差别，如果仅从文化角度研究则

①徐士奎，罗艳秋：《论民族医药文化学的构建》，载《中华中医药学刊》，2011年第1期，第103页。

②徐士奎，罗艳秋：《从产业化角度打造民族医药发展载体》，载《中国民族医药杂志》，2006年第5期，第82～85页。

③徐士奎，罗艳秋：《论民族医药文化学的构建》，载《中华中医药学刊》，2011年第1期，第103页。

会忽略民族医药的医学价值。

基于此特点，各专业人员如果仅从各自学科背景入手，虽然产生了诸多研究成果，但颇有“横看成岭侧成峰”之感，如何整合各方力量，全面挖掘整理傣族医药古籍成为重要工作内容。笔者研究发现，从事傣族医药古籍研究的人群主要分为三类：具有中医学或西医学知识背景的医学人员，药检系统、医药公司、生产企业的药学研究人员以及傣族文化研究人员。这三类研究人员在研究方向上各有侧重、各具特色。傣族医药古籍翻译与阐释是一项复杂的系统工程，对傣族医药解读和传承除需要懂得傣文和汉文外，更需要丰富的临床知识与药学知识。集众学科之长，站在全局的高度，集三类研究人员之长，对傣族医药进行研究，才能挖掘出傣族医药古籍真正的学术内涵与医疗价值。

（二）古籍价值揭示需与学术研究相结合

开展傣族医药研究，就必须对历代傣族医药古籍有深入了解，如果仅对自己所接触或熟悉的问题有所认识，是远远不够的。首要任务就是对傣族医药有中肯而全面的定位，要讲清傣族医药源于何处？讲了什么？有何价值？要讲清傣族医药在整个中国传统医药大体系中的历史地位等系列问题。这些问题的解答都离不开对傣族医药古籍提要的编纂。编写总目提要为古籍整理奠定坚实的基础，但如何能写出“考原书之得失，析内容之精粹”的提要，就要看对古籍内容的释读和价值的揭示是否到位和准确。

傣族医药古籍具有流散民间、收藏分散、历史悠久、方言多、载体多样、保存条件差、修复手段落后、学科建设滞后等特点。大量傣族医药古籍尚未整理编目，各部门与各系统间缺少合作机制，傣族医药古籍研究存在条块分割现象。目前，尚无切合傣族医药自身发展规律、系统完善的文献研究方法来指导傣族医药古籍的提要编纂工作，更没有现成的“套路”可资参考，研究难度非常大。如果仅停留在翻译整理层面，就不能真正发挥古籍的价值。要知道，古籍中的许多名词术语在描述医药实践者观察疾病和运用治疗方法的内心体验时，除字面意思外还有很多深层次的涵义需要挖掘。可以说，傣族特有的文化传统为傣族医学预设出独特的价值取向和发展趋势，在研究工作尚未开展之时就已限定了研究者和实践者的心态结构和研究方式。任何医药理论的产生与传播都有其源流，傣族医药亦如此，其形成和发展除古代医疗实践知识的不断积累外，必然受到古代社会科技与文化诸多因素的影响，从而形成具傣族医药特色的知识体系。研究者选择恰当的方法来挖掘傣族医药古籍，一方面将其中所涉及的哲学层面和认知方法充分反映出来；另一方面将其中的诊疗方法和用药经验筛选出来，完善傣族医药学术体系，这是傣族医药文献整理的主要目标。

从该角度看，研究者应规范傣族医药古籍整理方法，提要编纂工作应充分挖掘傣族医药古籍的学术内涵和内容特征。对傣族医药古籍学术渊源与内涵揭示的力度和深度，是判断提要编纂质量的重要标准。这不仅要广泛收集傣族医药古籍，更应将傣族医药古籍整理研究与学术体系构建纳入同一学术视野，实现有机结合与互动，才能明晰古籍在傣族医药知识传播与研究中的真正价值所在，为傣族医药传承与发展寻找新的突破点和增长点。

四、研究意义

（一）推动傣族医药文献资源体系建设

傣族医药古籍大多分散于民间、少数民族聚居区的科研机构及文博系统，绝大多数是抄本与孤本，很少被其他地区的研究者和医药学工作者了解，限制了傣族医药知识的传播与传承。通过对傣族医药古籍文献的调查研究与书目工作，使这些古代文献条理化、规范化和系统化，并能从海量的文献资源中快速筛选出有用的信息，可以大大减少研究者检索文献所花费的精力和时间。特别是通过编纂《傣族医药古籍总目提要》，揭示傣族医药古籍文献的分布情况、数量、语言文字特点、保存现状、载体形制和分类构成等，有利于全面认识傣族医药古籍文献资源的分布特征和发展趋势，为推动傣族医药文献资源建设体系的发展理清思路。

（二）深入揭示傣族医药古籍的学术价值

要想系统地对古代傣族医药情况进行全面了解，必须借助目录学与文献学方面的知识。目录学是在记录、整理、组织、揭示文献的实践活动中形成的研究方法和手段，对掌握古代文献的概况可以起到提纲挈领、纲举目张的作用。本研究通过对傣族医药古籍文献开展目录组织工作，根据傣族医药古籍文献的特点和社会功能，选择能揭示文献内容的基本要素，诸如版本、卷数、篇目次序、学术思想、内容特点、作者事迹、各个版本的存佚阙、保存情况等基本要素，将傣族医药学术研究融于书目工作之中，揭示傣族医药古籍文献的外部特征和内容特征。可以从中总结出傣族医药学科门类的产生与发展及其各个历史时期学术发展特点，使读者能一目了然地了解傣族医药的发展情况，可以极大地提高文献利用率。通过对古籍文献内容特征的揭示，探讨傣族医药学术的渊薮，成为后人阅读群籍的门径，帮助研究者了解文献的内容梗概，便于读者认识选择文献，了解研究内容的学术渊源。[①]可为傣族医药古籍文献的挖掘整理、知识重组、知识发现等提供基础，以知识发现的功能服务学术研究为目标，为傣族医药的学术研究提供最有力的参考凭证依据。

此外，编纂总目提要需对傣族医药古籍文献的流传、校勘、版本以及内容真伪等进行必要的考订和说明，能够帮助研究者辨别和了解古籍文献的版本特色和内容演变。有利于从文献学、民族医学等多学科角度挖掘傣族医药古籍文献的学术价值和医疗价值，在咨询服务、情报调研服务、专题信息服务中发挥重要的作用。可为研究者和政府部门进行傣族医药文化遗产的保护和研究提供可靠依据和线索，从而促进傣族医药知识的传播与传承。

（三）为傣族医药学科体系发展奠定基础

我国各民族医药发展水平极度不均衡，是否构建民族医药学科体系是衡量民族医药发展水平的重要标志。学科指的是按照学问的性质而划分的门类，由许多彼此相互独立而又密切联系的知识门类构成的知识系统，称为学科体系。[②]但民族医药的学科体系并非是通过文献就能简单获取的，需要对本民族医药文献进一步分析、归纳和综合方能构建起符合本民族思维方式的医药知识体系，揭示该民族对生命和疾病的认知方法。本研究将所搜集傣族医药古籍分为医经、医理、诊治、本草、方书、临床各科、养生、医史、综合性医书、兽医等10大类，为建

①倪晓健：《书目工作概论》，北京：北京师范大学出版社，1991年版，第63页。
②宋明南：《自然辩证法词典》，南京：江苏教育出版社，1988年版，第62页。

立符合傣族思维方式，揭示傣族对生命和疾病的认知方法的学科体系奠定了坚实的基础。

（四）为傣族医药产业发展提供原创资料

曾育麟教授曾提出“从民族药中寻找新药”的研究思路，将民族医药研究推向高潮。傣族医药作为中国传统医药的重要组成部分，具有广阔研究前景和开发基础，世界各国也越来越重视傣族医药中蕴藏的药物开发潜力。傣族医药古籍作为记载医药知识的载体，在傣族医药现代研究和产业发展中扮演着不可替代的角色。“傣肌松”就是根据傣族医药古籍文献记载的“亚乎奴”开发出的一种肌肉松弛剂。如果脱离古籍文献，傣族医药研究将会成为“无根之木，无源之水”，甚至走向偏离傣族医药本源的歧路，这方面的教训应该引起我们的重视。这一道理其实很简单，同一医种的各种用药方法都是在同一个理论体系下指导运用的。如果脱离开文献中所记载的医学原理和用药法则，也就忽视了该民族医学理论的指导作用，临床治疗也就如同隔靴搔痒，无法做到理法方药的丝丝入扣，也就不能达到治疗的最佳效果。

第二章　傣族医药古籍整理研究需注意的问题

虽然，许多医药知识掌握在傣医传承人手中，但构成民族医学学术体系最重要的是拥有典籍。古籍整理与田野调查相结合，有助于将历时性研究和共时性研究融于一体，进行纵横结合的学术探讨实践。这在民族医学继承和发展过程中具有特殊的意义。可以说，古籍是民族医学知识的主要载体，是继承的主要内容。但是，浩如烟海的古籍要想充分利用，其难度之大，令人望洋兴叹。可见，民族医药古籍整理工作是民族医学发展的首要任务。

古籍整理涉及目录、版本、标点、校勘等一系列的学问，担负着“继绝存真，传本扬学”的学术任务，黄永年先生十分强调“守正创新”的重要性，他认为：“古籍整理，是对原有的古籍做种种加工，其目的是使古籍更便于今人以及后人阅读利用，这就是古籍整理的涵义，或者可以说是古籍整理的领域。超越这个领域，如撰写讲述某种古籍的论文，以及撰写对于某种古籍的研究专著，尽管学术价值很高，也不算古籍整理而只能算古籍研究。”可以说，古籍整理是为了更好地继承传统，而将古籍整理与学术研究相结合，则能更好地创新发展。

自孔子删定六经以来，传统文献整理研究（校雠学、小学）成为学者们实现对文献的理解、继承发扬的唯一途径。我国的古籍整理自西汉以来即形成专门之学。历代学者运用古籍整理的方式，学习掌握知识，传承弘扬学术。因此，古籍整理不仅是整理出版古籍的一项工作，主要还是传承学术、延续传统的专门之学和必由之径。目前，民族医药古籍整理研究的方法主要包括：善本影印、标点、校勘、今译、注释、辨伪、辑佚、类书编纂、丛书汇编、史书编纂、文献工具书的编纂、各种专科与专病文献的整理研究、各种学术流派与学术思想文献的整理研究、民族医药文献理论的研究等诸多方面。本部分内容通过系统回顾傣族医药古籍整理研究中存在的共性问题，以期探索一条符合傣族医药古籍发展规律的整理研究方法，提出有针对性的建议和对策，用古籍整理的方法和思路指导傣族医药古籍总目提要的编写工作，使得提要编纂既能体现古籍收录范围的广度，又能反映古籍内容释读的深度。

第一节　傣族医药古籍文献整理研究现状

傣族医药古籍传承着傣族千年延续不断的医学文脉。据傣文古籍记载，傣族医药的历史可以追溯到距今2500年前。总体来说，大体上可以划分为口传心授时期、佛教传入时期、傣医理论形成时期和繁荣发展时期四个阶段。傣族医学的建立与发展是基于民间医术与外来医学相结合基础之上的。傣族医学家根据佛教典籍《清净道论》记载的医学资料整理编成《嘎牙山哈雅》一书，是傣族医学的第一部专著，在此之后产生了大量的医学专著。

第一阶段为口传心授时期，即传说中的史前时期，傣语称为“滇腊萨哈”。“萨哈”意为时代或时期，“滇腊”意为食绿叶或果实，因而根据其含义，某些古籍中又记载为“绿叶时期”或“橄榄时期”。[①]此期是傣族医药知识的原始产生和积累的最初萌芽阶段。《西双版纳国土经济考察报告》根据民间传说和傣文经册将傣族历史划分为三个时期，第一个时期即“橄榄时期”，相当于公元前536年，这个时期的傣族先民处于原始社会的采集狩猎和移栽野菜阶段，是“没有官（主），没有佛寺，没有负担（剥削）”的社会[②]，出现了替人治病的“摩雅”（即医生）。据《罗格牙坦》记载，摩雅常到森林中采集植物的叶花果皮根，遍尝苦涩酸甜咸，以寻找治疗疾病的药物。傣文古籍《桑木底教人们开地种瓜、开田种谷》《菜始祖》等，记载了此时期傣族先民的生活状态。此时期傣族医药的传播为口传心授的方式，尚无文字记载。据傣医历史文献《尼单莫雅》记述，在“橄榄时期”，出现帕雅比萨奴、帕雅迪沙把莫哈阿章、帕纳来、波迪先、腊西达俄、腊西达迭、腊西达菲、腊西达叫等八位傣医，创制了治疗疾病的方药。《档哈雅龙》《罗格牙坦》等傣医文献将这八位医生称为“八大名医”，他们各自都创造了自己的“阿巴”（傣语，意为药物），也称“巴雅”（傣语，意为方剂）、“平岛”（傣语，意为处方），被称为“八大药方”。八大名医的生平难以考证，根据文献推断他们生活的年代尚未产生文字，其经验均以口耳相传的方式流传。

---

①云南省民族事务委员会编，岩峰主编：《傣族文化大观》，昆明：云南民族出版社，1999年版，第14页。

②刘隆：《西双版纳国土经济考察报告》，昆明：云南人民出版社，1990年版，第147页。

第二阶段为佛教传入时期，即“波腊萨哈”时期，又称为“食米时期”，是傣族医药形成和发展的重要时期。此时期南传上座部佛教传入傣族聚居区，记载医药内容的经书亦随着佛教的传入而被带来，为傣文字和医药知识的创制奠定了基础。印度婆罗米字母传入傣族聚居区后，在印度婆罗米字母的基础上创制出傣文，许多口传医药知识得以汇编和整理，如《塞达依玛拉》《帷苏提玛嘎》《摩雅鲁帕雅借帕甘》《嘎雅山哈雅》《巴腊麻他坦》《玛提札》《祖腊本》《麻哈本》等。

第三阶段为傣医理论形成时期，即“弥腊萨哈”时期，是傣族医药理论体系构建的重要阶段。傣族创立了自己的文字，产生了大量的医药专书，如《档哈雅龙》《阿皮踏麻基干比》等，论述傣族对人体生理解剖、组织结构、生长发育、病因病机、药物性味、组方原理、配方组成、加工炮制等方面的认识和见解，奠定了傣族医药发展的理论基础和诊治疾病的主导观念。出家或还俗的“康朗”（傣语，意为傣族知识分子）是传抄傣族医药古籍的主要力量，许多民众也有传抄医书的习惯，形成众多的傣族医药古籍版本，使傣族医药得到长足发展。

第四阶段为繁荣发展时期，1949年以来，党和政府十分重视和支持傣族医药古籍的搜集整理与研究工作。西双版纳州和德宏州卫生局组织开展傣族医药调查及古籍的搜集整理，成立民族医药研究所，多次举办傣医学发展研讨会，开展学术交流，制定傣族医药事业发展战略规划，大力推动傣族医药古籍的发掘、收集、抢救和整理工作。

一、傣族医药古籍的搜集、整理和出版

傣族医药古籍整理工作主要包括古籍的寻访、校勘、注释、辨伪、辑佚、类编和汉译。在翻译、整理、研究傣族医药典籍的过程中，傣族医药科研人员和民间傣医密切配合，对散落在民间或流失国外的傣族医药古籍进行收集，运用文献学、版本学知识，对其进行比较、研究、筛选，把成书年代最早、内容最完全、记载药物最翔实的版本作为底本，用其他版本进行对校，整理出一系列傣族医药著作。从1950年至今共编写或出版了67种傣族医药研究著作（见表2-1）。其中，本草类著作有23种，方书类著作有19种，医理类著作有6种，综合类著作有6种，临床各科类著作有5种，诊治类著作有3种，医史类著作有2种，医经类著作有1种，汇编类著作有1种，兽医类著作有1种。其中，大部分图书是古籍整理的成果。

表2-1　傣族医药研究著作一览表

类别	书名	作者	出版时间（年）	出版单位
本草	西双版纳傣药志（第一集）	中国科学院云南热带植物研究所、中国医学科学院药物研究所云南站、西双版纳州民族医药科研所、西双版纳州药品检验所	1979	内部发行
本草	西双版纳傣药志（第二集）	中国科学院云南热带植物研究所、中国医学科学院药物研究所云南站、西双版纳州民族医药科研所、西双版纳州药品检验所	1980	内部发行
本草	西双版纳傣药志（第三集）	中国科学院云南热带植物研究所、中国医学科学院药物研究所云南站、西双版纳州民族医药科研所、西双版纳州药品检验所	1981	内部发行
本草	中国傣医药彩色图谱	林艳芳、依专、赵应红	2003	云南民族出版社
本草	中华本草·傣药卷	茶旭、詹文涛	2005	上海科学技术出版社
本草	21世纪傣医本科教育规划教材·傣药学	朱成兰、赵应红、马伟光	2007	中国中医药出版社
本草	傣药名录	中国医学科学院药物研究所云南药用植物试验站	1982	内部资料
本草	西双版纳傣药名录	西双版纳民族医药研究所	1984	内部资料
本草	西双版纳傣族自治州中药资源普查与区划	西双版纳州中药资源普查办公室	1987	内部资料
本草	西双版纳傣族自治州中药资源普查纪实	西双版纳州中药资源普查办公室	1987	内部资料
本草	西双版纳傣族自治州中药资源普查专题报告集	西双版纳州中药资源普查办公室	1987	内部资料
本草	西双版纳傣族自治州中药资源名录	西双版纳州中药资源普查办公室	1987	内部资料
本草	德宏民族药名录	李荣兴	1990	德宏民族出版社
本草	德宏中药资源名录	德宏州中药资源普查办公室	1988	内部资料
本草	中药资源普查与区划	德宏州中药资源普查办公室	1988	内部资料

续表

类别	书名	作者	出版时间（年）	出版单位
本草	中药资源普查工作总结报告	德宏州中药资源普查办公室	1988	内部资料
本草	云南德宏自治州中药资源普查重点药材专题报告	德宏州中药资源普查办公室	1988	内部资料
本草	西双版纳药用植物名录	中国医学科学院药用植物资源开发研究所云南分所	1991	云南民族出版社
本草	2006傣医医师资格考试试用教材·傣药学	全国傣医医师资格考试西双版纳考试试点领导小组办公室	2006	内部资料
本草	元江傣族药	云南省玉溪地区药品检验所	1994	元江县卫生局、药检所
本草	云南省中药材标准2005年版·第一册	云南省食品药品监督管理局	2005	云南美术出版社
本草	云南省中药材标准2006年版·第三册	云南省食品药品监督管理局	2008	云南科技出版社
本草	云南省中药材标准2007年版·第五册	云南省食品药品监督管理局	2009	云南科技出版社
方书	西双版纳傣族自治州民间人医中草药单验方集	西双版纳州中药资源普查办公室	1987	内部资料
方书	西双版纳古傣医药验方注释（第一集）	西双版纳州民族药调研办公室	1983	西双版纳州科学技术委员会、西双版纳州卫生局
方书	傣族传统医药方剂	西双版纳州民族医药研究所	1995	云南科技出版社
方书	傣族医药研究（档哈雅龙）	冯德强	2001	民族出版社
方书	思茅傣族传统医药研究——档哈雅龙（二）	蒋振忠、冯德强	2006	四川科学技术出版社
方书	21世纪傣医本科教育规划教材·傣医方剂学	贾克琳、赵应红	2007	中国中医药出版社
方书	西双版纳州民间兽用中草药单验方集	西双版纳州中药资源普查办公室	1987	内部资料
方书	古傣医验方译释	周兆奎、赵世望	1990	云南民族出版社
方书	傣医验方选（西双版纳傣文）	温源凯、梁永安、波玉波、刀群惠、杨静若	1982	云南民族出版社
方书	德宏民族药志（一）	德宏州卫生局药品检验所	1983	内部资料
方书	德宏傣药验方集（一）	李波买、肖波嫩、方茂琴、陈忠国、刘英	1983	德宏民族出版社

续表

类别	书名	作者	出版时间（年）	出版单位
方书	德宏傣药验方集（二）	德宏州卫生局药品检验所、方茂琴	1998	云南民族出版社
方书	德宏傣族医药及其验方调查（一）	李波买、肖波嫩	1982	内部资料
方书	傣医验方（一）	德宏州卫生局药品检验所	1982	内部资料
方书	德宏州中医药及民族医药秘方验方编	德宏州卫生局药品检验所	不详	内部资料
方书	德宏民族药方（傣族景颇族）第一集	德宏州中药资源普查办公室	1988	内部资料
方书	贝叶文库·傣药经方	西双版纳傣族自治州人民政府	2008	云南民族出版社
方书	《中国傣医传统经方》整理研究	西双版纳傣族自治州民族医药研究所、西双版纳傣族自治州傣医医院、云南中医学院、林艳芳、赵应红、岩罕单、张超、段立纲	2013	云南民族出版社
方书	中国傣医单验秘方大全	西双版纳傣族自治州民族医药研究所、西双版纳傣族自治州傣医医院、云南中医学院、林艳芳、赵应红、岩罕单、张超、段立纲	2012	云南民族出版社
汇编	21世纪傣医本科教育规划教材·傣医经典选读	王寅、玉腊波	2007	中国中医药出版社
临床各科	中国傣医药丛书·风病条辨译注	西双版纳州民族医药研究所、西双版纳州傣医医院、林艳芳、玉腊波、依专	2003	云南民族出版社
临床各科	中国傣医药丛书·档哈雅龙	西双版纳州民族医药研究所、西双版纳州傣医医院、林艳芳、玉腊波、依专	2003	云南民族出版社
临床各科	云南省少数民族古籍译丛（第2辑）·档哈雅（汉傣对照）	云南省少数民族古籍整理出版规划办公室	1986	云南民族出版社
临床各科	21世纪傣医本科教育规划教材·傣医临床学	林艳芳、张超、叶建州	2007	中国中医药出版社

续表

类别	书名	作者	出版时间（年）	出版单位
临床各科	2006傣医医师资格考试试用教材·傣医临床医学	全国傣医医师资格考试西双版纳考试试点领导小组办公室编制	2006	内部资料
兽医	兽医常用土药	傣语组	1983	云南民族出版社
医经	嘎牙山哈雅（汉文、西双版纳傣文对照）	林艳芳、刀志达、波玉波、岩落译	1988	云南民族出版社
医理	人为什么会生病	思铭章等	1993	德宏民族出版社
医理	人为什么会生病	克有和等	1991	德宏民族出版社
医理	中国傣医药丛书·傣族医药学基础理论	西双版纳州民族医药研究所、西双版纳州傣医医院、林艳芳、依专、玉腊波	2003	云南民族出版社
医理	云南民族医药丛书·傣医四塔五蕴的理论研究	李朝斌撰写，岩喊翻译	1993	云南民族出版社
医理	21世纪傣医本科教育规划教材·傣医基础理论	张超	2007	中国中医药出版社
医理	傣医药丛书·傣医常用名词术语解释	西双版纳州民族医药研究所、林艳芳、玉腊波、段立钢	2008	云南民族出版社
医史	21世纪傣医本科教育规划教材·傣医药学史	吴永贵	2007	中国中医药出版社
医史	西双版纳傣族药物故事	温源凯	1984	云南民族出版社
诊治	中国傣医药丛书·傣医诊断学	西双版纳州民族医药研究所、西双版纳州傣医医院、林艳芳、依专、玉腊波	2003	云南民族出版社
诊治	傣医经书《嘎比迪沙迪巴尼》译注	云南省西双版纳傣族自治州民族医药研究所、云南省西双版纳傣族自治州傣医医院、玉腊波、林艳芳	2006	云南民族出版社
诊治	21世纪傣医本科教育规划教材·傣医诊断学	杨梅	2007	中国中医药出版社
综合	傣医中专班临床课试用教材	茶旭、李朝斌/西双版纳州卫生局傣医教材编写组	1988	内部资料
综合	中国傣医药丛书·竹楼医述	西双版纳州民族医药研究所、西双版纳州傣医医院、林艳芳、依专、玉腊波	2003	云南民族出版社

续表

类别	书名	作者	出版时间（年）	出版单位
综合	傣族医药学	李朝斌、关祥祖	1996	云南民族出版社
综合	傣医药古籍（诠释）·傣医药研究（中傣文）	杨增明、马志伟、袁玲玲	2012	云南科技出版社
综合	为天下人民都健康	孔庆华	2011	德宏民族出版社
综合	傣医传统方药志	西双版纳州民族医药调研办公室	1985	云南民族出版社

从目前整理出版的研究成果来看，傣族医药古籍整理工作表现出以下特点：其一，以方书和本草类文献为多；其二，医理类文献是研究的核心。

（一）方书和本草类文献

从1950年至今所编写或出版的67种傣族医药研究著作看，本草和方书共有42种，占总数的62.69%。方书类傣族医药文献资源主要来源于傣医在临床使用的单验方和古籍所记载验方和经方的系统整理。总的来说，方书类傣族医药文献的整理研究早于其他类别医药文献。对方书和本草类傣族医药文献的整理，可以见证傣族医药知识从单方到配方、从配方到验方、从验方到经方的发展过程，反映出医疗经验不断升华为理论总结的发展脉络，以及经过反复临床实践验证，去粗取精、去伪存真的傣医理法方药体系形成的过程。

本草和方书类傣族医药文献的整理为研究傣药学和方剂学奠定了基础，确立了后世从本草和方书学科类别逐渐发展为药材学和方剂学两大学科体系的研究方法和系统框架。傣药研究从单一药物功效、主治的研究，逐渐形成规范统一的研究体系，包括药物所属类别、学名、别名、傣文名、拉丁名、来源、生境分布、植物形态、采集时间和部位、炮制方法、性味与入塔、主治功效、用法与用量、临床应用、禁忌、现代研究（包括化学成分、药理作用）等。方剂学研究从单方验方的整理发展到拥有系统的研究体系，包括方剂所属类别、剂型、药物组成、剂量、使用方法、主治功效、方解、临床应用（介绍傣医常见病和多发病的用方规律）和使用注意（包括毒副作用、禁忌证等）等。

西双版纳州卫生局所做的工作具有很好的借鉴意义。其于1979～1981年相继编译出版《西双版纳傣药志》第一集、第二集和第三集，共收集傣药300余种，每个收载品种按中文名、傣文名、傣文音译、意译、拉丁学名、植物形态、药材性状、采集加工、产地分布、功能主治、用法用量、使用情况、药化、药理、鉴别和检定等项顺序编写。1985年出版的《傣医传统方药志》是《西双版纳傣药志》的续篇，包括傣医古验方手稿和常用傣药两个部分，古验方共有111个，收录常用傣药105种，包括60个科，97属的动植物。1983年出版《西双版纳古傣医药验方注释》，1990年出版《古傣医验方译释》，以上四种书对傣族医药古籍的验方进行汇集、分类和整理，所收录古方涉及内妇儿外各科内容，为傣药学和傣医方剂学研究体系的规范和完善奠定了基础。

（二）医理类文献

医经类典籍在民族医药发展、传承中起到不可估量的作用。同一医种的各种诊疗方法都是在同一个理论体系下指导运用的。如果脱离开文献所记载的医学原理和用药法则，也就忽视了该民族医学理论的指导作用，临床治疗也就如同隔靴搔痒，无法做到理法方药的丝丝入扣，也就不能达到治疗的最佳效果。1988年林艳芳等翻译整理的古籍《嘎牙山哈雅》和1993年李朝斌等编写的《傣医四塔五蕴的理论研究》两部著作，开启了傣族医药基础理论的探索和研究。傣医学术体系的构建就是要反映核心概念、基本理论及主要方法的概貌和本质特点，以其特有的“四塔”“五蕴”“雅解”等名词术语表达傣医独特的学术内涵。“四塔五蕴”是傣族医药的核心理论，研究者对《嘎牙山哈雅》《“四塔”“五蕴”阐释》等医经类典籍进行系统整理、深入挖掘，提炼出“四塔五蕴”理论，完善并构建了傣族医药理论体系。《傣医名词术语译释》和“中国傣医药丛书”（共包括5册，分别为《风病条辨译注》《竹楼医述》《档哈雅龙》《傣族医药学基础理论》《傣医诊断学》）等著作对傣族医药古籍记载内容进行分门别类系统梳理，对生命现象、疾病机理与规律、治疗思想、治疗原则和方法、诊断疾病原理和方法等进行阐释，通过明确概念，提炼方法，最终概括升华为理论，极大促进了傣族医药理论体系的构建。

二、傣族医药古籍的数字化研究

傣族医药历史悠久，在发展过程中产生了数量丰富的医药古籍，这些文献信息资源的共建共享十分重要。中国中医科学院中医药信息研究所创建的“中医药在线”收集傣药信息400条，中国医学科学院药用植物研究所云南分所的“西双版纳民族药植物资源数据库”、中国科学院昆明植物研究所的“中国西南民族民间有用植物资源数据库”和云南中医学院的“云南民族药物资源数据库”也收载部分傣药信息。傣医药专题数据库的建设，有云南民族大学创建的“傣药数据库”和云南良方傣药研发技术中心研发的“云南良方傣医药数据库”。但是，从目前所收集的相关信息来看，傣族医药数字化研究主要集中在傣药信息的研究方面，傣族医药古籍的数字化研究还未开展。

傣族医药古籍的数字化建设在文献资源开发利用中占有十分重要的地位，将为高效利用傣族医药古籍提供全面系统的海量数据，打破地区间各自发展的壁垒，有利于抢救和保护这些珍贵的古籍，挖掘其中的医疗价值和学术价值。古籍数字化指的是采用计算机技术对古籍文献进行加工、处理，制成古籍文献书目数据库和古籍全文数据库，用以揭示古籍文献中所蕴含的极其丰富的信息资源，为古籍的开发利用奠定良好的基础。[①]数字化过程包括图像数据的校对、质检，图像文件的管理，纠偏、去污、调色、裁边处理，数据加工、数据录入、提要撰写、古籍标引、数据审核以及数据的发布等。

数字化建设不等同于运用当前科技手段将古籍进行复制和缩微，而是将古籍中浩瀚繁琐的信息转变为可以度量的数字和数据，建立文献协调合作网络。傣族医药古籍数字化建设要有统筹的规划和确定优先保护对象，避免由于盲目数字化导致的重复建设。此外，要保证数据的准确性，筛选出学术价值高、版本精良、存世稀少的古籍作为底本，以普通版本作为校本及他校本，运用版本学和校勘学知识，对数字化的古籍进行校勘。此外，还需加强对缺损严重的傣族医药古籍文献数字化研究，以便更好地保护和利用这些古籍文献。

数字化不仅使阅读和检索极其方便，并且能实现语义关联和知识重组，保存

①潘德利：《中国古籍数字化进程和展望》，载《图书情报工作》，2002年第7期，第117～120页。

和普及傣族医药知识，以知识发现的功能服务傣族医药学术研究。建立傣族医药古籍综合信息数据库和数字化共建共享平台，既保存了古籍的原貌和版本价值，又能挖掘其中医疗价值和实用价值，实现古籍的系统整理、深度加工和研究利用。

第二节　理论类古籍研究需注意的问题

从目前对傣族医药古籍整理研究的各种论著和成果看，傣族医药理论及其学术内涵得到不同程度的阐发，但仍有不足之处：在傣族医药理论研究过程中，许多名词术语所表达的生命状态、病理病机阐释不清；对古籍产生的文化背景缺乏了解；古籍记载许多疾病的名称及所囊括的症状，但尚未得到规范化整理。此外，古籍中记录的药物经翻译后完全不知其所指为何种药物，对傣族医药的传承和发展是个不小的阻碍。如何深入揭示傣医理论的原创思维和医学原理，是傣族医药古籍整理的重要任务。现将存在的问题总结如下。

一、核心概念的阐释尚不深入

任何一门学科都是由概念、定理、学说等要素构成的知识体系。《中国大百科全书·哲学》说："科学是以范畴、定理、定律形式反映现实世界各种现象的本质和运动规律的知识体系。"傣族医学作为一门知识体系，必然涵盖这些要素，反映其对生命和疾病的规律性认识，具有知识性、规律性、实践性等本质特征。要认识傣族医学知识体系的内涵和外延，对核心概念的诠释就起到十分重要的作用。核心概念是傣族医学区别于其他医学学科体系的决定性依据，是傣族医学理论的基石。

傣医理论的核心概念"四塔五蕴"在各种傣族医药古籍中均可见到，然而由于记述零散，文字复杂，外延广泛，涉及理论溯源、文献梳理、医经注疏、专题研究、内涵解析、外延界定、结构特点剖析及其在疾病诊断和治疗过程中的指导作用等众多研究方面，整理难度较大，其中，对许多重要问题的阐释和解析总有言不尽意之感。

（一）“四塔”理论

“四塔”源于南传上座部佛教经典中的“玛哈扎度塔度”（“玛哈”，即大；“扎度”，即四；“塔”或“塔度”，即界、元素、要素、物质、维持、界种、质地等等）。[①]“四塔”包括土、水、火、风，在佛经《维门帝萨巴达嘎他》“观四大”的“四界差别”中，又称“四大种”，即“地大、水大、火大、风大”。傣医应用“四塔”阐释人体的形态、生理、病理、疾病状态以及治疗原则，认为人体由四种基本物质要素构成，分别为风、火、水、土。傣医古籍《嘎比迪沙嫡巴尼》载：“谁要当好医生，首先必须精通‘四塔’，方知病处，才能正确下药。”可见，“四塔”理论的掌握程度是衡量一名傣医是否具备遣方用药基本能力的重要判断标准。那么“四塔”理论是直接脱胎于佛教的“四大”理论，还是在借鉴的基础上加以涵化？“四塔”是用于解释人体解剖生理现象和病理变化的基本理论，其生理功能包括什么？与其相对应的病理变化过程又包括什么？众多傣族医药古籍记载了这一理论，影响较大者有《罗格牙坦》《巴腊麻他坦》《档哈雅龙》等。这些古籍在理论基本概念的表述上是否有差别呢？如果有差别，产生差别的原因又是什么？应以何种古籍的表述为底本？以上问题涉及对不同古籍、不同版本的历史源流、基本内容的比较和梳理，必须借鉴古籍整理的方法才能对这些问题有中肯而全面的解答。

觉音（公元5世纪中叶人）所著的《清净道论》，参考了斯里兰卡当时流传的古代三藏义疏和史书，是综述南传上座部佛教思想最详细、最完整的、最著名的作品。因此，笔者将《清净道论》作为研究“四塔”理论的底本，通过与傣族医药代表性古籍的对比，对“四塔”理论研究存在的问题进行梳理和分析。

“四塔”贯穿于傣族医药理论的各个知识点。据《嘎牙山哈雅》和《“四塔”“五蕴”阐释》等著作记载，“四塔”（土、水、火、风）存在于人体内和宇宙之间，世界万物和人体均依靠这四种物质要素（亦称“四大生机”）的支持，辅助组合而成。在众多的傣医文献中谈道：“没有土，万物难生；没有水，万物可以枯死，人体没有水（体液）生命难以存续；没有火（指阳气、元气、热

①岩峸：《傣医理论中的哲学思想：论四塔和五蕴》，载于伍雄武，韩培根主编：《傣族哲学思想史论集》，北京：民族出版社，1993年版，第97页。

量、能量），万物就无法发育成熟；没有风，万物就不能生长。”

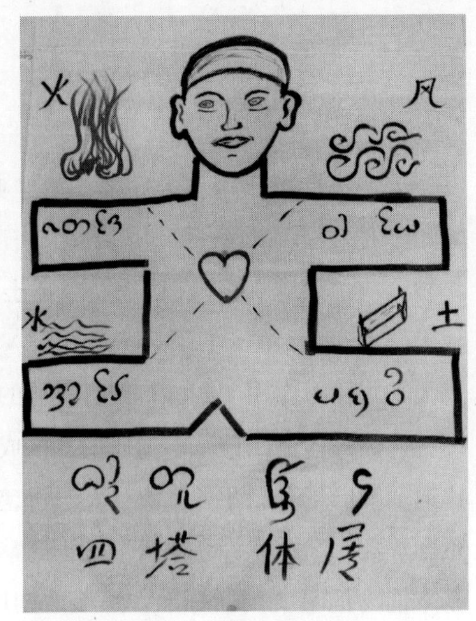

图2-1 “四塔连心”
（拍摄于西双版纳州傣医医院）

人体内的风、火、水、土和自然界的风、火、水、土有着密切的联系。除机体内风、火、水、土相互之间需保持动态平衡关系外，它还必须与自然界的风、火、水、土保持相对的平衡协调关系。如果人体内的某一“塔都”（或风、或火、或水、或土）偏盛偏衰，都会影响“四塔”的共栖平衡关系，机体就会出现异常反应，发生各种疾病。这一理论明确地阐述了人体与天地相应的自然法则，指出人类的生活起居必须遵循和适应不断变化的自然规律，才能抵御自然界风、寒、湿邪的侵袭，保证机体内各种功能的正常发挥，使生命得以生长存续。临床上将此现象称之为“四塔连心”[①]（见图2-1）。

“四塔”理论概括了人体的解剖组织结构和机体脏腑功能特点，从生理学角度分析论述人体生理机能的运动变化规律，从病因病机方面阐述“四塔”失调所致疾病的特点和属性，从诊断方面提出应用“四塔”理论判断、推测各种类型疾病的性质、严重程度、临床表现与转归，从治疗方面根据不同的致病因素，拟定了“雅塔巴龙”（治“四塔”失调所致疾病的总方）和四类不同的“雅塔”（即土塔方、水塔方、火塔方、风塔方），形成了傣医临床各科理论体系的核心。[②]

《五腊》《罗勒》《萨打》《阿皮踏纳萨》等史料把“阿波塔都”（水塔）、“巴他维塔都”（土塔）这两个“塔都”中所含的物质结构用医学代号进行编列，以此来命名机体各部位的名称，诊断疾病所在的脏腑和部位。[③]

①李朝斌：《傣医四塔五蕴的理论研究》，昆明：云南民族出版社，1993年版，第9页。

②李朝斌：《傣医理论体系的核心探寻》，载《中国民族医药杂志》，1995年第1期，第15页。

③李朝斌：《傣医四塔五蕴的理论研究》，昆明：云南民族出版社，1993年版，第14～19页。

表2–2　“啊波塔都”（水塔）涉及的各种物质表[1]

医学代号	巴利语	傣语音译	汉语意译
[illegible]	比当 bi dang	喃咪 nǎn mi	胆水（汁)
[illegible]	星罕 xīng hǎn	喃洒烈 nǎn sǎ lie	黏液
[illegible]	布波 bu bō	喃暖 nán nuǎn	脓水
[illegible]	罗喝当 luo he dang	喃勒 nán lē	血水
[illegible]	西夺 xī duo	喃嘿 nán hēi	汗水
[illegible]	咪夺 mi duo	喃习嗨 nán xi hāi	汗垢 （脂肪溶解物）
[illegible]	阿苏 ā su	喃哒 nán dā	泪水
[illegible]	嘿罗 hēi luō	喃来 nán lai	唾液
[illegible]	腊西嘎 lá xi gǎ	喃央勒 nán yang lé	渗出血清
[illegible]	佤洒 wà sà	喃习木辽 nǎn xi mù liao	清鼻涕
[illegible]	星哈尼 xing ha ni	喃习木混 nán xi mù hún	浓鼻涕
[illegible]	木当 mù dang	喃优 nán yōu	尿液

表2–3　“巴他维塔都”（土塔）涉及的各种物质表[2]

医学代号	巴利语音译	傣语音译	汉语意译
[illegible]	格萨 gei sà	朋贺 péng he	头发
[illegible]	罗麻 luo ma	混摩 hún mó	毫毛（毛囊）

①李朝斌：《傣医四塔五蕴的理论研究》，昆明：云南民族出版社，1993年版，第14～19页。

②李朝斌：《傣医四塔五蕴的理论研究》，昆明：云南民族出版社，1993年版，第14～19页。

续表

医学代号	巴利语音译	傣语音译	汉语意译
ᨠ	拿哈 na ha	列丁列麦 li ding li mei	手足指（趾）甲
ᨥ	档哒 dǎng dā	扣 kóu	牙齿
ᨴ	打佐 dā cuō	喃飘 nán piao	皮肤
ᨯ	蛮桑 man sang	紧 jǐn	肌肉
ᨶ	纳哈陆 na ha lù	赛冷 sai leng	筋、神经、血管
ᨧ	哈提 ha tí	路 lǔ	骨
ᨩ	明牙掌 ming ya zhǎng	路垛火单 lǔ duǒ huò dan	关节
ᨫ	佤刚 wà gang	麻稿 má gào	肾
ᨿ	哈达洋 ha de yáng	贺哉 huo zai	心脏
ᩈ	牙戛喃 ya ga nán	哒 dǎng	肝
ᨧ	格罗麻刚 ge luo ma gang	潘配 pan péi	膈肌
ᨻ	比哈刚 bì ha gang	麻母（办） ma mù	脾
ᩉ	巴巴桑 bā bā sang	耙 bá	肺
ᨾ	昂当 ang dang	赛聋 sai lōng	大肠
ᨴ	昂达滚喃 an dáng gun nan	赛囡 sai nān	小肠
ᩅ	乌达里痒 wu dang li yàng	崩 beng	胃
ᩃ	嘎历桑 ga lì sang	宁 lín	舌头
ᩋ	佤 wà	哈滚暖 ha gùn nuan	虫类等

总的来说，土属物性，有形，代表机体的五脏六腑及组织器官，是“四塔”中最重要的一塔，故称“四塔之本”；水（血）代表机体内的物质储藏；火代表热量（能量）物质的来源；风代表机体的机能活动。[①]《清净道论》载：“地界有坚性的相，住立的味，领受的现起。水界有流动的相，增大的味，摄受的现起。火界有热性的相，遍熟的味，给与柔软的现起。风界有支持的相，转动的味，引发的现起。”“相”指的是特征，“味”指的是作用，“现起”指的是现状。可见，“四塔”的内涵和外延均有严格的规定。在古籍整理研究过程中，哪些古籍可以代表傣医“四塔”理论的原创成就？用何种研究方法才能系统而真实地反映出这种原创成就？底本的确定是研究工作的起点，也决定着最终研究结论是否合理。傣族医药古籍整理应该重视学术规范，从源到流体现“四塔”理论发展演变的完整体系，反映“四塔”理论的发展脉络，囊括“四塔”理论的原创精华，体现现代文献整理的学术特色。

1. 巴他维塔都

“巴他维塔都”为巴利语，傣语称为“塔拎”，意译为“土（地）塔”。《清净道论》中记载的“内地界”就是“四大”（地、水、火、风）中的“地大”。《清净道论》对“内地界”的阐释为：“那内自身坚的，固体的，所执持的，即发、毛、爪、齿、皮、肉、腱、骨、骨髓、心、肝、脾、肺、肾、肋膜、肠间膜、胃中物、粪，或任何其他在内自身的坚的，固体的，所执持的。”

“土（地）塔”坚硬粗触，质地硬黏，以坚为性，构成了人体以及有形的硬性物质，如同黏硬的土地能化生万物一般。《嘎牙山哈雅》指出“土（地）塔”共包括20种组织。分别为：“给纱”（古傣语，现代傣语称“蓬贺”，即头发）共有五百万根，“罗马”（古傣语，现称“昏多”，即毫毛）有九百万根，“列丁”“列么”［古傣语，即手足（趾）甲］共有二十块，“点答”（古傣语，现称“候”，即牙齿）共有三十二颗，“南飘”（古傣语，指皮肤最表层，全身的最表层皮肤集中起来）有麻点大，“满山”（古傣语，现称“境”，即肌肉）共有九百块，“纳腊乎”（古傣语，现称“筛应龙”，即大筋）有七百根，“应囡”（古傣语，即小筋）有七千根，“路”（古傣语，即骨，包括软骨）有三百块，“路龙”（古傣语，含骨髓之骨），“麻叫”（古傣语，即肾脏），“贺栽”（古傣语，即心），“呆”（古傣语，即肝），“潘泊”（古傣语，现

①李朝斌：《傣医四塔五蕴的理论研究》，昆明：云南民族出版社，1993年版，第7页。

称“给罗麻刚”，即腹膜、网膜、膈膜、筋膜），“办”（古傣语，即脾），“棉”（古傣语，即胰腺），“巴巴高”（古傣语，现称“拨”，即肺），“晒龙”（古傣语，即大肠），“晒囡”（古傣语，即小肠），“绷龙”（古傣语，即胃），“烘优”（古傣语，即膀胱），“虎火”（古傣语，即气管）。[①]《清净道论》与《“四塔”“五蕴”阐释》对“土塔”的记述，比较如下（见表2-4）。

表2-4 代表性典籍对“巴他维塔都”的记载比较表

古籍名称	特相	形相	缘起 / 功能	基本内容
清净道论	坚	粗触（固体）	内自身坚的，固体的所执持	发、毛、爪、齿、皮、肉、腱、骨、骨髓、心、肝、脾、肺、肾、肋膜、肠间膜、胃中物、粪
嘎牙山哈雅	未记载	未记载	未记载	头发、毫毛、手足（趾）甲、牙齿、表皮、肌肉、筋、骨、骨髓、肾、心、肝、腹膜、脾、胰腺、肺、大肠、小肠、胃、膀胱、气管
“四塔”“五蕴”阐释	质地硬黏	未记载	生长万物，是构成人体组织器官的物质	头发、体毛、手足（趾）甲、牙齿、表皮、肌肉、筋、骨、骨髓、肾、心、肝、腹膜、脾、胰腺、肺、大肠、小肠、新食物、旧食物、寄生虫

当前，有一些研究著作将“四塔”中“土”的概念等同于中医学“脾土”的概念，将其理解为具有消化食物、吸收转输水谷精微、化生气血、滋养躯体的作用，类似中医“后天之本”脾胃的功能。如果我们认真研读傣族医药古籍对“土（地）塔”内涵外延的阐述，与中医学“脾土”的功能进行比较，就会发现两者有较大差别。《巴腊麻他坦》《罗哈牙坦》等傣族医药古籍提出：“巴他维塔都”包括体内所有的脏腑组织器官，这些脏腑组织器官构成一个整体，这个整体犹如大地，是人体生命的基础。因此将“巴他维塔都”称为“四塔之

①林艳芳等译：《嘎牙山哈雅（汉文、西双版纳傣文对照）》，昆明：云南民族出版社，1988年版，第13页。

本”。佛经《维门帝萨巴达嘎他》[1]载：“地大以坚为性，能载万物。”

“巴他维塔都”的涵义指的是黏硬的土地能化生万物和承载万物，“地大”指的并不是“土”。“土”是不具有承载万物的作用的，但具有提供营养物质的作用。故不能将“巴他维塔都”等同于“土”，翻译时应译为“土（地）塔”。

“土（地）塔”在“四塔”中最重要，是“四塔”之首。“土（地）塔”如失衡，会产生很多病症，包括“土（地）塔”所属的20种体属的病变和“五蕴”的异常。“五蕴”的异常包括五官、手腕、肘关节、肩、膝、踝、髋、前后阴、精神情志、神经感觉等方面。此外，没有“大地”就没有万物生长的环境和人体赖以生存的物质基础，“土（地）塔”失衡会直接影响其他三塔功能的失调，产生诸如排便排尿困难、耳鸣耳聋等症状。那么，“土（地）塔”失衡导致“水塔”失调和“水塔”自身失衡所产生的病症应该如何区别呢？这也是许多研究没有解释清楚的问题。如果仅仅是“水塔”失衡，就只表现为体内液体滋养不足，如口干舌燥、肌肤干燥缺乏光泽、尿少、便秘等症状，以及体内正常液体转化为病理产物脓血、口痰而导致皮肤肿胀、溢流黄水等。如果是由于“土（地）塔”失衡导致“水塔”失调的病症则比上述情况要严重，会出现身体冰冷、僵木，某些肢体甚至全身会失去知觉，或者出现硬结硬块、疼痛、发烧、呕吐、神情紧张、腹痛腹泻、失眠等症状。[2]

可见，对傣医理论的研究必须严格遵照典籍的记载和论述，要忠实原文的含义，否则建构大楼的基石都错了，何以盖大楼？这正是发挥傣族医药古籍正本清源的学术价值所在。

2. 啊波塔都

“啊波塔都”为巴利语，意为“水塔”。《清净道论》对四界中的水界解释为：“那内自身的水，似水的（液体）所执持的，即胆汁、痰、脓、血、汗、脂、泪、膏、唾、涕、关节滑液、尿，或任何其他内自身的水，似水的，所执持的。”

《嘎牙山哈雅》中记载的“水塔”共包括12种物质：“喃咪”（古傣语，即胆汁）、“喃木沙里”（古傣语，即气管、食道黏液）、“习特”（古傣语，

---

①该书名又译为《解说道论》。

②《中国贝叶经全集》编辑委员会编，刀正明、岩香等译：《“四塔”“五蕴”阐释》，载《中国贝叶经全集》（第86卷），北京：人民出版社，2010年版，第354页。

即痰液）、“波波喃木喃飞”（古傣语，现代傣语称“暖”，即脓液）、“罗些当”（古傣语，现代傣语称“难木勒”，即血）、“些朵”（古傣语，现代傣语称“喝”，即汗）、“咪朵”（古傣语，现代傣语称“习海”，即黏汗）、“阿拉”（古傣语，现代傣语称“喃木答”，即泪）、“瓦纱”（古傣语，现代傣语称“喃满了”，即清口水）、“些罗”（古傣语，即黏口水）、“新哈泥嘎”（古傣语，现代傣语称“习摸”，即涕）、“喃木秧勒”（古傣语，指人体内的各种水）、“喃木尤”（古傣语，即尿液）等。[1]以上12种物质均存在体内，若发生病变均可从“水塔”来论治。

表2-5 代表性典籍对“啊波塔都”记载比较表

古籍名称	特相	形相	缘起	内涵
清净道论	黏结	液体	内自身的水，似水的液体所执持	胆汁、痰、脓、血、汗、脂、泪、膏、唾、涕、关节滑液、尿
嘎牙山哈雅	未记载	未记载	未记载	胆汁、痰、脓、血、气管食道黏液、汗、黏汗、泪、清口水、黏口水、涕、人体内的各种水（组织液）、尿液
“四塔”“五蕴”阐释	潮湿	液体	滋润万物	胆汁、睡觉时流出的口水、脓液、血液、汗液、汗垢、泪、汗油渍、唾液、鼻涕、黄水、尿液

3. 爹卓塔都

“爹卓塔都”为巴利语，意为“火”，是人体生命活动的能量和动力。《清净道论》中对“火界”如此论述：“那内自身的火，似火的（热），所执持的，即以它而热，以它而衰老、以它而燃烧，及以它而使食的饮的嚼的尝的得以消化的，或任何其他内自身的火，如火的，所执持的。”

“爹卓塔都”由四种不同的火组成，分别为“几拿腊给”“几拿给”“巴几给”“温哈给”。

“几拿腊给”：指先天禀受于父母的火，即人体正常的体温。这种火不足，可见形寒肢冷、腰膝冷痛等症状。

---

①林艳芳等译：《嘎牙山哈雅（汉文、西双版纳傣文对照）》，昆明：云南民族出版社，1988年版，第12页。

“几拿给”：指维持人体生命活动的火，主管人的生长发育、衰老死亡。此火旺盛人就健康，步履敏捷，精力充沛，年迈而体不衰，精神较佳。反之则可见未老先衰，毛发早白，步履困难，或夭折。

“巴几给”：指促进人体生长发育的火。这种火旺盛，胎儿时期生长迅速，生机勃勃，形体健壮；出世后抵抗力强，疾病少，生长发育迅速，成熟快。[①]反之，则可见生长缓慢，发育不良，迟出牙齿，迟说话，迟走路，反应迟钝，形体瘦小等症。

“温哈给”：指温化水谷，吸收营养物质之火。若此火旺盛，水谷易消化吸收，化生气血而躯体得滋，形体健壮。反之，则可见运化失常，完谷不化，腹痛泄泻，吸收无能而致营养不良，形瘦体弱，气血不足之症。[②]

表2–6　代表性典籍对“爹卓塔都”的记载比较表

古籍名称	特相	形相	缘起	内涵
清净道论	暖热	火态	内自身的火，似火的所执持	因其热，因其衰老、消化食物，以它而燃烧
嘎牙山哈雅	未记载	未记载	未记载	维持正常体温，主管人体生长发育和生命活动，消化水谷促进营养物质的吸收
“四塔”“五蕴”阐释	温暖	火态	促进万物成长	消化和分解食物，人体的生长发育和肢体运动，生命所需热量，使人体衰老步入生命尽头

4．佤约塔都

“佤约塔都”为巴利语，意为“风气”。傣族医药古籍将“风塔”按不同的功能分为六种：“阿托嘎马瓦答”（即“下行风”）、“巫坦嘎马瓦答”（即“上行风”）、“姑沙牙瓦答”（即“腹内风”）、“哥坦沙牙瓦答”（即“腹外风”）、“案嘎满沙里瓦答”（即“肢体循环风”）和“阿沙沙巴牙瓦答”（即“出息入息风”），囊括了人体脏腑组织器官的所有功能。从不同古籍论述

①刁俊峰：《傣医“四塔”“五蕴”理论与中医“五行”“七情”之初步比较》，载《内蒙古中医药》，1992年第3期，第30页。

②林艳芳等译：《嘎牙山哈雅（汉文、西双版纳傣文对照）》，昆明：云南民族出版社，1988年版，第11～12页。

可以看出，傣医将“风塔”的功能形象比喻为一种类似自然界风的功能，如同一种能够推动生命体内各种活动的气流。《“四塔”“五蕴”阐释》对“风塔”是这样描述的：“风塔”的功能有六种，该上行的必须上行，该下行的必须下行，否则会导致气流逆行会产生一系列的病症。[①]

例如，“上行风”表现为体内气流的上行，打喷嚏、打嗝等生理活动。如果体内应该上行的气流受到阻滞，会出现头脑昏蒙胀痛、呕心欲吐等症状。如果主管肢体活动的“肢体循环风”出现异常，则会产生“拢旧”病，《药典》将此病症描述为：“先从脚趾、手指痉挛扩传引起周身肢体关节、肌肉、筋骨、腹部、背部、内脏痉挛剧痛。”[②]根据不同“拢旧”的性质可分为热痉挛、湿痉挛和寒痉挛三种。

傣医理论的每一个概念都有严格的范畴和指向，对其概念的阐释不能泛化和模糊。通过比较《清净道论》《嘎牙山哈雅》《“四塔”“五蕴”阐释》三种古籍对“风塔”的阐释，对“风塔”的理解才能更加深入。

表2-7　代表性典籍对“佤约塔都”的记载比较表

古籍名称	特相	形相	缘起	内涵
清净道论	支持	气态	内自身的风，似风的（气体），所执持的	包括上行风（主呕吐、打嗝），下行风（主排泄大小便），腹外风（主肠外），腹内风（主肠内），肢体循环风（经过静脉网循环于全身肢体及肢体屈伸），入息风（主入内的鼻风），出息风（主入外的鼻风）
嘎牙山哈雅	未记载	未记载	未记载	上行风（喷嚏、咳嗽、眨眼、嗳气、视物），下行风（排泄大小便、孕育胎儿），肢体循环风（自上而下的气），腹内风（各脏器的活动和气味），腹外风（主管人体进行卧、坐、走、说、笑、哭、跳、闹等活动），出息风、入息风（呼吸之气）

①《中国贝叶经全集》编辑委员会编，刀正明、岩香等译：《“四塔”“五蕴”阐释》，载《中国贝叶经全集》（第86卷），北京：人民出版社，2010年版，第350页。

②《中国贝叶经全集》编辑委员会编，刀正明、岩香等译：《药典》，载《中国贝叶经全集》（第32卷），北京：人民出版社，2008年版，第226页。

续表

古籍名称	特相	形相	缘起	内涵
“四塔”“五蕴”阐释	流动	未记载	促使万物成长	分为肚脐以下的“风塔”（排泄大小便），肚脐以上的“风塔”（喷嚏、打嗝），胃部的“风塔”（促使胃肠中的食物正常流动，产生口渴和饥饿感），躯体中部的“风塔”（这种气流流动在人体躯体中部的32个器官中，促使体内热源发出热量，增强机体活力和生长发育），促使人机动灵活的“风塔”（这种气流顺着人体内的筋脉、关节流动，促使人的肢体活动和产中各种表情），呼吸的“风塔”（人的呼吸吐纳活动）

目前学术界对“风塔”功能的阐释还存在泛化和模糊的情况，具体表现为以下三个方面：

（1）“下行风”与“腹内风”的功能混淆

《嘎牙山哈雅》提出“下行风”具有孕育胎儿的功能。《傣医基础理论》认为：“阿托嘎马瓦答”（即“下行风”）是指主管腹部脐以下脏腑和组织器官的功能，促进新陈代谢，孕育生殖发育，调节肠胃及排泄二便等作用的风（气）。[①]但是其他古籍并未记载“阿托嘎马瓦答”具有孕育胎儿的功能。《“四塔”“五蕴”阐释》认为：孕育胎儿的功能应该归属于“呙塌萨呀哇达”（即躯体中部的“风塔”，称为“腹内风”），因为“腹内风”会促进体内的热源发出热量，使人体器官保持一定的温度，增强机体的活力，具有促使细胞组织正常发育，促使人体正常生长的作用。

（2）将“上行风”体内气流上行的功能等同于脐以上脏器的功能

《傣医基础理论》认为：“巫坦嘎马瓦答”（即“上行风”）是指主管脐以上脏腑和组织器官的功能，具有调节人体平衡，受纳食物，促进饮食物的消化吸收等作用，喷嚏、咳嗽、眨眼、嗳气、视物等是上行风机能活动的表现。[②]“巫

①张超：《21世纪傣医本科教育规划教材·傣医基础理论》，北京：中国中医药出版社，2007年版，第33页。

②张超：《21世纪傣医本科教育规划教材·傣医基础理论》，北京：中国中医药出版社，2007年版，第33页。

坦嘎马瓦答”的功能在许多傣族医药文献中均有详细的解释和论述。如果将“上行风”理解为“脐以上脏器的功能”，那么，心和肺是居于脐以上的脏器，“上行风”就包括了“出息风”与“入息风”的共同功能。“出息风”和“入息风”，一指经肺呼出之气，二指经口鼻吸入的空中之气。那么“出息风”“入息风”为何还要单列为其他类型“风塔”的功能呢？且“调节人体平衡”的功能不仅仅是“巫坦嘎马瓦答”的功能，其他五种“风塔”甚至其他三塔也有此作用。

（3）将“风塔”的功能和中医“正气”的功能等同

有的研究认为“佤约塔都”（即“风塔”）的功能相当于中医的“正气”[①]，这是有失偏颇的。傣医运用“风塔”形象地比喻人体生命活动状态和各种生理机能活动，与中医的正气“正气存内，邪不可干”之义是不同的。“正气”是指保证和维持人体完成各种机能活动及祛邪抗病、修复损伤的物质，中医对气功能的认识包括推动激发生理活动、温煦机体组织器官、防御外邪侵扰（此功能才能称为“正气”）、固摄体内液体和脏腑、营养全身组织器官、气化运动维持正常新陈代谢。与中医不同的是，傣医“风塔”没有温煦、防御、固摄和营养的作用，只有推动激发和气化作用，其温煦、营养作用归入“火塔”的功能。不过傣医“风塔”的功能与中医气的功能是相通的，都是维持人体生命活动的推动力。《清净道论》对“佤约塔都”的功能解释为：“那内自身的风，似风的（气体），所执持的，即上行风，下行风，腹外风，腹内风，肢体循环的风，入息，出息，或任何其他内自身的风，似风的，所执持的。”对“风塔”的翻译上在以下方面还存在问题：“姑沙牙瓦答（‘腹内风’）指自上而下的气”，“哥坦沙牙瓦答（‘腹外风’）指各脏器的活动和气味”。[②]然而，“自上而下的气”和“各脏器的活动和气味”囊括了主管“脐以下脏器”的“阿托嘎马瓦答（‘下行风’）”和主管“脐以上脏器”的“巫坦嘎马瓦答（‘上行风’）”的功能，为何还要单列此功能？其各脏器的“气味”又指的是什么？这些在傣族医药研究著作中没有说清楚，需要研究者重视诸如此类的问题，使原有理论不断深化和完善。

---

①李朝斌：《傣医四塔五蕴的理论研究》，昆明：云南民族出版社，1993年版，第9页。

②林艳芳等译：《嘎牙山哈雅（汉文、西双版纳傣文对照）》，昆明：云南民族出版社，1988年版，第11页。

表2-8　“风塔”的基本功能

汉译名	意译名	基本功能
阿托嘎马瓦答	下行风	主管脐以下的脏腑，有压送（输送和排泄）大小便，促进孕育生殖的作用
巫坦嘎马瓦答	上行风	主管脐以上的脏腑，主受纳食物，使人喷嚏、咳嗽、眨眼、视物、呃逆、嗳气
姑沙牙瓦答	腹内风	指胃肠内之气，能自下而上、自上而下的移动，有推动研磨食糜、挤送（输布）营养物质和产生排空、饥饿的作用
哥坦沙牙瓦答	腹外风	此风蕴藏于人体的脏腑之中，在人体内“塔菲”（火）的作用下使机体各脏腑和组织器官的生理机能活动能够正常的运转
案嘎满沙里瓦答	肢体循环风	主管人体的生长、发育活动，能使人站立、坐卧、行走、说话、嬉笑、哭闹、跳跃等机能活动
阿沙沙巴牙瓦答	出息入息风	一是指肺中呼出之气，二指经口鼻吸入的空中之气。由于出息入息风有节奏地进行，供给全身各脏腑生理活动所必需的物质和动力基础

可见，五类“风塔”在功能上均有严格的规定，对其功能的描述必须准确无误，不能都使用“调节人体平衡”等词句，否则会影响傣医理论表达的准确性和临床指导性。

在傣族医药古籍的翻译整理过程中，应使用版本学、文献学的研究方法，对不同版本的古籍进行比较，说明傣族医药文献的载体、版本情况，了解古籍的多层次结构，树立历史唯物主义的观点去客观地对待和评述这些古籍。

（二）“五蕴”理论

“五蕴”一词源于南传上座部佛教的《巴腊玛塔本身经》，称为“班扎夯塔”，“班扎”即“五”，“夯塔”即“蕴”，有储蕴、积聚、堆积的含义。[①]傣医中的“五蕴”指构成人体身心的五种基本要素，包括受蕴、想蕴、行蕴、识蕴、色蕴等。“五蕴”中的受蕴、想蕴、行蕴、识蕴，统称为“心法”，是

①岩峨：《傣医理论中的哲学思想：论“四塔”和“五蕴”》，载于伍雄武，韩培根主编：《傣族哲学思想史论集》，北京：民族出版社，1993年版，第100页。

精神世界的总和；“色蕴”狭义指肉体，广义指一切物质，称为“色法”。

通过《帷苏提玛嘎》《嘎牙山哈雅》等医药古籍的比较，发现傣医对“五蕴”内涵的阐释与佛教对“五蕴”的理解具有同一性。傣医中“形体蕴”（“色蕴”）代表构成人体各种生命现象的物质，包括构成人体形状、外貌、容姿、颜色等28种生命要素。“识蕴”（即“心蕴”）包括21个部属及八识（眼、耳、鼻、舌、身、意、意界、根本识），有高于一切、统领一切的功能，其中根本识又叫第八识，

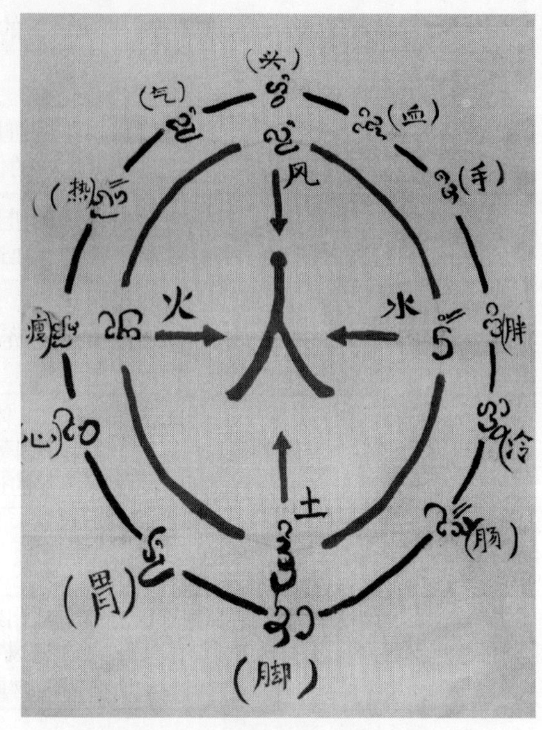

图2-2　“四塔、五蕴”关系

（拍摄于西双版纳州傣医医院）

是一切精神和物质现象的种子。“受觉蕴”（即“受蕴”）所指的“受觉”，是一切有受觉相的总括，包括“喜受”“乐受”“苦受”“忧受”“不苦不乐受”等等，凡一切有受觉行为的均为“受”，又分为“善受”与“不善受”，指人体感知外界的生理机能活动、情绪以及伦理学有关的痛痒、苦乐、忧喜、好恶等感受。“知觉蕴”（即“想蕴”）指意念效应作用，如想象、理性、概念，具有某种“灵感性”等。“组织蕴”（即“行蕴”）指造作生起、聚合、发动、流迁和意志行动等机能活动，包括了机体的32种器官、内脏和其他物质结构。[①]“五蕴”所包含的基本要素见表2-9。

①龚谨：《中医诊断学与傣医诊断学的比较研究》，云南中医学院硕士研究生学位论文，2006年，第29页。

表2-9　“五蕴”所包含的基本要素

名称	内涵	所含内容
色蕴	一切事物的形状、外貌、形影	共28种，包括两大类：（一）“大种色”，即地界、水界、火界、风界4种；（二）“所造色”，有24种，包括眼、耳、鼻、舌、身、色、声、香、味、触（十二处中除去法和意之外的内容）、女根、男根、命根、心所依处、身表、语表，虚空界、色轻快性、色柔软性、色适业性、色积集、色相续、色老性、色无常性（统称八种色性）、段食
受蕴	一切有感觉、感受之意	/
想蕴	一切有意念之意	/
行蕴	一切有动念之意	为“土塔”20体属和“水塔”12体属的总和，包括头发、汗毛、爪、齿、皮肤、肌肉、腱、骨、骨髓、肾、心、肝、脾、隔膜、肺、大肠、小肠、胃、舌、虫类、胆汁、胃中黏液、脓、血、汗水、汗垢（脂肪）、泪、唾液、外伤时渗出的血清、清浓鼻涕、关节滑液、尿
识蕴	一切有意识之意	目（2）、耳（2）、鼻（2）、嘴（1）、手腕（2）、肘关节（2）、肩（2）、膝（2）、踝（2）、髋（2）、前后阴21个器官及眼、耳、鼻、舌、身、意、意界、根本识等八识

“五蕴”包含的89种基本要素在生命形成之前处于非聚合状态，彼此是分离的。当这89种基本要素开始聚合时便能产生生命，且已经规定生命的特质，是“五蕴”已经聚合的状态。“五蕴”理论是傣族医学中的核心概念，作为规定个体生命特性的物质存在，是生命功能状态的重要物质基础。那么，如何将“五蕴”理论应用于临床指导诊治实践活动呢？

如能讲清楚“四塔”和“五蕴”的关系，这个问题就能迎刃而解。“四塔”是世界上一切生命的要素，“五蕴”是人体生命的物质次序和形态结构的要素。可以说，“四塔”是“五蕴”的基础，“五蕴”在“四塔”的基础上才能发挥作用。“四塔”和“五蕴”均是支持人体生命活动的物质要素，与人体生命相始终。在佛教中，“五蕴”用于说明人内外环境的虚妄（称为“无我”），“四大”用于说明整个世界都是虚妄（称为“无常”），与傣医“四塔”“五蕴”理论在医学上的理解和运用有一定的差别。

傣医在阐释“五蕴”与“四塔”的关系时表述为“生于种、现于种、种于种”的关系。以此说明“五蕴”聚合后产生生命，生命产生之后，“四塔”作为人体生命的“种”需随着自然界的“四塔”变化而变化，不断得以壮大和增长。与此同时，“五蕴”也能得到壮大和增长。傣医将“五蕴”运用于诊疗疾病，主要是立足于将“五蕴”作为构成生命要素的物质实体这一基础上。总的来说，傣医在对疾病认识过程中，以“五蕴”说明“四塔”所代表的元素在人体有的地方聚集的多些，有的地方聚集的少些，违反常规的聚集状态就是不合，就会产生疾病。

二、文化背景的解读不够全面

各民族对疾病的治疗各有千秋的原因在于各民族对疾病的认识和理解有区别。各个民族生活在一个由自然环境和社会环境形成的组合体（称为生存生境）中，人们为换取自身的生存延续和发展，向这个组合环境索取生存物质、寻找精神寄托时，往往由于外部因素或内部因素造成了疾患。要生存，就必须在这个组合环境中发展出一套自成体系的医药理论。在疾病的发生和治疗过程中，医学理论体系成为工具，患者成为加工的对象，加工者则是医生。加工者和被加工者都是在他们生存生境下形成的文化机制内理解和寻找疾病的原因及治疗方式。

在探讨傣医学学科发生发展的历史进程中，势必要结合其所赖以生存的文化环境来理解。傣医学所处的自然环境和文化环境，有特定的研究对象和追求目标，不同于其他民族的社会、文化和意识形态，不可避免地对研究对象产生不同的价值判断。价值判断是医药理论体系和经验形成的核心因素，而文化是价值判断的依据和取向。[①]特有的文化传统为傣医学预设了价值取向和发展趋势，并限定了傣医实践者和研究者的心态结构及研究方式。用什么样的方法来整理医学知识，秉持的观念和运用方法不仅涉及社会层面、文化层面，还有哲学层面，是各民族医药形成各自优势和特色的决定因素。例如，通过对《黄帝内经》《伤寒论》等古籍的整理研究，得出中医理论体系的主要特点是“整体观念、辨证论治”，哲学基础是精气学说、阴阳学说和五行学说。相比之下，傣医学尚未系统

①徐士奎，罗艳秋：《论民族医药文化学的构建》，载《中华中医药学刊》，2011年第1期，第103页。

总结傣医理论及形成这些理论的文化背景、知识基础和方法学基础（包括认识论和方法论），尚缺乏以“经典引申式”这种学术贯通研究方法把握傣医的学术体系框架和思维方式。

正是由于对傣族医药的核心概念及其认知方法等缺乏深入研究，对其赖以生存的环境缺乏了解，导致某些方面研究的不深入，从大文献观的视域开展傣族医药古籍整理研究是解决问题的有效途径。与傣医理论研究结合起来，从大量傣医古代的具体文献的中，揭示其所表达的医学观念和认知方式。

第三节　临床类古籍研究需注意的问题

古籍是沟通古今学术发展的桥梁，傣族医药古籍承载傣族医药学术的发展和传承，并反映特定时期、特定区域医学理论和药物使用的发展特点以及特定社会历史背景所赋予的文化特征。傣族医药古籍不仅具有学术资料价值和历史文物价值，还具有重要的临床价值。如果傣族医药古籍整理工作做得好，对临床的指导价值是相得益彰的。

在傣族医药古籍发展过程中，始终未出现“医案”的形式。医案在医学传承中具有十分重要的地位，是理、法、方、药一线贯通的具体表现形式。据《周礼·天官》记载，自周代开始，中医就有类似后世医案的记载。至明、清两代，汇编、合编、合刊、专科、专题等各种形式的个人医案大量涌现。医案的出现，使传统医案的理法方药和辨证论治技术得到更加系统的整理。傣医在著书立作时通常不提及自己的姓名，认为世界上最伟大最聪明的是佛祖萨版尤召，世间功绩都应归功于他，所以，不论是文学著作、哲学著作和医学著作，都不署作者的名字，署了就是大逆不道。①这就加大了临床诊疗思维和技术提炼整理的难度，在傣族医药古籍临床方面知识的整理上难免有所偏颇。突出表现在以下方面：

一、重视药物研究而忽略诊疗对象主观感受的记录和整理

傣族医药典籍最大的特点在于对患者疾病状态下的心理、身体不适的主观体

①温源凯：《浅谈西双版纳的傣医傣药》，载《云南中医杂志》，1983年第2期，第39页。

验，包括自然环境、社会环境所造成的个体不适应所表现出的自我感觉等方面的记载十分翔实。傣医学的诊治思维和方法也是以患者的主观体验和自我感觉为落脚点。傣族医药典籍《傣方药》对诊疗对象主观感受和治疗过程记载道："沙力坝发热，肌肤热，肠胃热，心火热，心胸烦闷。取决明、拔毒散、蟋蟀草、山玉兰、洗碗叶根、槟榔根、旱莲草、黑甘蔗根等量泡服。"①除了症状的详细描述外，同时罗列出对症治疗的药物，以便临床医生遇到同类情况时能够有效地选药配方。这种以患者为中心的医学思想贯穿于傣族医药典籍的始终，体现傣医对患者生命质量的重视。但许多研究者往往重视的是药物本身的考证研究，忽略了对诊疗对象主观感受的提炼和整理。

随着社会经济的发展和人民生活水平的提高，现代医学日益重视患者的生命质量，并将生命质量的概念引入医学领域加以研究和推广，提出循证医学的模式，改变以往仅重视实验室指标和影像学资料，忽视患者主观感受的惯性思维以及过分强调客观的理化指标与疾病治疗间的关系。每个生命个体禀赋的形成与生存环境密切相关，各种实验室的理化指标和影像资料只能代表当时取样状态下的生命体征，而忽视了生命是动态的，与时空变化息息相关，表现为"天人合一"这一根本特征。1993年，WHO生命质量评估组将"生命质量"定义为个体在不同文化背景和价值体系下，与个体目标、期望、标准及所关心的事物有关的生存状况体验。②该定义是建立在WHO健康定义的基础上，强调生命质量是依从于每一个个体独特的生活体验，具有鲜明的个体主观特性。随着时代的变迁，个体对生活的目标和满意度会发生改变或不断修正；在不同的种族和文化群体中，生命质量的内涵是不同的。③

①《中国贝叶经全集》编辑委员会编，刀正明、岩香等译：《傣方药》，载《中国贝叶经全集》（第86卷），昆明：云南人民出版社，2010年版，第102页。

②王吉耀：《循证医学与临床实践》，北京：科学出版社，2012年版，第211页。

③吴真芳：《生命质量及其临床研究进展》，载《现代预防医学》，2001年第1期总第31卷，第88～90页。

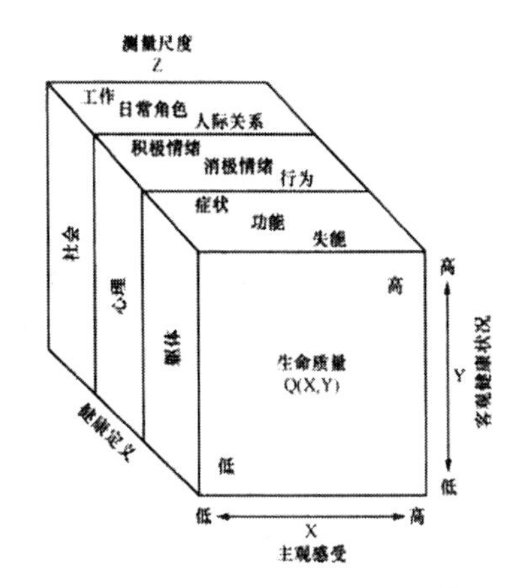

图2-3 生命质量评价示意图①

注：X轴代表健康状态中的主观感受；Y轴为客观健康状况；Z轴是生命质量评价中的不同内容。

从生命质量评价示意图（见图2-3）可以看出，对生命质量的评价包括了社会、心理、躯体三个层次，分别从工作、日常角色、人际关系、积极情绪、消极情绪、行为、症状、功能、失能等九个方面对患者的主观感受和客观的健康状况加以描述和评价，体现了患者对自我不适的主观体验和与之相关的治疗方案是否能满足患者的期望。对于许多非致命的疾病和慢性疾病来说，也许不治疗并不能导致死亡，但是疾病本身给患者带来的躯体和精神上的痛苦也是极其突出的问题。研究者应用流行病学的“伤残调整生命年”（Disease-Adjusted Life Years，DALY）对这些疾病所造成的损失加以计算，其结果是惊人的，与我们预期猜想的结果是完全相反的。例如，在中国（1990～1994年）由类风湿关节炎所造成的年DALY损失为2140000生命年，占总疾病DALY的1.05%（一般认为，>1%为危害严重疾病），其中伤残所致的就占96.81%～99.42%。②可以说，循证医学以患者的主观体验为终点指标来评价治疗的效果，治疗方法是否得当成为临床决策的最佳证据。

①王吉耀：《循证医学与临床实践》，北京：科学出版社，2012年版，第214页。

②王吉耀：《循证医学与临床实践》，北京：科学出版社，2012年版。又可参见费立鹏，Henderson G，Higginbothamn：《医学社会科学的临床应用：医学社会科学在临床科研的设计和评价中的使用》，上海临床流行病中心，1997年，第210页。

傣族医药古籍十分注重记述患者的主观体验、自我感觉，对这种强调患者生命质量的诊疗思维方法加以挖掘和总结，是傣族医药古籍整理研究的重要方向之一。另外，研究者应充分运用流行病学、循证医学等研究方法对傣族医药古籍有关生命质量的记载加以阐释和研究，使传统的诊疗方法得到最新、最有力的科学研究，为临床医疗决策提供客观、规范、科学的研究证据。

二、对疾病命名和分类没有统一的标准

傣族医学的发展是从认识各种疾病现象开始的，对疾病的命名和分类的方法反映了傣医对人体病理变化特点的认知方式和诊治疾病的思维过程。傣医对疾病的认识是先从症状描述开始的，早期傣族医药古籍惯用“一组症状描述+所对应的治疗方法”的体例格式，发展到后期才出现疾病名称。傣医通过对症状群规律的总结和各种症状发生发展的共性认识，总结出许多疾病名称，推动傣医规范化发展的步伐。然而，傣族医药古籍对疾病的命名和分类尚无统一的标准，许多病名在临床表现有不少近似和类同者，但各书记述却不尽相同。病名种类繁多，有的沿用至今，许多傣医仍在使用；有的疾病名称虽然经历不断扬弃和发展，在古籍中得以保存下来，但临床已很难发现其踪影；有的病名随着时代进步和认识不断深化，其内涵外延得以不断拓展和延伸。

（一）亟待开展疾病名称规范化研究

笔者通过对傣族医药古籍中病名进行归类整理，总结出傣医对疾病的命名规律。包括以下几种类型：以症状群进行命名；以“病因+症状”进行命名；以“病因+病位+症状”进行命名；以“某一特定病因引起的一组症状群”进行命名；以“药方的功效”进行命名；以“治疗方法”进行命名；以“症状+治疗方法”进行命名；以“症状+预后”进行命名；以“病名+症状+病程”进行命名；以“病因+症状+病名”进行命名；以“年龄特征+症状”进行命名等，共11种类型。

此外，傣医对疾病的分类主要通过对“四塔”功能盛衰和“风病”特征辨识进行分类。《傣医四塔五蕴的理论研究》《傣族医药学》等著作将疾病分为“四

塔”的不足和过盛等八大类，并说明分类依据和文献来源；《风病条辨译注》将风病归为14类，并对每类风病的特点、病因病机和治疗方法进行了说明；《傣医临床学》将疾病分为内、妇、儿、外、杂风病证五大类，涵盖四塔病证分类、五蕴病证分类、脏腑病证分类和杂风病证分类的具体方法，但在其著作中对其分类的依据无相关的古籍文献记载和历史发展脉络介绍。然而，有的著作中使用“症”，有的使用“证”，“症”与“证”相互混用。但事实上，“症”和“证”在内涵外延上是有较大差别的。“症”指的是症状，“证”指的是机体某一时间点全身机能的整体反应状态，在临床实践过程中应该如何正确使用是研究者较易忽略的问题。

医学是一门科学，有严格的规定性和系统性，对疾病分类方法的概念界定和发展演变过程研究是十分重要的。特别是傣医将年龄、肤色、血色、季节等因素引入到对疾病的认识体系中，是傣医认识疾病的一大特色。如何将傣医对疾病发生、发展、转归、预后等认知规律和特色进行系统整理，探索其沿革，阐明其概念，寻找切实可行的分类方法，剖析疾病的演化规律并通过临床实践的验证，对疾病名称开展规范化研究，以客观反映傣医对疾病的认识经验，是亟待研究的内容。

（二）杜绝疾病分类的泛化和含混

“以风论病”“以病论风”是傣族医学的特色。[①]傣医对风病的治疗不仅仅是经验积累，而是已经通过理论总结，形成独具特色的傣医风病理论，具有广泛的临床指导价值。“风”在各种汉译著作中常音译为“龙”，或是“拢”或“聋”。傣医对疾病的认识和归类大都使用“龙”进行命名。《风病条辨译注》一书收载200多种风病；《药典》对疾病进行分类时均以“拢”来命名，如“拢旧”“拢蒙龙”“拢阿麻巴”“拢沙巴”“拢旧借腰”“拢兵沙龙”“拢山”“拢麻想乎”“拢沙力坝”等。这种现象在傣族医药古籍中比较普遍，一方面，反映傣医对“风塔”所代表的机体机能活动理解和认识的重视，反映疾病与机体“风塔”功能异常的关系；另一方面，这些以“风”命名的疾病遍及临床

①林艳芳：《傣族医药学基础理论》，昆明：云南民族出版社，2003年版，第102页。

各科，几乎包罗万象，从侧面反映出目前傣医对疾病的认识和整理还比较笼统，有待加强傣医病名诊断在提高临床诊疗质量中的作用。凡是涉及“风”类疾病的名称、临床表现、治疗方法的文献，应进行系统发掘和分类整理，梳理各种“风病”的主要临床表现与特征，并与同类疾病进行鉴别和辨析。研究者和医者应以客观的、实事求是的态度，界定各种“风病”的内涵和外延，运用文献追溯法，使其理论可追溯，病因病机可确定完善各种“风病”的定义。

《汉语大字典》中将“风”解释为空气流动的现象。[①]傣医以空气流动的现象比喻人体脏腑机能的活动状态。傣医认为“风”即体内的风，有支持性、转动性和资助性，似风的流动、吹动作用。人体内有六种风（亦称为“六种体属”），都有转动的特性，以此促进机体的各种功能活动。[②]主管食物的受纳、水谷的消化吸收、代谢产物的排泄、生长发育、传导与反射等脏腑组织器官的所有功能。

《嘎牙山哈雅》提出，“塔拢”（风）在生理上泛指脏腑的功能活动状态，是生命活动的具体表现。在病理上，凡因内因或外因导致上述功能异常皆可按“风病”论治。傣医针对“风”不足和过盛两大类临床常见的病症，创立“风塔”不足方和“风塔”过盛方。导致“风塔”功能减退而引发的一系列病症归为“风塔不足”范畴，导致“风塔”失调所引发的气血壅塞、逆乱、热毒蓄积等病症归为“风塔过盛”范畴。机体感受病邪后发生具有以上特征的疾病均可归于“塔拢”（风）的病变，称为“帕雅拢”（风病）。“风塔”失调会导致其他三塔功能的失调，往往夹杂其他三塔“火、水、土”致病，有的是三塔混合致病，有的是两塔致病。

然而，有的研究者使用中医对“六淫”中的“风”来照搬照套傣医对“风病”的认识，那是一件十分荒谬的事情。中医将外界致病因素概括为风、寒、暑、湿、燥、火等“六气”，傣医对“风”的认识不同于中医外感邪气的“风邪”，也不完全等同于中医对“气”的理解和认识，而是源于南传上座部佛教对“四大”的认识。中医认为“风”为“六淫”之一，属阳邪，为外感疾病的先导，并常与其他病邪结合而致病，善行而数变。《素问·风论》：“故风者，百

①汉语大字典编辑委员会：《汉语大字典》，成都：四川辞书出版社，1993年版，第1862页。

②关祥祖：《傣族医药学》，昆明：云南民族出版社，1996年版，第11页。

病之长也，至其变化，乃为他病也，无常方，然致有风气也。”《正子通·风部》：“风，四肢偏枯曰风。”《素问·至真要大论》：“诸暴强直，皆属于风”。用于形容病势急骤、多变的证候，如中风、肠风、痛风等。

中医学运用阴阳五行哲学思想，进行逻辑类比推理分析归纳，建立了以风、寒、暑、湿、燥、火为致病外因的六气病因说。如唐代御医张文仲善治风病，武则天令其撰《疗风气诸方》；宋代太医局分医学为九科，其中便有独立于大方脉之外的风科；元代所分医学十三科，亦有独立的风科。风病风症是临床常见病、多发病。外风病常有恶风、发热、汗出、肿、痛、痒、痹等症状；风邪为百病之长，常与它邪结合为患，如风寒、风热、风暑、风湿、风燥等，则多以风名病。而湿、热、火、燥、寒之邪在致病过程中能够化生风症；脏腑气血功能失调，也能产生风症，诸如眩晕、昏厥、目珠上视、抽搐、震颤、麻木、口眼歪斜、半身不遂等，乃内风常见之症候。①

傣医对风病的认识与理解与中医相比，既有相同处又有自己的特色。“风塔”不足或“风塔”过盛所致病症的病因包括以下方面：一是季节、气候；二是环境变化；三是饮食不节（洁）；四是过度劳欲，起居失常。

以上因素引起机体内四大物质（土、水、火、风）相互关系失调，致使机体适应自然环境气候变化的能力降低，形成以“风塔”过盛为特征的一系列症候群。“风塔”过盛引起的症候群详见下表。

①朱祥麟：《论内经风病学》，香港：天马图书有限公司，2001年版，第3～4页。

表2-10 “风塔”过盛引起的症候群统计表

证候名称	类别	数量	症候群特征
“帕雅拢皇”热风证	“拢砂烈坝”	120种	高热性疾病所致的惊厥、抽搐、高热、神志昏迷、谵语忽视、摸空、牙关紧闭、颈项强直、角弓反张、直视、不省人事、周身发热、皮肤发烫、坐卧不安、不自由地弄手弄脚、全身出汗、周身酸软乏力、两目上翻、痴呆不语、全身僵硬、冰冷、麻木疼痛、胸闷疼痛、甚者则吐血、衄血、尿血、便血等
	“拢砂聋”	96种	患者平时嗜好辛辣、香燥之品，胃肠积热而导致上攻咽喉，下注胃肠及二阴，出现咽喉肿痛、口鼻生疮、牙龈溃烂、乳蛾肿大、暴发火眼、丹毒流火、痈肿疮疖；风热下行所致的脱宫、脱肛；热风过盛引起的腹泻、溃疡病、痢疾以及血尿和因热风过盛所致的全身酸痛、头昏眼花等
	“拢麻想乎”	74种	风热毒邪内盛，引起咽喉、气管和外炽肌肤所致的疔疮、痈肿、丹毒、疥癣、斑疹、湿疹等一系列疾病。临床上最常见的如风热毒邪上窜侵犯耳部、颈部，呈片状疼痛，皮肤可出现红色条纹。常常侵犯脐部、腹部及四肢关节处（其部位有深有浅），单纯发生在双肩关节的称作“麻想呼聋”（肩周炎类）；发生于胁部和其他部位的称作“麻想呼勒”；其次如若风热毒邪滞留颈部可见前后左右活动受限，甚者口眼偏歪或偏瘫；风热毒邪过于偏盛入心，则见心慌心悸、胸腹胀痛、恶呕、头昏眼花、耳鸣，偶见昏倒不省人事；倘若侵犯皮肤则可见皮肤发痒、起斑疹，如风疹、湿疹、带状疱疹及其他肿毒烂疮等。同时还可以引起筋肉红肿抽搐、骨节疼痛等
“帕雅拢嘎”冷风证		6种	感受自然界的风寒湿邪，导致体内寒邪过盛而发为本病。临床症状为周身酸痛、麻木不仁、肢体痿软乏力、肢体肌肉筋骨拘挛、疼痛僵直、伸屈不利等。临床表现瘫痪不起、口眼歪斜、半身不遂等。在临床上傣医把这类风称作“拢嘎兰”“拢洒力”“拢呆坟”等

续表

证候名称	类别	数量	症候群特征
“拢择恩”或“沙巴拢”杂风证	“拢旧”，即风湿、类风湿类	不详	体内的火偏盛、不足和感受寒湿之邪所致，多发生于机体的四肢关节处。临床表现为“四肢酸胀、拘挛、冰冷、疼痛、有时关节红肿，全身发热（风湿热）不适”等。如果风邪入脏，入腑则可见“鲁短”（腹泻）、“鲁端败勒”（痢疾）、“崩兵洞”（溃疡病出血）腹中绞痛、头晕目眩等症
	“拢匹勒”	不详	月子病和产后诸病
	“拢扭”	不详	指泌尿系结石（如肾结石、输尿管结石、膀胱结石）及尿路感染（如肾炎、膀胱炎、前列腺炎、睾丸炎、睾丸结核、膀胱癌等），临床上常见血尿、尿急、尿频、脓尿等。二指“蒙洒嘿档拢，档囡”，指的是大便干燥、尿闭等症
	“拢匹坝”	不详	主要指各类型的癫痫、癔病、精神分裂以及眩晕症等一系列疾患。临床表现为头昏头晕、突然昏倒、不省人事、不敢动弹、恶心欲吐、流涎或口吐白沫、两目紧闭、抽搐、呼之不应等
“拢细西赞波”	引起五脏六腑和各组织器官发病病因和定位性发病的风证	41种	“四塔”失调，父母先天禀赋不足所致的风（气）过盛，发作时周身四肢无力、酸麻困重、麻木不仁、骨节僵硬不灵活；风窜到胸部则胸闷；流窜入胃肠则感吃饭、喝水都感到闷胀和呕吐，若误食生冷不洁的酸腐之物又可出现异常肠鸣；病在肝、胆引起高热、流涎、呃逆、全身困重等

傣族医药有文字记载的历史有两千多年，在漫长的发展过程中，各个医家对“风病”的理解体现出不同的学术风格及独特的诊疗经验。每部古籍代表着一位医家对疾病独到认识的经验总结，众多古籍则汇聚成傣族医药治疗疾病的思维模式和系统理论，体现傣族医药对“风病”治疗的系统性、规律性和科学性。历代古籍记载内容的演变，反映了各个医家在特定的知识背景下结合其临床实际，对现有理论和经验不同层次的发挥和创新。因此，对“风病”的文献整理研究工作是探索傣医治疗“风病”学术思想十分有效的途径。

三、诊疗方法缺乏系统整理

诊疗方法是诊察和治疗疾病的重要手段和具体措施，在长期发展过程中，历代傣医创制出许多重要的诊疗方法，包括望诊、听诊、闻诊、问诊和摸诊五大类。

专门论述诊断方法的傣族医药古籍数量极少，笔者所调查的274种傣族医药古籍中，仅有9种是专门论述诊治方法的古籍，如《嘎比迪沙迪巴尼》《八种致病原因》等。德宏州发掘的医药古籍《八种致病原因》，记载导致疾病产生的八种原因分别为：缺少运动、心情缺乏平静、体内气血不畅、体内三种不清新的浊气混合、季节更替过快、饮食与肠胃不合、过多的体力消耗和寿命本身所决定。西双版纳傣医在长期医疗实践中总结出导致疾病发生的五种因素，分别为：先天遗传；精神情志变化；季节、气候、环境变化；饮食内伤；年龄、肤色、血性与季节的关系。此外，还有很多古籍均记载了致病因素的特点与种类。但从当前傣族医药古籍关于诊疗方法的挖掘来看，系统性和科学性仍不足，应加以提高和完善。

傣族医药古籍中没有记载，但民间傣医广泛流传的诊疗方法也应加以重视，可从口碑文献的角度进行整理，如甲诊技术。德宏州盈江县久城镇傣医思成章掌握祖传的指甲诊断方法，通过观察、触压大拇指指甲的颜色和甲纹的形态、色泽、透明度、血色充盈程度、气血的畅通程度等情况，从而判断指甲颜色和形态与疾病的关系。德宏州民族医药研究所孔庆华、何盈等对傣医思成章承习的指甲诊断方法进行研究①，但研究工作由于思成章过世不得不中断。甲诊虽还流传在傣族聚居区，但各医家因经历、学识和经验等方面的差异，对甲诊的认识也存在差异。此外，懂得甲诊的医生微乎其微，面临失传的危机。目前，流传下来的甲诊方法仅可见表2-11罗列的内容。

表2-11　指甲颜色和形态与疾病的关系表

指甲的颜色、形态	甲纹颜色、形态	所示病症
苍白色	/	贫血
淡黄色	白色	肝病
/	半紫半白	月经不调
/	鲜红色	月经量多
/	紫红色	出血症

①孔庆华，何盈：《指甲诊在傣医中的应用》，载《中国民族医药杂志》，2005年增刊，第150页。

续表

指甲的颜色、形态	甲纹颜色、形态	所示病症
血红色色团	/	怀孕
/	弯弯曲曲	肾炎
/	断断续续、中间夹有块状者	肾结石或肝硬化
/	银白色	肾积水
/	模糊状	风湿病
甲面血流缓缓	紫色、细丝状	心脏病

剂型制备是治疗疾病的重要环节，直接影响治疗的效果和预后。各地所发掘的古籍在剂型的选择和制备上常常因地制宜，使用各异，对各种剂型制备技术的程序、步骤和所需原料均有记录。德宏州常用的剂型制备方法有以下12种（见表2–12）。

表2–12　傣医常使用药物剂型的制作方法和功效表①

药物剂型	制作方法	功效
烟熏剂	将药物用火点燃后用烟熏居室	预防传染病和瘟疫
佩挂剂	将粉碎后的药物装在布袋里悬挂在身上	预防病毒和瘟疫
驱避剂	傣族聚居区具有多雨、潮湿、炎热等气候特点，多生瘴疟，傣族居所的庭院常常栽种一些药材以驱避病邪	驱避蚊虫，消除瘴疟。如凤仙花可以避蛇，香茅草可以避蚊虫
搽剂	将新鲜药物捣碎后泡制成酒剂，用于擦洗患处和按揉痛处	舒筋活络
冷敷剂	将药物捣碎后用水或酒调匀直接敷在患处	止血、消炎、消肿
热敷剂	将药物捣碎后用芭蕉叶包好后焐火，外包患处	接骨续筋、温通血脉
熏蒸外洗剂	将药物煎煮后洗浴或熏蒸患处	治疗风湿病、皮肤病、下肢水肿等
药膳剂	将药物配在食物中同食	治疗各种虚弱病症

①方茂琴：《德宏民族药志》，芒市：德宏民族出版社，1983年版，第1页。

续表

药物剂型	制作方法	功效
散粉剂	将药物晒干后研磨成粉直接服用	内外科均适用
汤剂	将药物用水煎煮后内服	治疗内科疾病
汁剂	将新鲜药物捣碎取汁后直接服用或外敷	治疗各种热病，具有消肿、清热、滋润等功效
丸片剂	将药材晒干后研磨成粉，用相应的药煎煮成汁或用蜂蜜等调匀后制作成片剂或蜜丸	治疗内科疾病

西双版纳州还有油剂、水磨剂、茶饮剂、药饼、线剂、蒸睡药、坐药制剂、条剂等剂型，这些剂型是德宏州傣医不常使用的剂型，即便是相同的剂型，在不同地区的使用也各异。如果这些剂型制备方法研究者连见都没有见过，那谈何整理呢？这就要求整理者要结合傣医的临床实践来认识和理解古籍所要表达的内涵。西双版纳地区将熏蒸外洗剂称为“蒸剂”，用于全身性疾病的治疗，是西双版纳州傣医医院经常使用的一种方法。针对不同的病症选用所需植物的嫩叶，切碎放入锅中煎沸，让患者坐在锅上方的支架上，然后用被子包裹全身，借用药物的热气熏蒸机体，使肌肤腠理畅通，具有疏通血脉、温中散寒、祛风除湿的功效。而德宏州傣医的熏蒸法更多用于四肢关节病治疗，主要熏蒸患病的部位。方克辉医生在治疗足背无名肿毒时，先用梅花针扣刺患处，然后再用熏蒸治疗，所用药物为千张纸树的树皮加水煮沸（见图2–4和图2–5）。

临沧市耿马傣族佤族自治县傣医多使用植物药，常常将药物晒干后研磨成细

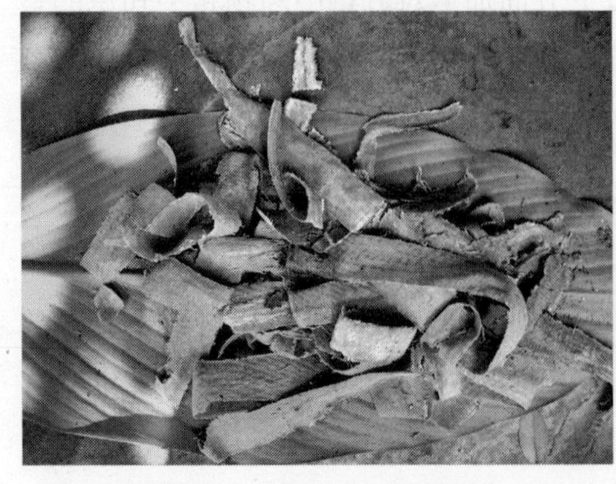

图2–4　千张纸树的树皮

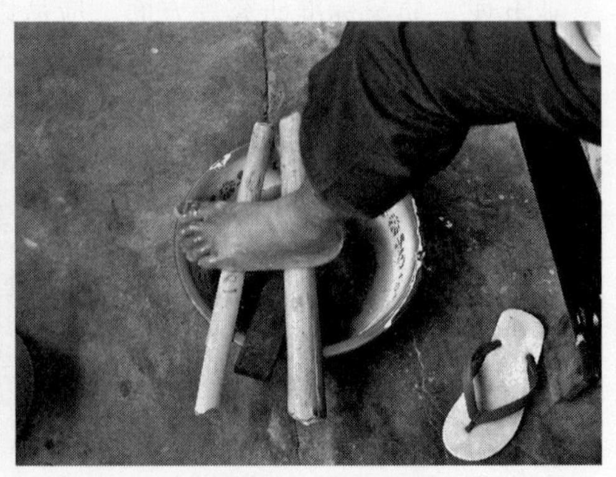

图2–5　熏蒸法

末，针对不同病症组成不同的方药，用温开水冲服。如当地盛行一种具有健胃、滋补功效的“雅换方”，是当地妇女产后必须服用的药方。[①]除内服剂外，还有外搽洗剂，妇女产后除服用药汤外，还要将羊线藤、鸡矢藤等药物煮成药汁（当地习惯统称为“洗澡草”），用于擦洗全身，可治疗产后皮肤瘙痒（见图2–6）。

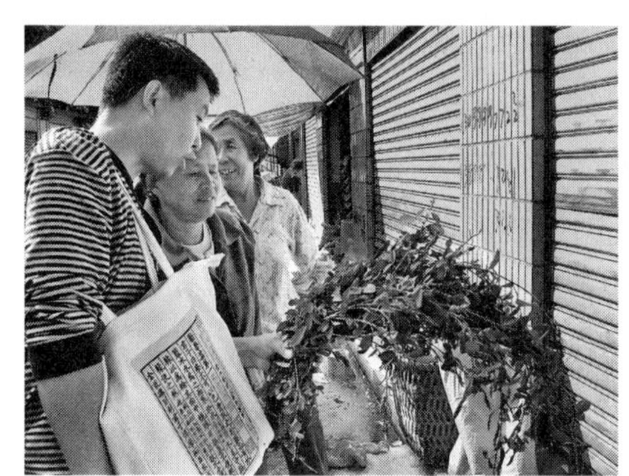

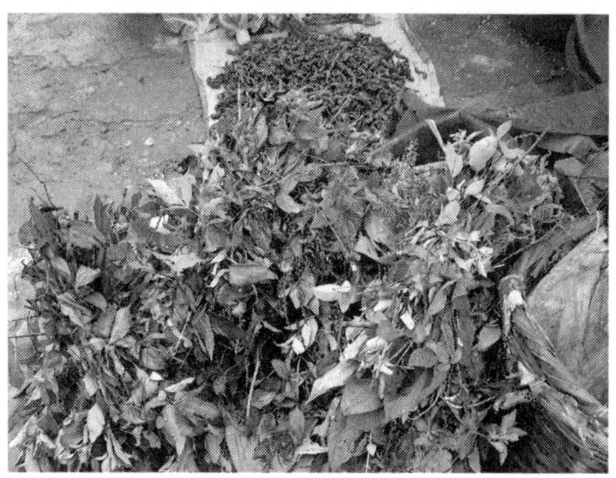

图2–6　药材市场上随处可见的“洗澡草”

可见，傣医诊疗方法在各个傣族聚居区尚未得到统一和规范，在整理不同地区傣族医药古籍时，应通过当地傣医实践经验与古籍翻译互参式的“挖掘—整理—验证”工作步骤，对各地的习惯用法有所了解后，才能准确诠释古籍所表达的内涵。

第四节　药物类古籍研究需注意的问题

傣药领域的研究包括基原考证、采集、炮制与加工、品种整理、本草考证、产业开发、质量标准研究等方面。应从以下方面加强对古籍中药物相关知识的整理和研究。

一、比较和整理采药时间和部位

关于采药的时间，不同地域发掘的古籍记载略有出入，见表2–13。德宏州发

①曹式煌：《耿马佤族傣族自治县卫生志》，芒市：德宏民族出版社，1995年版，第243页。

掘的《药典》所记录的药物采集可分为年采集、日采集和周采集三类时段，其中日采集又分四个时段，即清晨、上午、中午、下午。《药典》与西双版纳发掘的《档哈雅》对采药部位的记载是一致的，但在药物的药力与时间的关系方面有差异。《档哈雅》认为，一周七天，每天不同的四个时辰药物的药力分布部位是不同的。盈江县下芒桑村发掘的《盈江傣医傣药》记载的时间与药力的关系，将一天分为四个时辰，与《档哈雅》一天分为三个时辰的记载不同。

采药时间直接决定了药物药性是否能发挥作用，对治疗效果有很大的影响。应对不同傣族医药古籍记载的采药时间和药力部位加以比较和整理，分析其理论依据和临床使用价值，以期获得统一和确切的认识，使古老的傣医采药、认药技术得以代代相传。

表2-13　不同傣族医药古籍对采药时间和部位记载对比表

采药时间	文献名称	清晨	上午	中午	下午
周一	档哈雅	/	树干中	叶中	根部
	盈江傣医傣药	根	茎	叶	皮
周二	档哈雅	/	根部	树心	叶中
	盈江傣医傣药	叶	皮	根	茎
周三	档哈雅	/	叶中	皮质	树干中
	盈江傣医傣药	茎	根	皮	茎心
周四	档哈雅	/	根部	叶中	皮质
	盈江傣医傣药	茎心	叶	根	总根
周五	档哈雅	/	皮质	根部	树中
	盈江傣医傣药	叶	根	皮	茎
周六	档哈雅	/	叶中	根部	枝中
	盈江傣医傣药	根	茎	皮	叶
周日	档哈雅	/	根部	主干部	皮质
	盈江傣医傣药	茎	叶	根	皮

二、分析药物传统分类方法的特点

《盈江傣医傣药》根据药物使用的部位，将药物分为根、茎、皮、叶、花、果、种子等七类。有的古籍将药物分为三大类，即木本、草本、藤本，然后再细分为根类药、茎类药、皮类药、花类药、果类药、种子类药等。针对这些不同的分类，傣语也有专门的称呼。木本植物傣语统称为“埋”（傣语译音，下同）；草本植物傣语统称为“牙”；藤本植物傣语统称为“嘿”；根类药物傣语统称为“害”或“贺”；茎类药傣语统称为“杆”或“哈”；皮类药傣语统称为“浪”或“拍”；叶类药物傣语统称为“谋”；花类药傣语统称为“莫”；果类、种子类药物傣语统称为“芒”和“反”，“芒”是指果类，“反”是指种子类。因金银花有两种颜色，故药名中的“罕”是金色的意思，用以表示颜色的区别，这样便能更准确地把药物区分开来，不至造成混乱。①

此外，对药物分类还按“四塔”分为四大类，即治“风塔类”、治“火塔类”、治“水塔类”、治“土塔类”，按药性分为寒、热、温、凉、平五类，按药用部位分根、叶、茎、花、果、实五类，或按傣文字母顺序分类，或按来源分类，或按功能主治分类，或按形态分类，或按某些特性分类等分类。总之，傣族医药传统分类方法各具特色，但都没有交代分类的依据和标准。

三、基于药食同源观，大力开发植物资源

傣族聚居区优越的气候条件和特殊的耕作方式造就了当地野生果蔬资源的多样性，其中有不少野生蔬果与药用植物具有药食同源的特点。傣族村寨的房前房后必有林园，栽种了不少既可食用又可用于药用的野生蔬果植物。此外，傣族聚居地多雨量充沛、气候温暖、日照时数多，为各种植物的生长提供了良好的条件。药食同源观是傣医基于地域特点和体质偏颇发展出来的养生保健理念，反映出傣族对植物的传统利用与管理的系统知识。唐朝时期的《黄帝内经太素》一书中写道：“空腹食之为食物，患者食之为药物”，反映出“药食同源”的思想。

①德宏州卫生局药品检验所编，方茂琴主编：《德宏傣药验方集（二）》，昆明：云南民族出版社，1998年版，第12页。

傣族妇女以淘米水加酸橙汁，或加柠檬汁代替洗发膏，日久能使头发滋润顺滑；节庆日用密蒙花泡水浸泡糯米，具有清肝明目的功效；嚼槟榔、芦子、石灰以保护牙齿不生虫牙。

对傣族医药古籍中具有药食同源作用的植物资源进行研究和整理，能揭示出特定时期、特定地域及特定人群对植物的认识和理解。《德宏民族药名录》《德宏民族药志》《德昂族药集》等著作，收集了26种既可以用于治疗疾病，又可以日常食用的植物。"德宏傣族景颇族食用野生蔬果植物调查"项目组对云南省德宏傣族景颇族自治州傣族、景颇族传统食用的野生植物资源的食用习俗、采食应用特点、功效作用和栽培驯化情况等内容进行全面系统的调查，发掘药食同源的植物有116种，占调查总数的45.6%。具有药疗效果的在册野菜、野果分别为：种子植物野菜60种，占其种数的62.5%，真菌40种，占其种数的37.3%；地衣1种；野果16种，占其种数的39.6%。[①]这些研究为我们认识傣族药食同源特色提供了丰富的数据，有待研究者从傣族医药古籍中整理出更多的信息，丰富和完善药食同源类傣药的相关理论，为药食同源类傣药作为功能性食品原料的功效机制及新产品应用与开发方面提供理论基础。

四、总结病情与药引和饮食宜忌的关系

傣医治病特别注重"药引"和饮食禁忌，但没有严格的规定和使用方法，有待进一步加以整理和研究。傣医根据不同的病情选用不同的"药引"，常用的有草果、胡椒、白酒（指米酒）、烧酒（指粮食酒）、香油、草烟锅灰、童尿、石膏、丁香、木香、生姜、雄黄、红糖、大蒜、冰糖等。若服用治疗跌打损伤的草药，一般忌食豆类及豆制品，忌酸冷、腥气类食物；服用治疗肝炎的草药，要忌食辛辣燥火类食物；服用治疗妇科病的草药后，要忌食酸冷食物等等。少数傣医也存在"神药两解"的治疗方式，即在用药物治病的同时也卜卦、跳神、送鬼驱病或念咒语。此外，傣医擅长使用磨药，傣语称为"芬"，即将药物蘸水后在碗中研磨，用研磨出的药汁配合其他药物给患者直接服用。傣医将经常使用的药物装在一个袋子中，称为"解药袋子"（见图2-7）。据笔者调查，临沧市傣医大多集中在孟定镇，有不少傣医在缅甸佛寺当过和尚，在治疗疾病之前都要给患者

①许本汉：《德宏山野蔬果》，芒市：德宏民族出版社，2001年版，第20页。

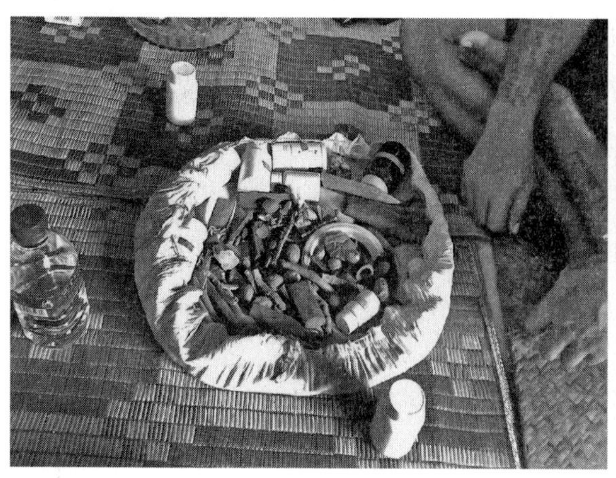

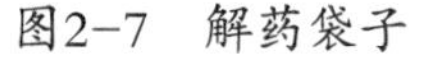

图2-7　解药袋子

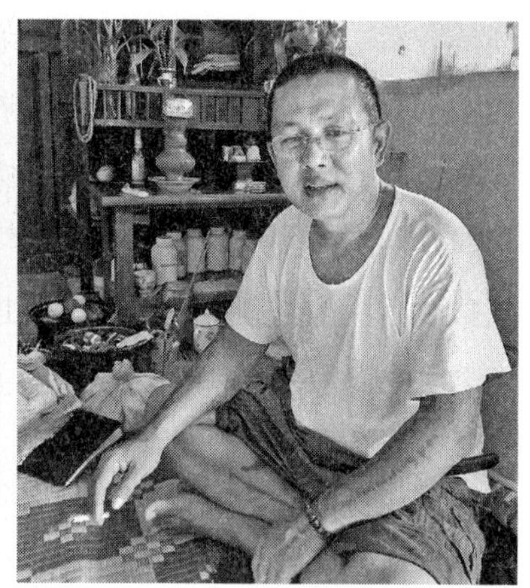

图2-8　临沧市孟定镇傣医康朗刘

服用解药。傣医康朗刘随身都会带着“解药袋子”，主要有植物的根、茎、果，动物的骨、角、牙和一些矿物药。根据不同患者的病症，取相应的药物加水在石头上进行磨制。康朗刘经常使用竹叶兰的根、牛角等，这些药物具有解毒的作用（见图2–8）。

药引在傣医的选药配方上具有重要的作用，一个好的药引能将药力引向病灶，缩小或限制病邪的扩散范围。许多老傣医都持有一个观点：药引往往是秘而不传的部分。药引的使用看似有很大的随意性，但加以总结就能发现其规律和使用方法。

从上述理论、临床、药物研究三个方面所反映出的傣族医药古籍整理研究存在的问题来看，在学术内涵的解读上还存在不少盲点，甚至存在管窥一隅的问题。突出表现为以下问题：

其一，许多名词术语所表达的生命状态、病理病机阐释不清，特别是一些核心概念反映了傣族医学对生命和疾病的规律性认识，具有知识性、规律性、实践性等本质特征，但这些重要的核心概念没有得到系统的文献整理和专题研究。如傣医理论“四塔”中的“土塔”不能等同于中医学“脾土”的功能，不能将“风塔”的功能等同于中医“正气”的功能；在阐释“下行风”功能时不能和其他类别“风塔”的功能相混淆。

其二，对病名内涵外延的整理显得十分薄弱。例如，傣族医药古籍所载病名不能明确是何疾病，或是相同的病名下论述的症状却不一致等问题十分普遍。特别是古籍中所记载的部分内容和临床实践有严重脱节，许多治疗方法已没有傣医在临床上使用，甚至无法阐释其机理。此外，类似情况还表现在傣医诊疗技术、方剂、药物研究等诸多方面，如果以上问题得不到有效的解决，将会制约傣族医学的发展。应使用“经典引申式”这种学术贯通的文献研究方法和系统规范的文献整理方法，把握傣族医药的学术体系框架和思维方式，才能真正认识傣族医药的学术内涵和内容特征。

第三章　傣族医药古籍整理研究的对策和建议

古籍传承着傣族千年延续不断的医学文脉，具有重要史料价值、医学价值和社会价值。但因对傣族医药古籍研究工作重视不够，许多珍贵傣族医药古籍尚处于“自藏自用”和“自然凋亡”状态。即使部分古籍收藏保护很好，但未对其内容进行阐释和研究，导致相当数量的傣族医药古籍得不到有效开发与利用。笔者针对傣族医药古籍文献整理研究的现状，提出如下对策与建议。

一、加强统筹和资源共享，全面揭示傣族医药古籍内容

傣族医药古籍文献开发利用的深度和力度，反映了傣医学科发展的状态。对傣族医药古籍的抢救保护、清点普查、分类编目是开发利用的前提和保障。目前，傣族医药古籍文献资源尚缺乏完整的揭示手段和联合目录，各收藏机构对所搜集的古籍缺乏科学管理，机构之间缺乏统筹和资源共享的整体性思想，对傣族医药古籍的宣传、内容揭示、目录索引、专柜陈列等方面还很薄弱。

古籍是傣医传承人知识的来源和载体，在傣族医学继承和发展过程中具有特殊的意义。对傣族医药的研究必须建立在理解和阐释古籍基础之上，所以对古籍的收集整理尤为重要。但是，收集整理所需要的周期很长且翻译成汉文的资料又很匮乏，使得研究者的认识受到限制。此外，傣族医药古籍学术内涵和内容特征的解读还存在不少盲点，有些研究甚至存在失之偏颇或管窥一隅的问题。限于基础资料不足，加上傣族医药古籍源头并不单单在国内，很多医药古籍在泰国、缅甸和老挝等地，其医学源头甚至要追溯到印度，更是加大了研究的难度。目前研究仅限于本土学者，尚未在全国范围内形成高起点、多学科交叉研究的良好氛围和局面。傣族医学是一种国际性传统医学，对傣族医药古籍研究不能仅限于国内，而应着眼于更加广泛的国际化视角。如果只从某些角度开展研究，具体涉及古籍所反映的深层文化内涵且与傣族社会生活实际结合时，就显得力不从心，不甚了了。如果这种状况不能从根本上得到解决，傣族医药古籍研究势必永远停留

在浅表水平的层面上。

傣族医药在西双版纳、德宏、临沧、泰国、老挝、缅甸等地区都有流传，相互之间交流广泛，呈水乳交融状态。傣族医药是整个亚洲传统医学的重要组成部分，需站在东南亚国际医学研究视域下思考才能挖掘出其真正的医学价值。笔者在德宏州发掘的傣族医药古籍《德宏佛寺药方（3）》，包括巴利文、德宏傣文和缅甸傣文三种文字（见图3-1），足见傣族医药的国际性特点。2006年在西双版纳州举办了“傣、泰传统医药洽谈暨学术交流会”，2007年在泰国清莱大学举办了“湄公河流域六国民族医药展示暨学术交流会”，之后第二届、第三届、第四届“湄公河次区域传统医学交流会”相继召开。这些国际学术会议的举办，反映出研究者已经开始重视审视傣族医学作为国际性传统医学的研究视角，已经发现“独居一隅”的研究方式不足以分析傣族医学所具有的特殊意义和价值。

因此，对傣族医药古籍研究应站在傣族医学兼有社会科学和自然科学的双重属性的研究层面和高度上，拓宽研究视野，采用比较研究的方法，考察研究傣族医药古籍文献在整个东南亚、南亚地区所具有的“普遍性”和“特殊性”特征，这也是当前傣族医药古籍研究中的重大课题。但由于对国外资料了解和掌握太少，加上语言障碍和研究地域过于广泛等问题，导致研究视野受到限制，从而加大了这方面研究的难度。今后应当加强交流与调研工作，突破语言障碍，分析流传在不同国家、不同地区的傣、泰民族医药古籍文献的异同，探寻中国傣族医药古籍的“典型性”和“特殊性”，以及在南亚和东南亚地区所具

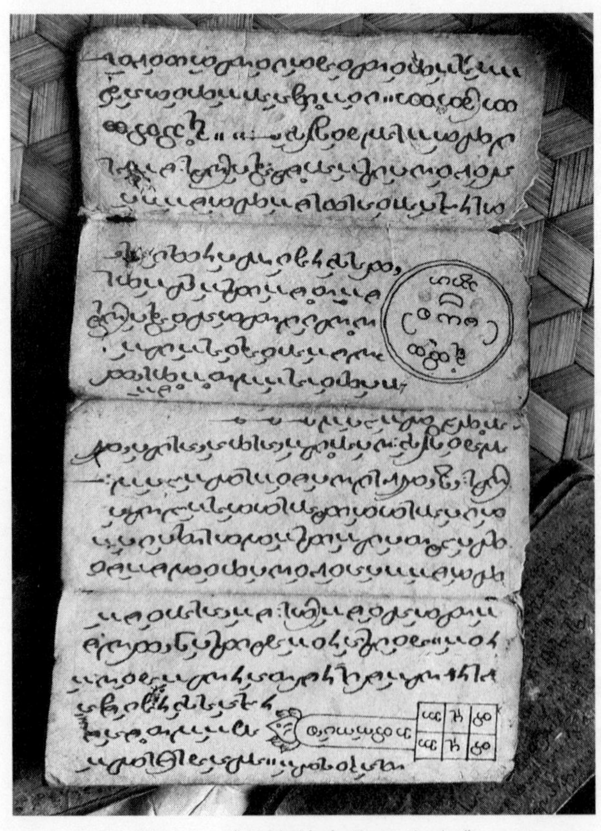

图3-1　《德宏佛寺药方（3）》

有的特殊意义和价值，使其尽快成为傣族医药发展史研究的一个重要方向。

二、建立系统的文献研究方法，提升傣族医药古籍研究层次

目前，傣族医药古籍尚无切合自身发展规律的、系统完整的文献研究方法。傣族医药古籍是一种内涵和外延涉及除医学属性外，还延伸至生物学、社会学、宗教学、生态学、历史学、档案学、语言学等众多学科的复合型文化存在。但从目前情况看，研究角度相对单一，研究视野相对限制，有待于建立系统的文献研究方法，从傣族医药古籍实际情况出发，遵照古为今用原则，借鉴传统版本学和文献学研究方法，创造性地借鉴和整合多种学科理论和研究方法，提升其整理研究水平和理论研究层次。

从目录学、历史学等角度综合考察傣族医药古籍传播与传承轨迹，有助于读者扩宽知识视野、了解相关古籍的内容梗概，使研究者能够直观地了解傣族医药发生发展的历程与线索，进而从中窥见傣族医药发展进程的全貌，突显傣族医药古籍自身特征与价值。

运用档案学知识做好傣族医药古籍保存与分类工作，对具有重要学术资料价值、历史文物价值、艺术代表价值的古籍加以保存、保护与研究，为傣族医药传承与发展提供最直接的历史凭证，保留傣族医药古籍的原始性、历史性和记录性等功能，以便于研究者鉴别、考证、选择文献，使分散的文献资料打破时间、空间的局限，实现资源共享，为建立傣族医药文献资源保障体系奠定基础。

运用图书馆学知识对傣族医药古籍进行目录组织和提要编纂，揭示傣族医药古籍的内容及其学术发展沿革，便于各种信息的存贮、组织、检索和交流，扩大傣族医药知识传播与流传的途径与范围。

运用循证医学、情报学相关方法和知识，对古籍所载的医药理论、临床诊疗信息、疾病预防保健知识、药物使用方法等进行有效的开发和利用，使书面所记载的“死”知识成为有用、鲜活的临床医疗决策信息。将傣族医药古籍的医学价值、文献价值、历史价值的挖掘与当前医疗卫生事业的发展和需求相联系，充分揭示傣族医药“简、便、验、廉”的资源价值。

具体可从以下三个方面进行研究。

（一）明确傣族医药古籍版本特点

进行傣族医药古籍研究，明确版本是首要步骤。版本反映傣族医药古籍制作方式的演变源流，特别是大多数傣族医药古籍没有作者和抄写者的姓名，通过版本学知识，可以从制作材质、装帧形制、文字特征等信息考证傣族医药古籍产生的时间和地点，从而判断该书的价值和地位。

1．刻本

刻本指的是用铁笔将文字刻写于贝多罗树叶子上的一种版本形式，称为“贝叶经”。以贝叶为纸，用铁笔刻写后涂上炭粉，擦上油，装订成册，在册边涂金粉，就成“金边”的“贝叶经”。这种版本形式产生于公元前1世纪，印度开始将巴利文刻写在贝叶上。[①]

2．稿本

稿本指作者自己著作的底稿。稿本不仅具有较高的学术价值，也具有珍贵的历史文物价值，对傣医生平考证、学术思想和传承脉络的研究大有裨益。

3．抄本

抄本指的是以某一传本为底本抄写而成的本子。关于医药内容的专著傣语称为“档哈雅”，意为医药手稿、医药书或傣族本草。佛教传入傣族社会以后将巴利梵文翻译为西双版纳古傣泐文，并结合自身的医药知识编录成贝叶经，造纸术发明后产生了大量抄本，即现在统称的“档哈雅”。[②]这些“档哈雅”在民间流传很广，都是抄本，不仅是“摩雅”，广大民众也有抄写经书的习惯。但是，这些手抄“档哈雅”均没有作者姓名、抄写人姓名、著作年代、抄写年代，使得傣族医药古籍的版本鉴定和流传沿革的考据工作有较大困难。抄本的形式大致可分为分类辑录抄本、分析评论抄本和心得记述抄本三种类型。

（1）分类辑录抄本

将相关文献资料分类汇编，给后人阅读使用提供便利。如《“四塔”“五

①周有光：《语文闲谈·二编》，北京：生活·读书·新知三联书店，2012年版，第117页。

②李朝斌：《傣医理论体系的核心探寻》，载《中国民族医药杂志》，1995年第1期，第15页。

蕴”阐释》将佛经《摩哈萨滴巴驮巴答顺大》《施舍》《大地》《巴里尼巴盼纳术当》中有关“四塔”和“五蕴”的记载进行了归纳和总结。

此外，所抄录的前代资料有的已亡佚，但凭此抄录而得以流传。如西双版纳州老傣医波炳之（已故）祖传手稿中记载的“红光明眉丸”，用于治疗吐泻腹胀、腹部绞痛等寒湿阻滞症状即被许多傣医互相传抄，至今仍广为流传。

（2）分析评论抄本

在抄录前人资料的基础上，加上个人的分析评述，有助于读者理解字里行间的“言外之意”，而且有利于读者把握古代医家学术思想的精髓。

（3）心得记述抄本

《嘎比迪沙迪巴尼》《刚比迪萨撒可菊哈》等著作都是出家后还俗的“康朗”所撰写的，这些著作也非一人专著，而是经多人反复传抄而成，在传抄过程中还增加了传抄者的临床实践心得和独到的见解。《档哈雅》中记载了治疗内、妇、儿、外各科疾病的方药，抄写者往往会加入个人的使用心得。如在记载使用“五宝药散、胡椒、小姜、决明草等药物捣碎外敷治疗眩晕病”时写道：“如果没有效果的话可以配入黑种草籽粉。”

（二）选择恰当的文献整理方法

傣族医药古籍整理的方法主要包括：校勘、注释、辑佚、辨伪、善本影印、今译、类书编纂、丛书汇编、史书编纂、文献工具书编纂、各种专科与专病文献的整理研究、各种学术流派与学术思想文献的整理研究、理论的阐释研究等诸多方面。要根据研究的需要选择恰当的方法。

傣族医药古籍经过传抄形成各种不同的本子，就是我们经常说的版本。对这些不同的本子就需要开展史料真伪的鉴别，记事的考订和文字的校勘。在鉴别史料时，要考证史料的出处、保存、流传过程，认真查实真伪和年代，这就涉及对古籍版本的鉴定。因此，要掌握基本的校勘法，根据要整理的书目，搜集目标文献所有的传世版本及相关研究资料，确定底本、校本、他校本。底本确定后，方能进行校勘工作。校勘工作包括对目标文献的作者生平介绍、成书年代考订、版本流传状况、主要学术思想与成就、目标文献（包括底本、校本、他校本）选择、简称的拟定、各本优劣的介绍、校勘方法、体例、对本书特殊问题的处理方法等内容。

确定底本和校勘工作是文献整理的首要工作，这项工作做得到不到位，将直接影响到整理研究的水平，在此基础上，就需要结合临床实践，实现古籍的创造性升华和创新性发展。例如，“临床各科类”古籍是傣医医疗经验的汇集，除了必要的校勘、考证、注释等整理研究工作外，还需进行临床实践加以验证，临床研究是验证古籍文献所载疾病诊断治疗理论、原理和方法实际价值的重要途径之一。

（三）从傣语表达的文化内涵理解医药理论

笔者通过对傣族医药研究人员进行调查和统计，发现中西医专业背景研究人员占12.93%，这类人员的特点为学历层次高，科研能力强，但是既不懂傣文也不懂傣医，在研究中往往运用中医理论来阐释傣医诊断治疗疾病的思维方式，导致许多研究著作乍看是傣族医药内容，可细看却全是运用中医的思维方式和主导观念来阐释傣医对生命疾病的认识。傣族医药古籍中许多名词术语描述了傣医观察疾病及其治疗方法的内心体验，除了字面意思外，还有很多深层次的涵义。语言在塑造我们思维的过程中起决定性作用，一个人只能根据其母语中编码设定的范畴和区别定义来认识世界，一个人的思维完全由母语决定，不同母语的人必然有着不同的宇宙观、世界观。[①]

在探讨傣族医药发生发展的历史进程时，势必要结合其所发生和酝酿的文化环境，从傣族医药古籍中所表达的语言来理解傣医对宇宙、对生命的认识，这是傣族医学实践的逻辑起点。尽管这些古老的文字字义含糊，却仍能表达出一种精炼、简洁和朴实有力的思想情感。因此，必须从傣语所表达的文化内涵来理解医药理论。

三、加强傣医在古籍释读和传承中的地位和作用

（一）傣族医药从业人员基本情况

傣族医药从业人员是指懂得傣医学知识和拥有临床实践经验的人员，过去主

①吴凡：《传播学概论》，杭州：浙江工商大学出版社，2012年版，第95页。

要包括傣医、草医和兽医等三类。“傣医”的傣语为“摩雅”，其不仅能诊治疾病，而且是药物专家，所有治疗疾病的药物多是自己采集、炮制加工和使用，有的傣医还能加工不同的药物剂型。历史上著名的傣医大部分都来源于还俗的“佛爷”，他们通晓傣文，肩负着记录、整理、编纂和传抄傣族医药知识的重任。医药理论和诊疗方法因“摩雅”和佛寺教育的存在而得以通过文献的形式代代传抄。但相当多的医药理论却没有得到记录，只能通过傣医以言传身教的形式传播。懂得傣文并互相传抄医药手稿的民众也尝试着辨别药物和诊察疾病，逐渐成为“摩雅”，扩大了傣族医药的传承队伍。

著名“摩雅”龚麻腊别的故事在傣族聚居区广为传颂。龚麻腊别是一千多年前傣族医学理论的主要编著者和传播者，他不仅在中国傣族聚居区有很高的声誉，并且在泰国等东南亚国家也颇有声望。[①]据西双版纳民间流传，龚麻腊别8岁时就被父母送到缅甸佛寺当和尚，15岁那年由于全家误食毒菌上吐下泻后相继离世，龚麻腊别还俗后遍访山林，找到具有解毒功效的“文尚海”（即竹叶兰）并开始行医生涯。[②]德宏地区广为传颂的傣医始祖季瓦嘎，与龚麻腊别同样有很高的声誉。季瓦嘎生活在距今2600多年前的佛祖释迦牟尼时期，他医术精湛，能诊疗各种疾病并通晓傣文，据说后世流传的医药书籍多源于季瓦嘎对世代相传的医药理论和治病方法的总结。

除“术有专攻”的傣医外，在傣族聚居区能辨药治病的还有草医。草医大多不识傣文，历来属于半农半医，其技术多来源于家传师授，少数是自学，他们能够娴熟利用当地丰富的草药资源治疗疾病，在长期与疾病作斗争的实践中，积累和创造许多诊疗疾病的方法。据景谷县卫生院统计，1949年以前，除县境内集镇有少数中、西医外，大部分农村群众治病均依赖民间草医，草医在为农村群众治病方面发挥了重要作用。[③]历代民间草医在治疗疾病的过程中，积累了较多行之有效的验方，特别是在接骨、跌打、劳伤、风湿、疟疾等方面有独到之处。较常用的外治法，如“刮痧”治风寒感冒，“拔火罐”治肌肉、关节扭伤，“捏脊

①云南省民族事务委员会编，岩峰主编：《傣族文化大观》，昆明：云南民族出版社，1999年版，第402页。

②普学旺：《云南民族口传非物质文化遗产总目提要·民间故事卷》（上卷），昆明：云南教育出版社，2008年版，第451页。

③云南省景谷傣族彝族自治县志编纂委员会：《景谷傣族彝族自治县志》，成都：四川辞书出版社，1993年版，第655～656页。

背”治小儿疳积，“按摩”治疗各种筋膜劳损，至今仍在广大傣族聚居区继续沿用。

除傣医、草医外，能辨药治病的还有给土司养马的兽医，傣语称为“勐召马”。傣医在医疗实践中遇到许多棘手的难题亦往往向草医和兽医求教，龚麻腊别就是从兽医处学习到使用蝙蝠粪便治疗久咳不止病症的经验。

发展至今，目前傣医的从业者主要有佛寺还俗的“佛爷”（以师传为主）、半农半医的草医（以自学为主）、继承祖传医术的傣医（以家传为主）和卫校毕业或参加过医疗系统培训的傣医（以学校教育为主）等四类，统称为傣医药临床工作人员。除此以外，傣医的从业者还有专门从事科学研究工作的科研人员。笔者通过调查在医院从事傣医临床的医生和分布于傣族村寨和佛寺的傣医116人，对所调查人员的文化程度、医术获取途径、医药古籍收藏情况等进行统计和分析。现介绍如下：

1. 傣族医药临床工作人员情况分析

傣族医药临床工作人员在傣族医药古籍文献保护、传承和解读中具有不可取代的作用。傣族医药古籍的研究工作具有很强的专业性，文献中记载大量医学术语，这些术语只有长期从事傣族医药临床研究的人员才能通晓，临床研究人员的基本素养成为制约傣族医药研究的重要内容。

在调研开展前，笔者首先对前人所开展的傣族医药临床人员调查信息进行收集和整理，发现各种卫生志、地方志等对傣医药临床工作人员的调查数据十分有限。据景谷县卫生院统计，1954年景谷县有草医约300人。至1990年底止，有草医514人，其中有一技之长的40人。[①]但未对傣医人数进行统计。西双版纳州和德宏州卫生局曾组织人员对当地傣医药人员分布情况、文化结构、专业特长、行医形式等内容进行实地调查并撰写调查报告，有《德宏州傣族医药工作情况调查报告》（德宏州卫生局，1990年）、《云南省西双版纳州傣医药工作情况汇报》（西双版纳州卫生局，1990年）、《西双版纳傣医药人员分布活动现状的情况调查》（西双版纳州民族医药研究所，1990年）、《1991～2000年傣医药事业发展战略规划》（西双版纳傣族自治州人民政府卫生局，1990年）等档案资料可供查阅。但这些调查报告没有傣族医药临床工作人员的详细信息，仅有统计信息，相

①云南省景谷傣族彝族自治县志编纂委员会：《景谷傣族彝族自治县志》，成都：四川辞书出版社，1993年版，第655～656页。

关人员的信息无法查找和追溯。笔者通过访谈和问卷相结合的形式，对傣族医药临床工作人员的基本信息、文化程度、医术获取途径、分布情况、传承特征、掌握傣族医药古籍情况进行了调查和分析，以期掌握此类人群的发展现状，找出薄弱环节，制定傣族医药发掘整理、继承发展的对策。

（1）文化程度

从事一线临床实践的傣医通常是通晓傣族语言和傣文，并掌握傣医诊疗方法和辨药技术的医生。笔者在傣族聚居区调查116名傣医，其中懂傣文者占52.6%，不懂傣文者占47.4%。近半数傣医能对傣族医药古籍进行研读和抄写，但绝大部分不懂汉文。根据《德宏州卫生志》记载，德宏州于1988年9月统计全州共有民族医药人员197人，其中傣医121人；至2006年全州有民间医生265人，其中傣医180人，但这些傣医中精通傣文且具有丰富傣医药理论知识和临床经验的只有15人。①

从傣医的文化程度来看，接受佛寺教育的有65人，占总人数的56.03%；卫校毕业的有2人，占总人数的1.72%；具有大专及以上学历有15人，占总人数的12.93%；初中学历有4人，占总人数的3.45%；小学学历有5人，占总人数的4.31%；不识字的有20人，占总人数的17.24%；不详的有5人，占总人数的4.31%（见图3-2）。

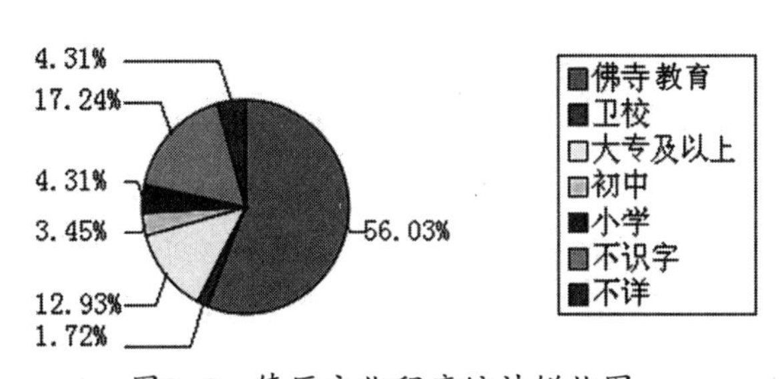

图3-2　傣医文化程度统计饼状图

从统计数据可以看出，佛寺教育在学习傣文、获取傣族医药学知识方面占有极其重要的地位，是傣医教育的主要阵地，应积极探索将佛寺教育与傣医药院校相结合的思路与方法。傣族聚居区均建有总佛寺、中心佛寺和村寨佛寺三个等级的佛寺，佛寺既是宗教场所，又是学校，僧人不仅在佛寺学习经文，还学习

①《德宏州卫生志》编纂委员会：《德宏州卫生志》，云新出准印字029号，内部资料，第255页。

历法、医药等知识。一些傣族儿童在佛寺长期地学习，年满二十岁并对佛教教义和戒律达到一定知识水平和修养程度后即可升为人们尊重的“佛爷”，还俗后在名字前冠以称号“康朗”（为傣族对有学问者的称谓）。许多傣医就是“康朗”，他们既通晓傣文，又能诊治疾病，对傣族医药的传承和发展起到十分重要的作用。

（2）医术获取的途径

所调查的116名傣医，医术获取主要通过4个途径，即祖传、师传、自学和院校教育。以祖传方式获取医术的有64人，占58.18%；以师传方式获取医术的有19人，占17.27%；通过自学方式获取医术的有19人，占17.27%；医疗卫生系统培训的傣医班学生是傣医重要的传承人，通过医疗卫生系统培训获取医术的有12人，占5.45%；卫校学习获取医术的有2人，占1.82%（见图3-3）。从当前傣族医药人才培养形势看，主要是祖传为主，应对祖传等师承教育方式要给予肯定，探讨祖传师承的创新机制。

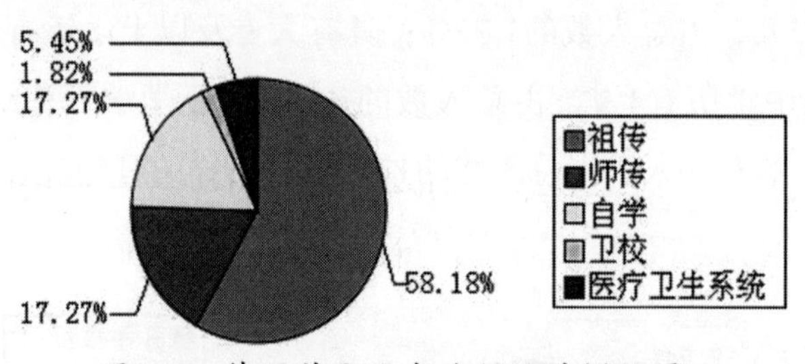

图3-3　傣医获取医术途径统计饼状图

此外，傣医执业资格考试制度的实施，推动了傣医人才培养和资格认定的标准化建设工作。自2006年西双版纳开展傣医职业资格考试以来，勐腊县已有18人取得傣医执业医师或傣医助理医师资格。从2010年开始，傣医正式纳入国家医师资格考试。在所调查傣医中，有医师资格证的13人，占总人数的11.21%；有乡村医生资格证的3人，占总人数的2.59%；没有医师资格证和乡村医生资格证的100人，占总人数的86.21%（见图3-4）。可见，傣医执业资格考试制度实施时间不长，从事傣医药临床工作的人员没有行医资格证的现象还十分普遍，应加强宣传，积极推动傣医资格认定标准的日常化建设。

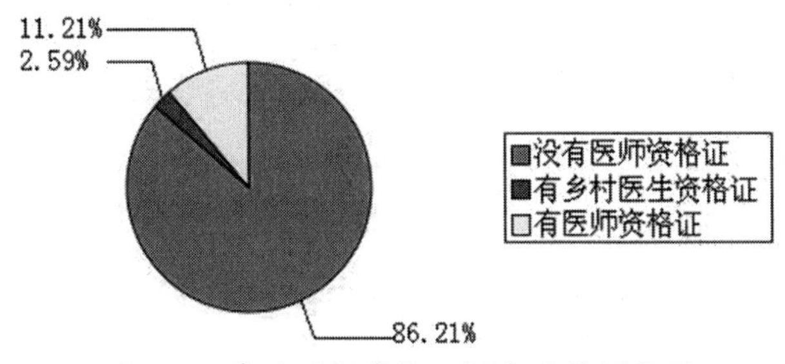

图3-4　傣医医师资格证调查统计饼状图

（3）傣族医药古籍的收藏情况

调研结果显示，收藏傣族医药古籍的傣医有53人，其中有1种傣文医药古籍的29人，占总人数的25.66%；有2种傣文医药古籍的7人，占总人数的6.19%；有3种及以上傣文医药古籍的17人，占总人数的15.04%；没有傣族医药古籍依靠口传习得医术的60人，占总人数的53.01%（见图3–5）。可见，口耳相传仍然是傣族医药知识传承传播的重要方式，应该加强对口传古籍文献的收集整理研究工作。

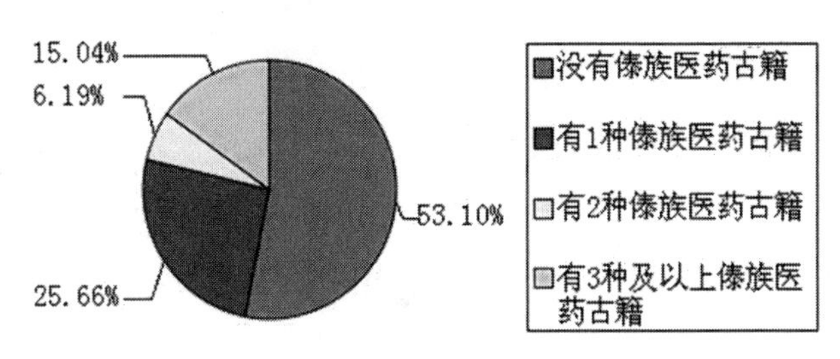

图3–5　傣医收藏傣族医药古籍情况统计饼状图

（4）讨论

各种卫生志、地方志及本次调查资料均显示，傣医人数远远无法满足日益增长的医疗需求。以孟连傣族拉祜族佤族自治县为例，该县位于普洱市西南部，傣族人口有18799人，占全县总人口的23.17%，在中华人民共和国成立前，孟连疟疾、天花、麻疹普遍流行，因而被人们视为“蛮烟瘴雨”之区，并流传着一句话：“要走孟连坝，先把老婆嫁。”意味着来到孟连的人，十有九死。当时孟连没有任何西医等现代医疗机构，仅靠当地的三四名傣医维持。[①]除勐马的芒例、

①《孟连傣族拉祜族佤族自治县概况》编写组：《孟连傣族拉祜族佤族自治县概况》，昆明：云南民族出版社，1986年版，第1页。

大寨、光山三个寨子的傣医懂医理，懂傣药，能诊脉并藏有傣文医书外，其他医生为一般民间草医。[①]1983年调查数据显示西双版纳州有民族医药人员633人，而1990年的调查数据为441人，比1983年减少192人，占30.33%，而人口却每年自然增长11066人，占16.47%，形成人口增长对医疗卫生需求的反差。[②]

各种资料和实地调查结果显示，医疗技术获取途径是傣医人才队伍培养的重要因素，而文化程度特别是傣文的掌握程度，是傣医人才队伍培养的先决条件。无论是文化程度，还是医术获取途径，傣医从业人员的基本条件参差不齐，很难用统一的标准衡量和界定。如何界定傣医是本研究重点探讨的问题。大多数傣医是通过学习祖传古籍和在实践中刻苦钻研，才积累起丰富的从医经验的。当然，也有寻师学艺，甚至出国学习的。[③]是否只有通过祖传和师传方式获得医术才能称之为傣医，或是具有傣医医师资格证的人员才能确定为傣医身份，没有行医资格证的是否只能称之为草医？有很多傣医不懂汉文和傣文，却拥有丰富的医疗实践经验和医药知识，如果把这部分人排除在傣医范畴之外又是否恰当呢？因此，笔者认为凡是通过祖传、师传、自学或学校教育获取医技医术并能应用傣医药理论指导临床实践的从业人员，均可列入傣医的范畴。

2. 傣族医药科研人员情况分析

科研工作亦是傣医药学科构建的重要条件。经调查显示，目前从事傣医药科研工作的人员主要包括傣医专业人员、中西医专业人员、药学专业人员、傣文翻译人员等几类。

（1）傣医专业人员

傣医专业人员是从事傣族医药科研工作最强有力的保障，这些人员大多来自西双版纳州卫校和德宏州卫校傣医专业毕业的学生，其中很大一部分是傣族，能读能写傣文，对本民族医药文化有较强的认知度。

（2）中西医专业人员

当前从事傣族医药研究的部分人员来源于大专院校正规培养的中西医人才，

---

①《孟连傣族拉祜族佤族自治县概况》编写组：《孟连傣族拉祜族佤族自治县概况》，昆明：云南民族出版社，1986年版，第1页。

②李朝斌：《西双版纳傣医药人员分布活动现状的情况调查》，载《云南省傣医学战略发展研讨会论文》，1990年3月，第5页。

③段国民：《德宏州傣医药发展概况》，载《中国民族医药杂志》，2005年增刊，第27页。

这些人员学历高，专业素质强，具有中西医专业技术背景，科研水平和工作能力强，是傣族医药研究的中坚力量，但由于其不懂傣文和傣医理论，会给研究工作带来很多困难。

（3）药学专业人员

药学专业人员也是当前傣族医药科研工作的主要技术力量，主要分布于药检系统、高校、研究所、医院等。这些药学专业人员专业水平高，大多拥有药物化学、中药鉴定等方面的专业技术知识，能对药物基原进行鉴定，对每种傣药可通过采集凭证标本并进行鉴定以确定药物的科属种。当前对傣族医药古籍文献进行整理研究的著作，药检系统组织和编写的占所有著作的20.90%，如云南省食品药品监督检验研究院、西双版纳州药检所、德宏州药检所等，为傣族医药传承发展做出了重要贡献。不仅是傣族医药古籍，其他民族医药古籍对药物功效和主治的记载常被作为发现新的具有生物活性先导化学成分的信息源头，但大多数文献信息仅停留在书本中，其医药价值尚未得到充分发挥。多年来，药检行业的药学专业人员利用民族植物学、药学、文化生态学等学科知识和方法，评估傣族医药古籍中所记载药物功效的可靠程度和治疗效果，是傣族医药研究队伍的中坚力量，应当引起重视。

（4）傣文翻译人员

对傣族医药古籍翻译与注释是傣族医药研究的重要基础工作，傣文翻译人员发挥着不可估量的作用。这些人员主要集中分布于档案馆、民语委、民族研究所等相关机构，亦是傣族医药古籍研究不可或缺的重要力量。

傣医理、法、方、药各个方面的知识主要通过文献记载和实践经验世代相传，经过世代传承，傣医已成为传承与发展傣族医药知识的中坚力量。我们不仅要重视傣族医药古籍的收集整理，还要从医疗实践中探求、掌握和论证医药古籍的内涵和学术价值，以便进一步发遑古义、弘扬精华、推陈出新。1990年11月6日云南省卫生厅副厅长舒自尧在云南省第一届傣族医学发展研讨会上说：“文献典籍，往往只能反映一般的规律，而傣医在识药、采药、用药、诊治病人方面的独到经验和专长，这不是文献、典籍和手抄本所能记载下来的。”

可见，傣族医药从业人员在古籍解读和传承过程中始终发挥着重要作用，必须重视对傣医的知识经验的保护和传承。傣族医药古籍研究是一项复杂的系统工程，不仅要整合民族研究所、民语委、民宗局等机构掌握巴利文、缅甸文、傣文和方言的人才，发挥档案馆、图书馆在编目、保管等方面的优势，收集佛寺僧人、傣族文化研究学者、民间傣医所掌握的有关傣族医药古籍流传和分布的信息，而且应发挥药检系统人员在傣药品种鉴定和考证方面的技术优势，促进中西医临床工作者与傣医的深度沟通，从根本上正确认识傣族医药在传统概念中的病症关系和诊疗思想，将傣族医药古籍所记载的疾病和药物内在涵义进行系统诠释和全面揭示。

（二）发挥民间傣医在古籍释读和传承中的地位和作用

傣族医药古籍文字复杂，医学术语多，给翻译整理带来了很大困难，限制了傣族医药的开发与利用。傣医在傣族医药古籍释读和传承过程中具有重要作用，但从笔者所调查情况看，懂得傣文的傣医占52.6%，有近半不懂傣文，且大多数傣医不懂汉文，造成傣族医药古籍翻译整理工作相当困难。傣族医药知识不仅记载在古籍中，而且很大部分知识是通过口耳相传的方式传承，随着一些老傣医的相继过世，许多宝贵诊疗技术和理论亦随之消逝。如在勐腊县农村大约有民间傣医100多人，但几乎找不到年龄在60岁以下的。西双版纳州食品药品监督管理局局长周原林说："如再不进行及时抢救，大量傣族医药民族民间应用经验将失传，傣族传统医药的发展将变成'无源之水'。"[①]

特别是有部分傣族医药古籍是用古印度梵文或古巴利文与傣文混合书写，当前既精通傣文、古梵文、古巴利文又通晓医药知识的翻译人才十分匮乏，增加翻译的难度，难以对这部分古籍进行翻译。傣族医药古籍翻译与阐释是一项复杂的系统工程，对其解读和传承除需要懂得傣文和汉文外，更需要丰富的临床知识。应加强傣医在古籍释读和传承中的地位和作用，对傣族医药古籍进行抢救性的挖掘整理。

【案例一】药材考证对古籍整理与释读的意义：傣医龚庆安与血满草

关于古籍所记载药物的基原考证问题，笔者多次向德宏州卫生局工作人员了解情况，并向当地民众广泛收集相关信息，才找到了居住在德宏州芒市

①屈明光，李怀岩：《傣医执业医师资格认证：让老傣医的传统医术传承下去》，载《中国民族报》，2010年2月9日，第9页。

西南里的一位傣医龚庆安（见图3–6）。龚庆安，男，傣族，生于1953年，云南省德宏州芒市人，为傣医龚祥国之子，小学文化，年轻时跟随其父学习傣文、医理，继承父亲的诊疗技术，并总结出自己的临床经验。主要擅长推拿按摩、梅花针、刮痧疗法、外敷疗法、熏洗疗法，对风湿疼痛、消化系统疾病、妇女月子病、结石症、高血压、跌打损伤等的治疗有一定造诣。发表《放血疗法治疗咽喉肿痛34例》等论文，参与翻译整理傣族医药古籍《为天下人民都健康》一书，于2011年由德宏民族出版社出版。

龚庆安平时在家除给病人看病外，还抄写经书和翻译整理收藏的傣族医药古籍。龚庆安对德宏傣文和汉文都很熟悉，他告诉我们翻译傣族医药古籍是很繁琐的一个过程："首先要把古籍记载的傣文在稿纸上抄写一遍，然后将傣文翻译成汉文，根据描述确定所记载的方剂或医学理论，确定所记载药物的具体名称。翻译和阐释古籍的内容时，特别是症状的描述和所使

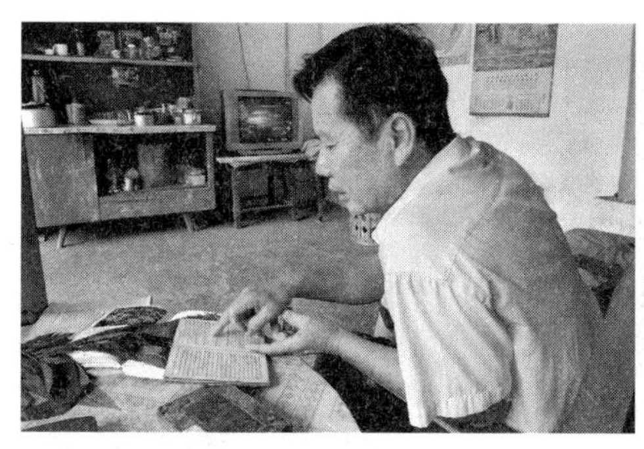

图3–6（1）　龚庆安在翻译傣族医药古籍

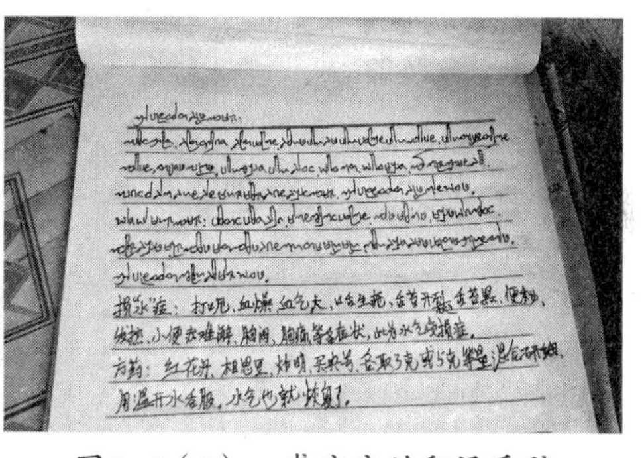

图3–6（2）　龚庆安的翻译手稿

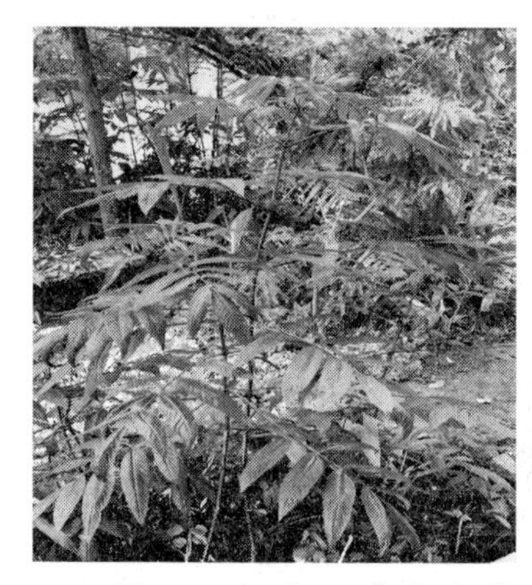

图3–6（3）　龚庆安家中庭院栽种的血满草

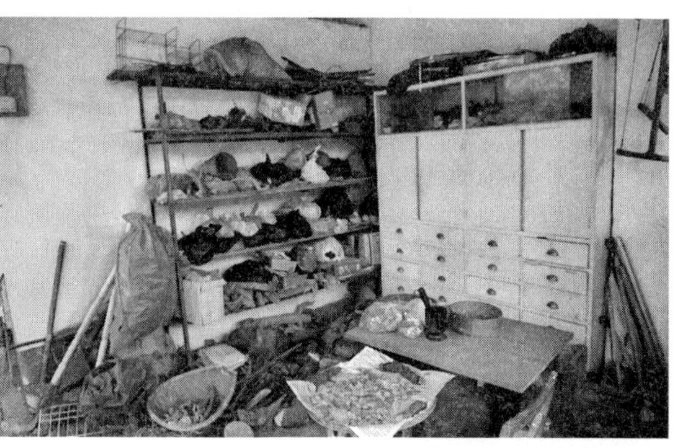

图3–6（4）　龚庆安自采自制的傣药

用药物的名称，如果不懂得傣族医药知识，没有临床实践经验是根本无法读懂的。”

他一边用手指着古籍的傣文名称，一边告诉我们这是一种药物，并将我们领到他家庭院里栽种的一株植物旁，说就是这种药物。我们将此植物采集后，进行定型、干燥后制作为标本，经鉴定后才明确此植物为血满草。

药材品种考证在傣族医药古籍整理研究中至关重要。傣药在文献记载中同名异物、同物异名的现象十分突出，要解决这一问题，首先应该通过本草考证和文献研究，确定所研究药物的形态、功效、用法和别名，之后通过傣医帮助找到原药材标本，利用现代植物分类学、生药学方法，进一步明确其基原，确定其科属种，记录其傣文名、汉文名、拉丁名等，方能为古籍整理的下一步工作奠定基础。

【案例二】傣文翻译对古籍整理与释读的意义：焦所比达与傣医拜师仪轨

笔者针对傣族医药古籍翻译和解读问题，对在德宏州图书馆工作的傣文翻译焦所比达进行调查和访谈（见图3-7）。焦所比达现年48岁，年少时在缅甸佛寺学习。据他回忆，在佛寺学习期间先后拜了69位师父，不仅要学习小乘佛教教义、傣文、咒语、口功等，还要学习一些医学知识。通过佛寺的学习和磨炼，他通晓缅甸傣文、巴利文、德宏傣文以及汉文，积累了释读古籍的深厚功底。

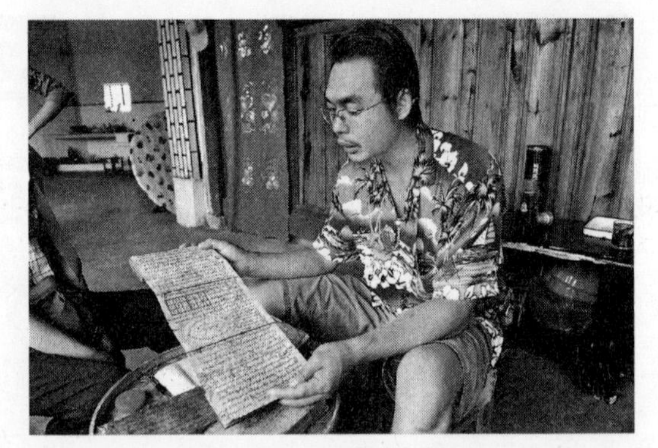

图3-7　焦所比达正在翻译傣族医药古籍

焦所比达将佛寺师父口传心授给他的拜师学医仪轨进行记录和绘图，使我们切身感受到佛寺对医学理论学习的严格规定。据焦所比达讲，在佛寺必须学满27年方可行医，通常以三年为一周期，三年考核通过后在身上某个特定部位进行文身，以表示其学医周期所获得知识的程度和所能解决疾病的能力（见图3-8）。并将文身的图案符号画在棉纸上，拜师者在规定年限时间内服下，才能增强其祛病驱邪的能力，认为这样邪魔才不能附身。

焦所比达在翻译傣族医药古籍时，虽然能看懂文字字面上的意思，但在内容释读上却困难重重。他说："文字字面意思的理解对于我来说虽毫无问题，但有的药物只能说清其大概形态特征和主治功效，不知道用汉文如何称呼，要想把傣文与汉文完全对应起来，难度是非常大的。"

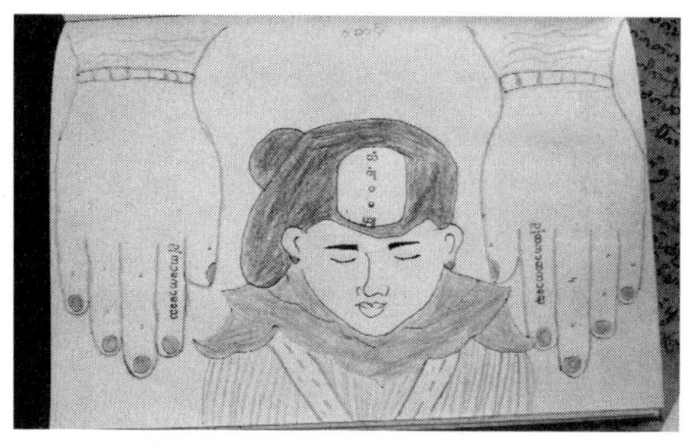

图3-8　学医第一年：在头顶和双手食指背面纹圆傣文[①]

为保证傣族医药古籍内容翻译的准确性，焦所比达带我们找到德宏州芒市西南里的傣医方克辉，共同完成翻译整理工作。通过傣文翻译专家和傣医的通力合作，对傣族医药古籍所记载疾病和药物才有中肯的认识。

【案例三】临床实践对古籍整理与释读的意义：傣医方克辉的习医经验

方克辉，男，傣族，1953年生，云南省德宏州芒市人。师从龚祥国医生和缅甸佛寺僧人伍吉纳。掌握老傣文，精通新傣文。擅长拔罐、梅花针、外敷内服、推拿，善治风湿病、肝炎、结石症、跌打损伤、消化不良、产妇月子病，自创风寒感冒方、胃痛方、痢疾方为当地百姓解除病痛，深受患者好评（见图3-9）。

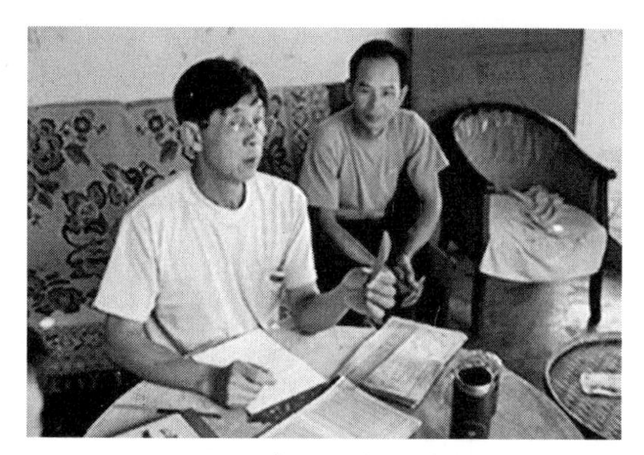

图3-9　傣医方克辉（左）

方医生懂傣文和汉文，且对傣药十分熟悉，什么药物生长在什么环境，什么季节收集什么药物，什么药物治疗什么疾病，治疗不同疾病要如何进行药物配伍，要怎么加工炮制药物等方面内容都能娓娓道来。笔者于2009～2011年连续三年跟随傣医方克辉学习，通过长期调研与跟师学习，对

①此文字为缅甸傣文。

古籍所记载的2000余种傣药的名称、功效、主治、分布、储量及临床应用有了深入的认识。方医生家中墙上悬挂着一位僧人的画像，据他介绍，这位僧人就是他的恩师伍吉纳（见图3-10）。伍吉纳师父时常教育弟子，行医不能为名，更不能为利。方医生说，所有的医药知识都是师父口传心授给他的。当我们问到傣族医药目前的传承情况时，他很忧愁，因为傣医执业医师考试刚刚开始，并且与傣族医药实际发展现实存在差距，他的子女都不愿意学习傣族医药知识，虽然他非常希望自己的医术能够传承下去，可惜愿意下苦功夫的年轻人实在太少了。

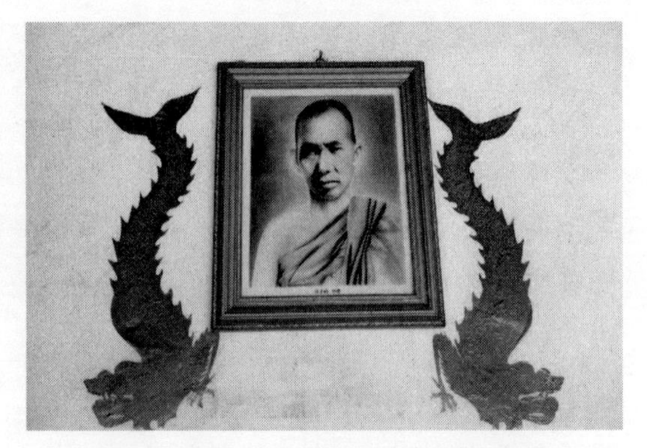

图3-10　方克辉师父伍吉纳的画像

许多古籍仅记载了药物的名称，而没有性味、功效、主治等信息的记述。文字都能翻译出来，但却不知道所记载的药物是何物，有何用。这些问题是制约药物整理十分关键的因素。当我们将此困惑求教方医生时，他说道："药物怎么辨识、怎么采集炮制、怎么用这些细节是不会记录在古籍上的。这些信息是以师徒口传心授的方式传承下来的。我在跟伍吉纳师父学习时，就是这样学习的。跟随师父上山采药、看诊配药、照顾患者，在循序渐进的学习过程中逐渐积累各种知识。"

方医生带我们到院子里的一棵树旁边，用手比划着告诉我们："这是一种药物，大家都叫它木蝴蝶。古籍里记载得很多，但是这个药物怎么用，在古籍里很难找到。这个药又称'千张纸'，全身都是宝。叶子煮后洗澡，可以治疗皮肤痒，身疼痛；刮下来的树皮，内层稍嫩的部位可以食用，放白糖开水冲服，可以治疗各种炎症，对胃炎、皮炎，预防破伤风效果好；它的嫩果拿来蒸后切片晒干冲末，有滋补身体的作用；而成熟的老果有治疗支气管炎、肺炎的作用。"

可见，临床实践对傣族医药古籍整理与释读具有十分重要的意义。如果没有实践经验的指导，古籍整理就失去了价值。

上述三个典型案例从不同侧面反映了民间傣医在傣族医药古籍的解读和诊疗技术的传承方面起到至关重要的作用。但是，现状却不容乐观。据笔者调查，既懂医理，又善临床，且能傣、汉语双通的傣医已经是凤毛麟角，而家中收藏傣族医药古籍的傣医更是寥寥无几。傣医医术传承最主要的途径是依靠祖传方式，据调查，通过祖传师承方式获得医术的傣医占调查总人数的58.18%。许多傣医表示非常愿意将自己掌握的医药知识进行传授，希望自己的医术得以传承。但由于受到历史因素与现实的影响，这种祖传的传承方式却很难维系下去，目前愿意下苦功夫学习傣医药的人越来越少，甚至连傣医的子女都不愿意学习，认为生计没有保障，又没有行医资格，且要永远呆在边远农村，所以宁愿到大城市打工也不愿意继承这份家业。此外，要掌握医术也不是一朝一夕的事，需要长年累月地刻苦学习；不仅要临床实践，还要学习傣文。傣族医药古籍都用老傣文书写，还涉及巴利文和梵文等古老佛教用语，文献年代久远，涵义古奥，对研究者要求非常高，不仅要具备文献学等方面基础知识，还要具备语言、文字、宗教等方面的专门知识。现在能直接读懂傣文古籍者屈指可数，这些人士大多年事已高，而年青一代又一时培养不出来，后继乏人等问题已成为傣族医药古籍研究的燃眉之急。

古籍的整理和利用是民族医药传承学术、延续传统的重要手段。对每个民族的医药来说，传承医药知识的历代医家不仅是临床的实践者，也是理论的整理者。各类医药古籍文献所记载的主要内容有的是医者在临床实践过程中所形成医疗经验的记录和总结，有的是医者对医药理论的归纳总结及其对人体生命活动规律的探索性认识。虽然历代医家在观点与学术方面难免有各执一词、各自为政等不足之处，但从该民族医药整体性传承的角度看，历代医家的学术思想与典籍文献俨然已成为不可分割的整体，对二者的整理研究是需要同等重视的。因此，对任何民族医药古籍的整理研究，研究者必须站在全局、整体的视域下进行思考与研究，方能将每个医家在临床实践中所形成的医学认识进行高度凝练，从而使其转变成该民族的医药理论表达。

第四章 《傣族医药古籍总目提要》的收录情况与特点分析

《傣族医药古籍总目提要》共收录傣族医药古籍条目274条。收录范围包括1949年以前形成的传本（称为原生古籍）、1949年以后按原文抄录或复制的抄录本或复制本（称为再生古籍），对原生古籍进行注释、疏证的衍生古籍，由于原生古籍已佚，后人从其他引用书中逐条钩辑汇编的新生古籍。

笔者在对现有傣族医药文献资源状况调查、分析和研究的基础上，制定傣族医药古籍调研规划与方案，根据调研目标，采用问答、问卷、观察与实地访谈相结合的方式开展调查研究。调查对象为德宏州的芒市、盈江县、梁河县、陇川县和瑞丽市，西双版纳州的景洪市、勐海县和勐腊县，玉溪市、新平县和元江县，普洱市、孟连县和景谷县，以及临沧市、双江县、孟定镇和耿马县等地的文博系统、科研院所、医疗机构等，包括各州县的档案馆、民语委、图书馆、文化局、文化馆、史志办、佛寺以及卫生局、民族医药研究所、中医医院民族医药室等。同时对部分具有代表性的傣族村寨的傣医、佛爷等亦进行调研。主要从以下三个方面开展研究工作。

其一，傣族医药古籍的分布情况。

笔者在对傣族医药学科特点和傣族医药古籍特点全面了解的基础上，查阅大量文献并结合前期开展的预调查，根据各个情报收藏单位情况及民族古籍文献研究领域和傣族医药研究领域的学科特点，于2010年6月至2016年9月期间，开展长达6年的调研。在调研中，笔者设计了调查问卷“傣族医药古籍文献资源建设情况问卷调查表”，问卷内容涉及收藏单位基本情况、傣族医药古籍文献收藏情况、傣族医药古籍文献保护管理情况、傣族医药古籍文献开发利用情况等4个方面。通过调查，了解傣族医药古籍的收藏和分布情况。

其二，傣医从业人员的现状调查。

制定《民族民间医生问卷调查表（傣族聚居区）》，以卫生局、药检所、医院、研究所等相关单位从事傣医临床的医生、傣医药研究学者以及傣族村傣寨和佛寺的傣医，档案馆、民语委、图书馆、文化局、文化馆、史志办的傣文翻译和编目人员等为调查对象，共324人，回收问卷278份，有效问卷116份。问卷内容包括傣文掌握情况、文化程度、医术获取途径、古籍收藏情况等。通过调查，掌握傣族医药古籍传承、传播现状与趋势，以及傣医在傣族医药古籍释读中的作用。

其三，傣族医药古籍的基本情况。

制定“傣族医药文献调查表”，共调查云南省傣族分布地区的档案馆、图书馆、民委、民宗局、文化馆、史志办、药检所、卫生局、医院、民族医药研究所等152个机构，其中，傣族医药古籍保存单位77个。共调查傣族医药古籍274种。在全面了解傣族医药古籍整理研究和发展现状基础上，统一著录语言和标准，正确判别、选取、揭示书名项、著者项、版本项、版式项、装帧项、附注项等重要内容；与傣文翻译专家合作，对所调查傣族医药大致翻译后，结合傣族医药理论体系、思维特点等进行著录，撰写总目提要，见微知著，反映傣族医药古籍的发展概貌，体现传统目录学“辨章学术、考镜源流”的原则。阐明傣族医药古籍的分布情况、保存现状、载体形制、文字类型、版本类型和分类构成等，让读者对傣族医药古籍资源分布和保存现状有全面认识。

一、傣族医药古籍的资源构成

傣族医药古籍的文献资源构成主要分文字类古籍和口碑类文献两大类，其中文字类古籍包括医经合一著作和医药专书两种形式。

（一）傣族医药文字类古籍

1. 医经合一著作

傣族医药受南传上座部佛教影响较大。傣族医药古籍是历代傣医医疗实践经验，结合佛教的教理逐渐概括和总结而成，在传抄过程中，常常是巴利文与傣文并见。在佛经中常见到医药知识，一些医药著作中也常夹杂有佛经的内容。对这部分医药古籍，笔者称之为“医经合一著作”。如傣族医药古籍《档哈雅囡》及西双版纳地区流传的贝叶经，都有很多内容同时用巴利文与傣文记载；在德宏州收集的傣族医药古籍，有的还用缅甸傣文、德宏傣文和巴利文三种文字同时书写。

2. 傣族医药专书

“弥腊萨哈”时期，傣文的产生推动了傣族医药知识经验的记载和整理，通过互相传抄誊录，不断修订和增补，产生了专门的医药专书，如《帷苏提玛嘎》《罗格牙坦》《嘎牙山哈雅》《档哈雅龙》等医药专著都是在这一时期汇编整理的。早期的傣族医药专著内容趋于简朴和概括，内容包罗万象，既有理论，又有方药，也不分内妇儿外等各科，各种医药知识杂糅在一起，如《嘎比迪沙迪巴尼》《马腊玛塔坦》《阿皮塔麻三给尼》《巴力旺》《嘎牙山哈雅》《桑格尼》《档哈雅龙》《档哈雅囡》《麻哈娃》《牙麻嘎》《尼该》《哈帕雅档哈》等医药古籍，包括生理解剖、组织结构、病因病机、诊疗方法等各种医药知识，是综合性的医书。而后期的傣族医药古籍经历较长时期的不断总结和归纳，出现了内容上的分类和分化，如傣族聚居区流传的《档哈雅》，意为《药典》，虽然内容简繁不同，但多是专门记载治疗各种疾病的药方。

（二）傣族医药口碑类文献

据1990年德宏州卫生局《德宏州傣族医药工作情况调查报告》介绍，在德宏州，既懂得傣医理论，又能够翻译新老傣文和有长期临床实践经验的傣医仅有15人。笔者对这些傣医进行调查发现，有一些傣医已经谢世，仅留下其口述的记录资料。如笔者所调查到的《龚玉贤验方》《李波买验方集》《冯国清验方集》三部手稿，是德宏州药检所1983年根据三位傣医龚玉贤、李波买、冯国清的口述进行整理而成的资料，十分珍贵。虽然三位傣医已经过世，但他们的医疗实践经验得到了整理和流传。可见，口碑文献是傣族医药文献的重要组成部分，要重点抢救在世傣医的医疗经验，为他们配备助手，进行录像和录音，抢救他们的学术经验，编写医案，详细记录傣医在医疗实践过程中如何运用基本理论探索临床病症的机理和诊治法则，这是傣族医药研究中的重要内容。通过对口碑文献的整理存档和整理出版，再现老一辈傣医对理法方药临床应用的场景，可使年青一代能够体悟和参验老一辈傣医是如何学习和理解古籍的，深入思考在临床实践中应该遵循的准则是什么等问题，不断深化对傣医诊疗体系的认识和理解。

二、傣族医药古籍收藏机构的基本情况

本次调查共回收77份问卷，涉及云南省西双版纳州、德宏州、临沧市、普洱市以及昆明市民族医药古籍收藏单位和研究机构，包括图书馆、档案馆、文化馆、史志办、民语委、民族医院、民族医药研究所和佛寺等。傣族医药古籍收藏单位详见表4-1。

表4-1　傣族医药古籍收藏单位统计表

序号	收藏单位名称	收藏傣文古籍数（卷）	收藏傣族医药古籍数（卷）
1	西双版纳州民族医药研究所	97	97
2	西双版纳总佛寺	未整理	不详
3	西双版纳州档案馆	268	7
4	景洪市档案馆	22	0
5	西双版纳州民族宗教局	350	未整理
6	勐海县图书馆	37	0
7	勐海县档案馆	266	0
8	西双版纳州少数民族研究所	不详	9
9	德宏州民语委	800多册	17
10	德宏州档案馆	181卷	3
11	芒市档案馆	不详	0
12	德宏州文化馆	约200卷	0
13	德宏州文化局	0	0
14	德宏州卫生局	0	0
15	德宏州医疗集团（德宏州民族医药研究所）	1	1
16	德宏州傣学会	不详	3
17	德宏州图书馆	1	0

续表

序号	收藏单位名称	收藏傣文古籍数（卷）	收藏傣族医药古籍数（卷）
18	德宏州史志办	0	0
19	德宏民族出版社	0	1
20	芒市佛光寺	约300卷	未整理
21	芒市菩提寺	约500卷	未整理
22	芒别奘房	未整理	0
23	遮晏奘房	未整理	0
24	芒市拉院村奘房	3	3
25	梁河县卫生局	0	0
26	梁河县图书馆	0	0
27	梁河县档案馆	310	2
28	梁河县史志办	0	0
29	梁河县文物所	3（贝叶经）	0
30	梁河县地名办	0	0
31	盈江县图书馆	0	0
32	盈江县档案馆	324	0
33	盈江县史志办	0	0
34	盈江县卫生局	0	0
35	盈江县中医院	0	0
36	盈江县允燕奘房	0	0
37	临沧市图书馆	2	0
38	耿马县文化馆、档案馆	8	0
39	耿马县图书馆	112	未整理
40	镇康县志办		
41	双江各寺	33	未整理

续表

序号	收藏单位名称	收藏傣文古籍数(卷)	收藏傣族医药古籍数(卷)
42	凤庆县佛寺	0	0
43	凤庆县一中	0	0
44	普洱市图书馆	0	0
45	普洱市档案馆	0	0
46	景谷县档案馆	0	0
47	孟连县档案馆	55	0
48	红河州博物馆	0	0
49	腾冲县图书馆	0	0
50	屏边图书馆	0	0
51	红塔区图书馆	0	0
52	华宁县图书馆	0	0
53	澄江县图书馆	0	0
54	新平县图书馆	0	0
55	元江县图书馆	0	0
56	新平县档案馆	0	0
57	元江县档案馆	0	0
58	文山州图书馆	0	0
59	云南省图书馆	100余册	未整理
60	昆明市图书馆	0	0
61	云南民族大学图书馆	83	2
62	云南大学贝叶文化研究所	2	2
63	云南大学图书馆	0	0
64	云南民族博物馆	0	0
65	云南省社会科学院	0	0

续表

序号	收藏单位名称	收藏傣文古籍数(卷)	收藏傣族医药古籍数(卷)
66	云南少数民族古籍出版办公室	1205①	未整理
67	北京博物馆	不详	1
68	成都中医药大学图书馆	0	0
69	云南中医学院博物馆	12	12
70	西双版纳州卫生局	0	0
71	西双版纳州药检所	0	0
72	西双版纳州中科院云南热带植物研究所	0	0
73	德宏州药检所	0	0
74	德宏州林业局	0	0
75	普洱市民族医药研究所	2	2
76	瑞丽市图书馆	0	0
77	瑞丽市档案馆	约200卷	未整理

（一）收藏情况

根据77个调查单位反馈的信息显示，收藏傣族医药古籍的单位主要有15家，其他部分单位虽收藏有傣文古籍，但尚未对古籍进行整理和编目，无法获取医药古籍的相关信息。在这15家收藏单位中，目前收藏有傣族医药古籍且提供文献查询的有德宏州档案馆、西双版纳州档案馆、西双版纳州少数民族研究所、梁河县档案馆、云南民族大学图书馆等5家单位，德宏州民语委、德宏州傣学会、西双版纳州傣医医院、云南中医学院博物馆、北京博物馆、云南大学贝叶文化研究所等单位的古籍仅做展览参观和资料研究，不提供查询。古籍编目方面，对所收藏傣族医药古籍进行编目的仅有6家，分别为西双版纳州档案馆、德宏州档案馆、梁河县档案馆、盈江县档案馆、西双版纳州傣医医院和云南民族大学图书馆，其余9家尚未整理编目。在15家收藏机构中，仅有3家单位的收藏重点和特色是傣族

①此数为少数民族古籍总数，由于尚未分类编目，傣族医药古籍数量不详。

医药古籍，分别为西双版纳傣族自治州傣医医院、德宏州民语委和云南中医学院博物馆。目前对傣族医药古籍开展过相关调查的单位有6家，分别为西双版纳州卫生局、西双版纳州药检所、西双版纳州傣医医院、德宏州卫生局、德宏州药检所和德宏州民语委。尚无任何单位针对傣族医药古籍制定系统的组织规划与实施方案进行系统收集。

调查结果显示，档案馆、图书馆等公共系统对书目整理、文献查阅服务等工作有相关规章制度，且制度相对完善，而傣医药的研究机构，如研究所、高校等，虽然将傣族医药古籍收藏作为重点和特色进行建设，对医药古籍的翻译整理有经费保障，但在文献的报导、查询、阅览、复制以及文献检索、参考咨询等资源共建共享方面的意识较为薄弱。

（二）保护管理情况

1．古籍被束之高阁，利用率低

傣族医药古籍数量众多，但大多数被束之高阁，致使利用率低。其原因有三点：其一，贝叶经由于材质特殊，翻页时容易散乱和受损，并且在维护管理上对温度湿度都有严格的要求，故许多单位收藏的贝叶经一般不提供查阅。其二，傣族医药古籍的记载文字多为巴利文、缅甸傣文，懂这类文字的研究者极少，并且许多收藏单位尚未编目、影印和制作缩微胶卷，故无法获取所藏古籍的内容、题名、文字和分类等信息，限制了傣族医药古籍的开发和利用。其三，与傣族传统文化和民间习俗有密切关系。傣族佛寺里的和尚通过书写、诵读经文的形式学习文化知识。因此，尽管当地傣族多数不认识傣文，但是将傣文书籍视为圣品，认为其有避邪佑宅的力量，要虔诚地供奉。所调查的傣村傣寨中，有不少人家收藏有傣族医药古籍，如笔者在德宏州芒市广相村一户人家发现一部医药古籍，当询问到该书能否收购或拍照时，古籍的主人认为该书是祖辈传下来的，要留作纪念。有的人家还认为经书有避邪作用，要将其供奉，不能随意给别人。

2．古籍保存条件参差不齐

除档案馆、博物馆和少数公共图书馆等收藏机构有古籍保管专用库房、恒温恒湿设备和密闭架保存古籍外，大多数单位仅用普通书柜收藏古籍。史志办、医院、研究机构等保存条件简陋，古籍与其他普通书籍一起摆放，没有专用书库，大部分古籍由于受潮、虫蛀、风化、老化等导致褪色、残缺、破损严重，亟需适宜的保存环境。有些单位和私人收藏者，由于对古籍的使用率较高，且不重视古籍的原生性保护和日常修复工作，致使古籍的老化和脆化严重。多数收藏单位只是简单地将古籍堆放起来，更有甚者，用报纸等容易生虫的纸张包裹古籍，是造成古籍生虫的直接诱导因素（见图4–1）。

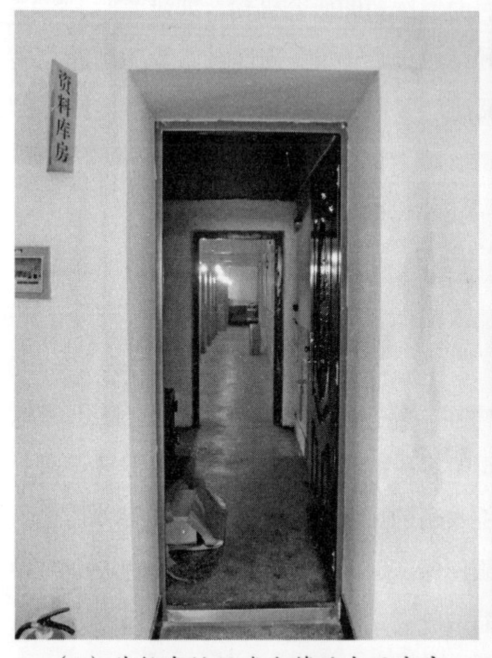

（1）某档案馆保存古籍的专用库房

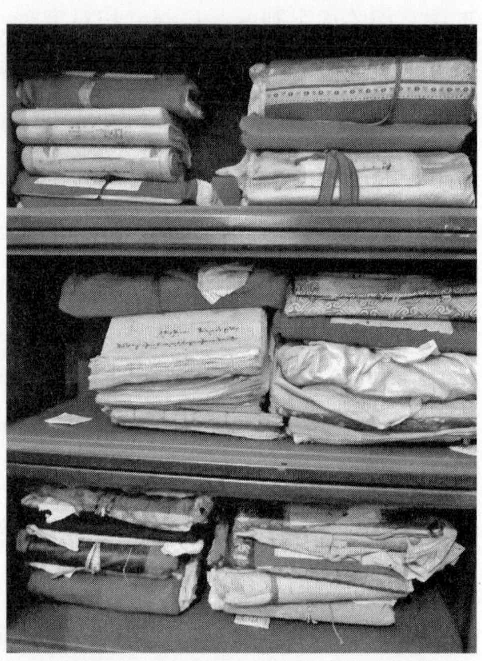

（2）某档案馆保存的傣文古籍

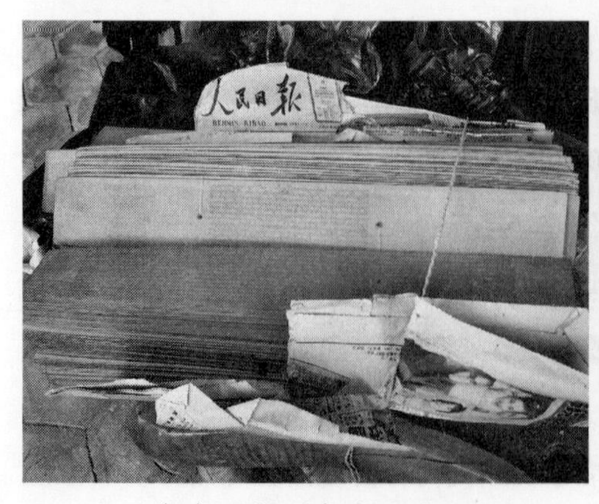

（3）用报纸包裹贝叶经

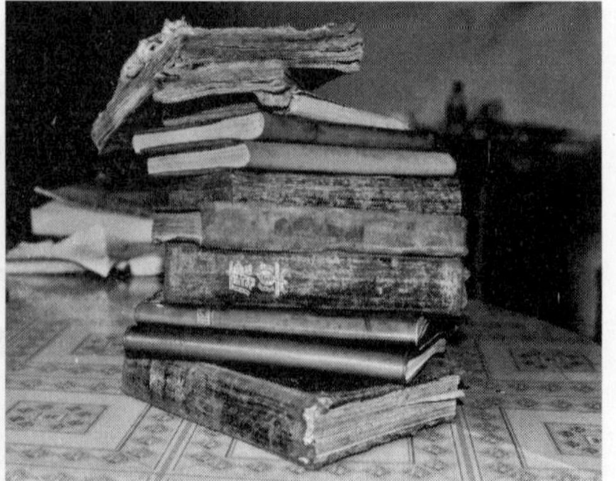

（4）傣医家藏的医药古籍

图4–1　傣族医药古籍的保存条件图

傣族医药古籍破损情况无外乎两类：其一为纸张本身的问题；其二为外部因素对纸张的影响作用。纸张本身的酸化和老化问题十分严重，需要及时地对纸张进行脱酸处理。对于外部因素造成的损坏，除改善古籍保存条件以外，还要及时做好古籍的修复工作，以免破损进一步加重。古籍的修复要严格按照修复的相关标准开展，否则不仅没有起到保护作用，反而会加快古籍的损坏。应该根据古籍破损的各种情况建立相应的保护技术和修复技术体系，做到防治结合，以便有针对性、系统性和可操作性地开展古籍修复工作。除对古籍本身保护外，还要对其学术价值进行挖掘。当古籍不可被理解时，文字符号理解链断裂，其文献价值与学术价值将同时丢失，版本价值也会受损。

总体说来，从当前傣族医药古籍保存现状看，普遍存在利用率低、保存条件差、修复手段落后等问题，如何加强傣族医药古籍管理是需要重视的问题。

三、傣族医药古籍的分布情况

笔者所调查的274种傣族医药古籍来源于以下地区：西双版纳州189种，德宏州56种，临沧市4种，普洱市8种，其他地区17种。

（一）西双版纳州傣族医药古籍分布情况

西双版纳州收藏傣族医药古籍的单位主要有西双版纳州傣医医院、西双版纳州少数民族研究所、西双版纳州档案局等，共有傣族医药古籍114种，占西双版纳州调查总数的60.32%；个人收藏的傣族医药古籍文献共有75种，占西双版纳州调查总数的39.68%。西双版纳州傣医医院有傣族医药古籍97种，占本次调查总数的35.40%，是所有调查单位收藏傣族医药古籍最多的机构，可见傣族医药专业研究机构的设立对傣族医药的保护和传承具有重要的作用。西双版纳州傣医医院始建于1988年，是我国唯一继承、发掘、整理、研究傣族传统医学的傣医医院，前身是1977年成立的西双版纳州民族医药调研办公室，组长由原州长召存信担任，专门从事傣医古籍、名老傣医临床单验秘方的收集、调查和整理。[①]

①希沙婉：《浅谈傣医药文献古籍档案管理》，载《中国民族医药杂志》，2008年第2期，第76～78页。

表4-2　云南省西双版纳州收藏傣族医药古籍一览表

书名	基本信息	发掘地（者）	收藏地（者）
帷苏提玛嘎	成书于公元前2世纪，叶均翻译出版，书名为《清净道论》	西双版纳州景洪市	西双版纳傣族自治州少数民族研究所
嘎牙山哈雅	推测成书于2530年前	西双版纳州景洪市	西双版纳州傣医医院
巴腊麻他坦	著作年代不详，抄写年代不详	西双版纳州景洪市	西双版纳州傣医医院
桑比打嘎	著作年代不详，抄写于1938年	西双版纳州景洪市	西双版纳州傣医医院
巴腊吉	著作年代不详，抄写年代不详	西双版纳州景洪市	西双版纳州傣医医院
著腊哇	著作年代不详，抄写年代不详	西双版纳州景洪市	西双版纳州傣医医院
叁颂细典	著作年代不详，抄写年代不详	西双版纳州景洪市	西双版纳傣族自治州少数民族研究所
深奥佛法小手册	收录于《中国贝叶经全集》（第83卷），2010年出版	西双版纳州景洪市	人民出版社
傣医经典选读	包括《嘎牙山哈雅》《嘎比迪沙迪巴尼》《风病条辨译注》三种古籍，2007年出版	西双版纳州景洪市	中国中医药出版社
“四塔”“五蕴”阐释	收录于《中国贝叶经全集》（第86卷），2010年出版	西双版纳州景洪市	人民出版社
四塔五蕴	著作年代不详，抄写年代不详	西双版纳州景洪市	西双版纳傣族自治州少数民族研究所
档哈雅陶西里	著作年代不详，抄写年代不详	西双版纳州勐腊县勐满乡波陶西里	西双版纳州傣医医院
档哈雅啊占塔档细	著作年代不详，抄写年代不详	西双版纳州景洪市	西双版纳州傣医医院
档哈雅檬达很和拢沙很	著作年代不详，抄写年代不详	西双版纳州景洪市	西双版纳州傣医医院
塔都当细	著作年代不详，抄写年代不详，康朗仑辑	西双版纳州景洪市	西双版纳州傣医医院

续表

书名	基本信息	发掘地（者）	收藏地（者）
档哈雅帕亚沙塔当来	著作年代不详，抄写年代不详	西双版纳州景洪市勐龙镇岩康	西双版纳州景洪市勐龙镇岩康
波嘎腊班牙迪	著作年代不详，抄写年代不详	西双版纳州景洪市	西双版纳州傣医医院
塔都嘎他	著作年代不详，抄写年代不详	西双版纳州景洪市	西双版纳州傣医医院
档哈雅康朗刀香嫩	著作年代不详，抄写年代不详	西双版纳州勐海县打洛镇	西双版纳州傣医医院
摩雅鲁帕雅借帕甘	成书于公元前18年	西双版纳州景洪市	西双版纳州傣医医院
刚比迪萨撒可菊哈	著作年代不详，抄写年代不详	西双版纳州景洪市	西双版纳州傣医医院
档哈雅麻腊	著作年代不详，抄写年代不详	西双版纳州景洪市	西双版纳州傣医医院
档哈外芽	著作年代不详，抄写年代不详	西双版纳州景洪市	西双版纳州傣医医院
档哈雅帕雅害岩康（2）	著作年代不详，抄写年代不详	西双版纳州景洪市勐龙镇岩康	西双版纳州景洪市勐龙镇岩康
档哈雅波叶	著作年代不详，抄写年代不详	西双版纳州勐腊县象明乡龙骨	西双版纳州勐腊县象明乡龙骨
档哈雅召发先迪	著作年代不详，抄写年代不详	西双版纳州景洪市勐罕镇波温洪	西双版纳州景洪市勐罕镇波温洪
档哈雅	著作年代不详，抄写年代不详	西双版纳州景洪市	西双版纳州档案局
档哈雅	著作年代不详，抄写年代不详	西双版纳州景洪市	西双版纳州档案局
档哈雅	著作年代不详，抄写年代不详	西双版纳州景洪市	西双版纳州档案局
档哈雅	著作年代不详，抄写年代不详	西双版纳州景洪市	西双版纳州档案局
档哈雅	著作年代不详，抄写年代不详	西双版纳州景洪市	西双版纳州档案局
档哈雅	著作年代不详，抄写年代不详	西双版纳州景洪市	西双版纳州档案局

续表

书名	基本信息	发掘地（者）	收藏地（者）
档哈雅	著作年代不详，抄写年代不详	西双版纳州景洪市	西双版纳州档案局
档哈雅沙巴帕雅	著作年代不详，抄写年代不详	西双版纳州景洪市	西双版纳州傣医医院
西双版纳傣药志（第一集）	不同版本《档哈雅》整理，1979年出版	西双版纳州景洪市	西双版纳州卫生局
西双版纳傣药志（第二集）	不同版本《档哈雅》整理，1980年出版	西双版纳州景洪市	西双版纳州卫生局
西双版纳傣药志（第三集）	不同版本《档哈雅》整理，1981年出版	西双版纳州景洪市	西双版纳州卫生局
档哈雅岩燕	著作年代不详，抄写年代不详	西双版纳州景洪市勐罕镇岩燕	西双版纳州景洪市勐罕镇岩燕
档哈雅康朗龙	著作年代不详，抄写年代不详	西双版纳州景洪市勐龙镇康朗龙	西双版纳州景洪市勐龙镇康朗龙
档哈雅千应	成书于1931年	西双版纳州景洪市勐龙镇岩旺	西双版纳州景洪市勐龙镇岩旺
档哈雅沙巴龙	著作年代不详，抄写年代不详	西双版纳州景洪市勐龙镇岩罕	西双版纳州景洪市勐龙镇岩罕
档哈雅帕亚滚当来	著作年代不详，抄写年代不详	西双版纳州景洪市勐龙镇岩康	西双版纳州景洪市勐龙镇岩康
档哈雅波在腊	著作年代不详，抄写年代不详	西双版纳州景洪市岩翁罕	西双版纳州景洪市岩翁罕
档哈雅涛磨雅勐龙	著作年代不详，抄写年代不详	西双版纳州景洪市勐龙镇康朗亮	西双版纳州景洪市勐龙镇康朗亮
档哈雅帕亚害	著作年代不详，抄写年代不详	西双版纳州景洪市勐罕镇岩燕	西双版纳州景洪市勐罕镇岩燕
档哈雅波温洪	著作年代不详，抄写年代不详	西双版纳州景洪市勐罕镇波温洪	西双版纳州景洪市勐罕镇波温洪
档哈雅岩洪脑	著作年代不详，抄写年代不详	西双版纳州景洪市勐罕镇岩洪脑	西双版纳州景洪市勐罕镇岩洪脑
档哈雅波罕洪	著作年代不详，抄写年代不详	西双版纳州景洪市勐罕镇波罕洪	西双版纳州景洪市勐罕镇波罕洪
档哈雅波玉波	著作年代不详，抄写年代不详	西双版纳州景洪市勐罕镇波玉波	西双版纳州景洪市勐罕镇波玉波

续表

书名	基本信息	发掘地（者）	收藏地（者）
档哈雅拢沙巴档勐	著作年代不详，抄写于1978年11月	西双版纳州勐腊县勐捧镇曼匹村波香比	西双版纳州傣医医院
档哈雅沙巴拢	著作年代不详，抄写年代不详	西双版纳州勐腊县波扁	西双版纳州傣医医院
档哈雅拢害沙巴	著作年代不详，抄写于1982年11月17日	西双版纳州景洪市	西双版纳州傣医医院
档哈雅沙巴拢帕雅	著作年代不详，抄写年代不详	西双版纳州景洪市	西双版纳州傣医医院
档哈雅帕雅拢龙	著作年代不详，抄写于1982年11月17日	西双版纳州景洪市	西双版纳州傣医医院
档哈雅拢龙	著作年代不详，抄写于1982年11月17日	西双版纳州景洪市	西双版纳州傣医医院
档哈雅	成书于1989年	西双版纳州景洪市	西双版纳州傣医医院
档哈雅	成书于1989年	西双版纳州景洪市	西双版纳州傣医医院
档哈雅麻哈蒙	著作年代不详，抄写年代不详	西双版纳州景洪市	西双版纳州傣医医院
档哈雅拢档勐	著作年代不详，抄写年代不详	西双版纳州景洪市	西双版纳州傣医医院
档哈雅帕扰	著作年代不详，抄写年代不详	西双版纳州景洪市	西双版纳州傣医医院
档哈雅勐棒	抄写于1988年12月30日	西双版纳州景洪市	西双版纳州傣医医院
档哈雅哈拢档来	著作年代不详，抄写年代不详	西双版纳州景洪市	西双版纳州傣医医院
档哈雅迈棒	著作年代不详，抄写年代不详	西双版纳州景洪市	西双版纳州傣医医院
档哈雅拢档来	推测成书于900年前，康朗仑辑	西双版纳州景洪市	西双版纳州傣医医院
档哈雅维些	著作年代不详，抄写年代不详，岩罕抄	西双版纳州景洪市	西双版纳州傣医医院
档哈雅贺埋	著作年代不详，抄写年代不详，波玉拉抄	西双版纳州景洪市	西双版纳州傣医医院

续表

书名	基本信息	发掘地（者）	收藏地（者）
档哈雅解三哈	著作年代不详，抄写年代不详	西双版纳州景洪市	西双版纳州傣医医院
档哈雅沙巴档勐	著作年代不详，抄写年代不详，波香糯抄	西双版纳州景洪市	西双版纳州傣医医院
巴吉抵	著作年代不详，抄写年代不详	西双版纳州景洪市	西双版纳州傣医医院
麻哈娃	著作年代不详，抄写年代不详	西双版纳州景洪市	西双版纳州傣医医院
档哈雅岩吨（第一集）	推测成书于300余年前	西双版纳州岩吨栋	西双版纳州岩吨栋
档哈雅岩吨（第二集）	推测成书于500余年前	西双版纳州岩吨栋	西双版纳州岩吨栋
档哈雅嘎塔	著作年代不详，抄写年代不详	西双版纳州景洪市勐龙镇岩康	西双版纳州景洪市勐龙镇岩康
档哈雅顿多滇	著作年代不详，抄写年代不详	西双版纳州景洪市嘎洒镇曼达村岩罕香	西双版纳州景洪市嘎洒镇曼达村岩罕香
档哈雅召法	著作年代不详，抄写年代不详	西双版纳州景洪市勐罕镇曼脑村岩温洪	西双版纳州景洪市勐罕镇曼脑村岩温洪
档哈雅沙巴塔	著作年代不详，抄写年代不详	西双版纳州景洪市嘎洒镇曼贺纳村岩温、波涛温	西双版纳州景洪市嘎洒镇曼贺纳村岩温、波涛温
档哈雅康朗帕圭利	著作年代不详，抄写于1289年12月	西双版纳州景洪市	西双版纳州傣医医院
档哈雅龙宗泰帕雅滚档来	著作年代不详，抄写年代不详	西双版纳州景洪市嘎洒镇曼达村岩罕香	西双版纳州景洪市嘎洒镇曼达村岩罕香
档哈雅沙巴雅档来	著作年代不详，抄写年代不详	西双版纳州景洪市勐罕镇岩温洪	西双版纳州景洪市勐罕镇岩温洪
档哈雅迪勐滚	著作年代不详，抄写年代不详	西双版纳州景洪市勐罕镇岩温洪	西双版纳州景洪市勐罕镇岩温洪
档哈雅尚迈	著作年代不详，抄写于1985年12月	西双版纳州景洪市康朗听	西双版纳州景洪市岩香
档哈雅波玉儿婻	著作年代不详，抄写于傣历1213年9月	西双版纳州景洪市	西双版纳州傣医医院

续表

书名	基本信息	发掘地（者）	收藏地（者）
档哈雅沙巴帕雅	著作年代不详，抄写年代不详	西双版纳州景洪市	西双版纳州傣医医院
档哈雅（波罕燕）	著作年代不详，抄写年代不详	西双版纳州景洪市勐罕镇曼法代波罕燕	西双版纳州景洪市勐罕镇曼法代波罕燕
档哈雅波温清	著作年代不详，抄写年代不详	西双版纳州景洪市勐罕镇曼秀波温清	西双版纳州景洪市勐罕镇曼秀波温清
档哈雅帕雅毫雅帕沙傣	著作年代不详，抄写年代不详，康朗腊撰	西双版纳州景洪市嘎洒镇曼飞龙康朗腊	西双版纳州景洪市嘎洒镇曼飞龙康朗腊
档哈雅罕香达磨雅曼达	著作年代不详，抄写年代不详	西双版纳州景洪市嘎洒镇曼达村岩罕香祖传	西双版纳州景洪市嘎洒镇曼达村岩罕香
档哈雅岩罕香达	著作年代不详，抄写年代不详	西双版纳州景洪市嘎洒镇曼达村岩罕香	西双版纳州景洪市嘎洒镇曼达村岩罕香
档哈雅扎西题	著作年代不详，抄写于1970年12月	西双版纳州景洪市傣医康朗听传给儿子	西双版纳州景洪市嘎洒镇曼贺纳村波旺、岩香
档哈雅档来	著作年代不详，抄写年代不详	西双版纳州景洪市	西双版纳州傣医医院
档哈雅勐傣	著作年代不详，抄写年代不详	西双版纳州景洪市	西双版纳州傣医医院
档哈雅办扎娜里	著作年代不详，抄写年代不详	西双版纳州景洪市	西双版纳州傣医医院
档哈雅欢	著作年代不详，抄写年代不详	西双版纳州景洪市	西双版纳州傣医医院
档哈雅尚嘎哈	著作年代不详，抄写年代不详	西双版纳州景洪市	西双版纳州傣医医院
档哈雅贺埋	著作年代不详，抄写年代不详	西双版纳州景洪市	西双版纳州傣医医院
档哈雅康腊	著作年代不详，抄写年代不详	西双版纳州景洪市	西双版纳州傣医医院
档哈雅召傣当来	著作年代不详，抄写年代不详	西双版纳州景洪市	西双版纳州傣医医院
档哈雅沙巴帕雅	著作年代不详，抄写年代不详	西双版纳州景洪市	西双版纳州傣医医院

续表

书名	基本信息	发掘地（者）	收藏地（者）
档哈雅帕亚题罗嘎	著作年代不详，抄写年代不详	西双版纳州勐海县康朗顿	西双版纳州勐海县康朗顿
档哈雅波罕应	著作年代不详，抄写于1978年	西双版纳州勐海县岩温飞	西双版纳州勐海县岩温飞
档哈雅曼飞勐混岩温	著作年代不详，抄写年代不详	西双版纳州勐海县勐混乡岩温	西双版纳州勐海县勐混乡岩温
档哈雅沙巴害	著作年代不详，抄写于傣历1263年	西双版纳州勐海县勐混乡岩温	西双版纳州勐海县勐混乡岩温
档哈雅比响哈龙勐腊	著作年代不详，抄写年代不详	西双版纳州勐腊县易武乡曼洒村波岩糯	西双版纳州勐腊县易武乡曼洒村波岩糯
档哈雅	收录于《中国贝叶经全集》（第62卷），2009年出版	西双版纳州景洪市	人民出版社
药典	收录于《中国贝叶经全集》（第32卷），2008年出版	西双版纳州景洪市	人民出版社
傣方药	收录于《中国贝叶经全集》（第86卷），2010年出版	西双版纳州景洪市	人民出版社
傣药志	收录于《中国贝叶经全集》（第61卷），2009年出版	西双版纳州景洪市	人民出版社
傣药经方	2008年出版	西双版纳州景洪市	云南民族出版社
档哈雅尚别邦	著作年代不详，抄写年代不详	西双版纳州景洪市嘎洒镇曼丢村康朗罕	西双版纳州景洪市嘎洒镇曼丢村康朗罕
档哈雅贺埋	著作年代不详，抄写年代不详	西双版纳州勐海县曼先村岩盼	西双版纳州勐海县曼先村岩盼
档哈雅傣泐塔都嘎他	著作年代不详，抄写年代不详	不详	西双版纳州傣医医院
档哈雅勐罕	著作年代不详，抄写年代不详	西双版纳州勐罕镇岩翁罕	西双版纳州勐罕镇岩翁罕
档哈雅曼那麻勐海	著作年代不详，抄写年代不详	西双版纳州景洪市	西双版纳州傣医医院

续表

书名	基本信息	发掘地（者）	收藏地（者）
档哈雅沙巴帕雅	著作年代不详，抄写年代不详	西双版纳州景洪市	西双版纳州傣医医院
档哈雅召述宛纳	著作年代不详，抄写年代不详	西双版纳州景洪市	西双版纳州傣医医院
傣医各种“拢麻想乎”药方	著作年代不详，抄写年代不详	西双版纳州景洪市	西双版纳州傣医医院
西双版纳傣族方药	著作年代不详，抄写年代不详	西双版纳州景洪市	西双版纳州傣医医院
释解四塔	著作年代不详，抄写年代不详	西双版纳州景洪市	西双版纳州傣医医院
档哈雅补英宰鲁旺	著作年代不详，抄写年代不详	西双版纳州景洪市	西双版纳州傣医医院
档哈雅拢当勐	著作年代不详，抄写年代不详	西双版纳州景洪市	西双版纳州傣医医院
档哈雅帕拢	著作年代不详，抄写年代不详	西双版纳州景洪市	西双版纳州傣医医院
档哈雅勐捧	著作年代不详，抄写年代不详	西双版纳州景洪市	西双版纳州傣医医院
档哈雅	著作年代不详，抄写年代不详	西双版纳州景洪市	西双版纳州傣医医院
档哈雅	著作年代不详，抄写年代不详	西双版纳州景洪市	西双版纳州傣医医院
档哈雅	著作年代不详，抄写年代不详	西双版纳州景洪市	西双版纳州傣医医院
档哈雅康朗仑	著作年代不详，抄写年代不详	西双版纳州景洪市	西双版纳州傣医医院
档哈雅办咱那里	著作年代不详，抄写年代不详	西双版纳州景洪市	西双版纳州傣医医院
档哈雅曼飞勐混	著作年代不详，抄写年代不详	西双版纳州勐海县勐混乡岩温	西双版纳州勐海县勐混乡岩温
档哈雅康朗庄	著作年代不详，抄写年代不详，康朗庄撰，波滔远辑	西双版纳州景洪市	西双版纳州傣医医院

续表

书名	基本信息	发掘地（者）	收藏地（者）
档哈雅罗嘎	著作年代不详，抄写于1982年	西双版纳州景洪市	西双版纳州傣医医院
档哈雅敢满	著作年代不详，抄写年代不详	西双版纳州景洪市	西双版纳州傣医医院
档哈雅沙巴害帕雅拢沙里坝	著作年代不详，抄写年代不详	西双版纳州景洪市	西双版纳州傣医医院
档哈哈帕雅	著作年代不详，抄写年代不详	西双版纳州景洪市	西双版纳州傣医医院
档哈雅扎雅尚嘎哈	产生于1000年前，抄写于1948年，康朗腊辑	西双版纳州景洪市	西双版纳州傣医医院
档哈雅召书婉娜	著作年代不详，抄写年代不详	西双版纳州景洪市	西双版纳州傣医医院
档哈雅欢	著作年代不详，抄写年代不详	西双版纳州景洪市	西双版纳州傣医医院
档哈雅害沙里坝	著作年代不详，抄写年代不详，康朗吨辑	西双版纳州景洪市	西双版纳州傣医医院
档哈雅滚害沙巴帕雅	著作年代不详，抄写年代不详，康朗仑抄	西双版纳州景洪市	西双版纳州傣医医院
档哈雅帕雅害岩康（1）	著作年代不详，抄写年代不详	西双版纳州景洪市勐龙镇岩康	西双版纳州景洪市勐龙镇岩康
档哈雅勐龙波亮	著作年代不详，抄写于傣历1229年	西双版纳州景洪市勐龙镇曼景列波亮	西双版纳州景洪市勐龙镇曼景列波亮
档哈雅曼达岩罕香	著作年代不详，抄写年代不详	西双版纳州景洪市嘎洒镇曼达村岩罕香	西双版纳州景洪市嘎洒镇曼达村岩罕香
档哈雅沙巴	著作年代不详，抄写年代不详	西双版纳州景洪市嘎洒镇曼达村岩罕香	西双版纳州景洪市嘎洒镇曼达村岩罕香
档哈雅龙	康朗腊根据古籍记载和临床实践经验汇编而成，2003年出版	西双版纳州景洪市	云南民族出版社
风病条辨译注	汇集多种傣族医药古籍有关风病的论述，2003年出版	西双版纳州景洪市	云南民族出版社
档哈雅思龙	著作年代不详，抄写年代不详	西双版纳州勐海县勐混乡岩温	西双版纳州勐海县勐混乡岩温

续表

书名	基本信息	发掘地（者）	收藏地（者）
佛陀教语	2009年出版	不详	云南民族出版社
巴力往	著作年代不详，抄写年代不详	不详	西双版纳州傣医医院
贺达嘎呢该	著作年代不详，抄写年代不详	不详	西双版纳州傣医医院
乎腊龙	成书于1000余年前	西双版纳州景洪市岩吨栋	西双版纳州景洪市岩吨栋
罕煜冷泼	成书于1000余年前	西双版纳州景洪市岩吨栋	西双版纳州景洪市岩吨栋
桑如达尼该	著作年代不详，抄写年代不详	不详	西双版纳州傣医医院
昂谷打腊尼该	著作年代不详，抄写年代不详	不详	西双版纳州傣医医院
各种祛邪驱鬼消灾术	收录于《中国贝叶经全集》（第73卷），2010年出版	不详	人民出版社
罗格牙坦	著作年代不详，抄写年代不详	不详	西双版纳傣族自治州少数民族研究所
档哈雅龙	1323年由帕雅龙真夯从《嘎比迪沙迪巴尼》一书中摘录编写而成	不详	不详
巴拉尚哈亚	收录于《中国贝叶经全集》（第76卷），2010年出版	不详	人民出版社
档哈雅巴朗	著作年代不详，抄写年代不详	西双版纳州景洪市勐龙镇岩温	西双版纳州景洪勐龙镇岩温
档哈雅朗占	著作年代不详，抄写年代不详	西双版纳州景洪市勐龙镇岩康	西双版纳州景洪市勐龙镇岩康
档哈雅嘎龙	著作年代不详，抄写于1987年	西双版纳州景洪市勐龙镇	西双版纳州景洪市勐龙镇
档哈雅几内罕	著作年代不详，抄写于1981年8月	西双版纳州景洪市勐龙镇小街	西双版纳州景洪市勐龙镇小街
档哈雅帕雅滚害档来	著作年代不详，抄写于1982年11月	不详	西双版纳州傣医医院

续表

书名	基本信息	发掘地（者）	收藏地（者）
档哈雅腊鹏	著作年代不详，抄写年代不详	不详	西双版纳州傣医医院
档哈雅曼米	著作年代不详，抄写年代不详	西双版纳州景洪市嘎栋乡曼米村岩温叫	西双版纳州傣医医院
档哈雅嘎拢	著作年代不详，抄写年代不详	不详	西双版纳州傣医医院
过帕雅和沙干	著作年代不详，抄写年代不详	西双版纳州勐海县勐混乡岩温飞	西双版纳州勐海县勐混乡岩温飞
档哈雅帕亚沙巴	著作年代不详，抄写年代不详	西双版纳州勐海县岩温	西双版纳州勐海县岩温
档哈雅傣当来	著作年代不详，抄写年代不详	西双版纳州勐海县康朗顿	西双版纳州勐海县康朗顿
档哈雅	著作年代不详，抄写年代不详	西双版纳州景洪市	西双版纳州傣医医院
档哈雅勐龙康朗应	著作年代不详，抄写年代不详	西双版纳州景洪市	西双版纳州傣医医院
档哈哈帕拢	著作年代不详，抄写年代不详	西双版纳州景洪市	西双版纳州傣医医院
档哈雅马腊鹏	著作年代不详，抄写年代不详	西双版纳州景洪市	西双版纳州傣医医院
档哈雅哈蒙	著作年代不详，抄写年代不详	西双版纳州景洪市	西双版纳州傣医医院
档哈雅（第二册）	著作年代不详，抄写年代不详	西双版纳州景洪市	西双版纳州傣医医院
档哈雅滚雅麻腊	著作年代不详，抄写年代不详	西双版纳州景洪市	西双版纳州傣医医院
档哈雅比咱哈	著作年代不详，抄写年代不详，波香糯抄	西双版纳州景洪市	西双版纳州傣医医院
档哈雅阿奴麻	著作年代不详，抄写年代不详，康朗腊抄	西双版纳州景洪市	西双版纳州傣医医院
西双版纳古傣医药验方注释	根据民间收集的傣医药手抄本《档哈雅》整理，1983年内部出版	西双版纳州景洪市	西双版纳州卫生局
傣医传统方药志	依照众多傣医古籍整理，1985年出版	西双版纳州景洪市	云南民族出版社

续表

书名	基本信息	发掘地（者）	收藏地（者）
古傣医验方译释	依据民间收集的《档哈雅》整理，1990年出版	西双版纳州景洪市	云南民族出版社
傣族传统医药方剂	1995年出版	西双版纳州景洪市	云南科技出版社
档哈雅麻	著作年代不详，抄写年代不详	西双版纳州景洪市	西双版纳州傣医医院
档哈雅麻	著作年代不详，抄写年代不详	西双版纳州景洪市	西双版纳州傣医医院
档哈雅帕雅麻	著作年代不详，抄写年代不详	西双版纳州勐海县勐混乡岩顿	西双版纳州勐海县勐混乡岩顿
档哈雅麻（一）	著作年代不详，抄写于1978年6月	西双版纳州勐海县勐混乡打洛镇岩尖	西双版纳州勐海县勐混乡打洛镇岩尖
档哈雅麻（二）	著作年代不详，抄写年代不详	西双版纳州勐海县勐混乡曼贺村岩温混	西双版纳州勐海县勐混乡曼贺村岩温混
档哈雅帕雅	著作年代不详，抄写年代不详	西双版纳州勐海县勐混乡打洛镇岩尖	西双版纳州勐海县勐混乡打洛镇岩尖
马药	著作年代不详，抄写年代不详	不详	西双版纳傣族自治州少数民族研究所
人药马药方药	著作年代不详，抄写年代不详	西双版纳州景洪市嘎洒镇曼丢村康朗罕	西双版纳州景洪市嘎洒镇曼丢村康朗罕
天下众生快乐	著作年代不详，抄写年代不详	不详	西双版纳傣族自治州少数民族研究所

（二）德宏州傣族医药古籍分布情况

目前，笔者在德宏州调查到傣族医药古籍56种，这些古籍记载了德宏傣族医药的发展历史、用药经验、单方验方等内容，有极大的历史文物价值和学术价值。德宏州收藏傣族医药古籍的单位主要有德宏州民语委、德宏州档案馆、德宏州傣学会、德宏州药检所、德宏民族出版社和梁河县档案馆等，共有37种，占德宏州调查总数的66.07%；个人收藏的傣族医药古籍共有19种，占德宏州调查总数的33.93%。

表4–3　云南省德宏州收藏傣族医药古籍一览表

书名	基本信息	发掘地（者）	收藏地（者）
卫利亚苏哈	著作年代不详，抄写年代不详	德宏州芒市	德宏州芒市芒喊村
在人间的药方	著作年代不详，抄写年代不详，刚色撰	德宏州芒市广相村	德宏州芒市广相村
天下人民快乐	著作年代不详，抄写年代不详，季瓦嘎撰	德宏州芒市镇段国民	德宏州芒市段国民
八种致病原因	著作年代不详，抄写于1667年	德宏州芒市遮放镇嘎中村	德宏州芒市遮放镇嘎中村
傣医医药（13）	著作年代不详，抄写年代不详	德宏州芒市西南里	德宏州芒市西南里龚庆安
傣医医药（14）	著作年代不详，抄写年代不详	德宏州芒市西南里	德宏州芒市西南里龚庆安
傣医傣药（9）	著作年代不详，抄写于1969年	德宏州芒市西南里	德宏州芒市西南里龚庆安
傣医傣药（8）	著作年代不详，抄写年代不详	德宏州芒市西南里	德宏州芒市西南里龚庆安
广相佛爷医药书	著作年代不详，抄写年代不详	德宏州芒市广相村	德宏州芒市广相村
傣医傣药（3）	著作年代不详，抄写年代不详	德宏州芒市	德宏州民语委
盈江傣医傣药	著作年代不详，抄写年代不详	德宏州盈江县下芒桑村	德宏州盈江县下芒桑村
怎样使用草药	著作年代不详，抄写年代不详	德宏州芒市	德宏州民语委
药典（西南里）	著作年代不详，抄写年代不详	德宏州芒市西南里龚庆安	德宏州芒市西南里龚庆安
傣医傣药（10）	著作年代不详，抄写年代不详	德宏州芒市西南里	德宏州芒市西南里龚庆安
傣医用药药典	著作年代不详，抄写年代不详	德宏州盈江县下芒桑村	德宏州盈江县下芒桑村
德宏民族药志（一）	德宏州卫生局药品检验所编，1983年出版	德宏州芒市	德宏州档案馆
傣药验方集（1）	著作年代不详，抄写年代不详	德宏州芒市	德宏民族出版社

续表

书名	基本信息	发掘地（者）	收藏地（者）
傣医傣药（1）	著作年代不详，抄写年代不详	德宏州民语委	德宏州民语委
傣医傣药（5）	著作年代不详，抄写年代不详	德宏州民语委	德宏州民语委
傣医傣药（2）	著作年代不详，抄写年代不详	德宏州民语委	德宏州民语委
傣医傣药（9）	著作年代不详，抄写年代不详	德宏州芒市	德宏州民语委
德宏佛寺药方（1）	成书于缅历1234年	德宏州佛寺召屏雅佛爷	德宏州芒市拉院村焦所比达
德宏佛寺药方（2）	著作年代不详，抄写年代不详	德宏州佛寺召屏雅佛爷	德宏州芒市拉院村焦所比达
德宏佛寺药方（3）	著作年代不详，抄写年代不详	德宏州佛寺召屏雅佛爷	德宏州芒市拉院村
虎慢吾烂吾纳	著作年代不详，抄写年代不详	德宏州档案馆	德宏州档案馆
民族民间药典	著作年代不详，抄写年代不详，德昂族僧人撰	德宏州档案馆	德宏州档案馆
傣族医药书	著作年代不详，抄写于1986年	德宏州档案馆	德宏州档案馆
药典	著作年代不详，抄写年代不详，三台山色卫僧人撰	德宏州芒市拉院村焦所比达	德宏州芒市拉院村焦所比达
朗吾佛爷药方（1）	成书于缅历1373年	缅甸朗吾佛寺	德宏州芒市拉院村焦所比达
朗吾佛爷药方（2）	成书于缅历1373年	缅甸朗吾佛寺	德宏州芒市拉院村焦所比达
德宏傣药验方集（一）	德宏州药检所编，1983年	德宏州芒市	德宏州药检所
德宏傣药验方集（二）	德宏州药检所编，方茂琴主编，1998年	德宏州芒市	云南民族出版社
冯国清验方集	德宏州药检所根据傣医冯国清口传文献编写，1983年	德宏州芒市	德宏州药检所

续表

书名	基本信息	发掘地（者）	收藏地（者）
李波买验方集	德宏州药检所根据傣医李波买口传文献编写，1983年	德宏州芒市	德宏州药检所
德宏州中医药及民族医药秘方验方编	德宏州卫生局药品检验所	德宏州芒市	德宏州药检所
德宏民族药方	德宏州中药资源普查办	德宏州芒市	德宏州卫生局
龚玉贤验方	德宏州药检所根据傣医龚玉贤口传文献编写，1983年	德宏州芒市	德宏州药检所
傣医傣药（6）	著作年代不详，抄写年代不详	不详	德宏州民语委
傣医傣药（2）	著作年代不详，抄写年代不详	不详	德宏州民语委
为天下人民都健康	2011年出版	德宏州芒市	德宏民族出版社
罗嘎站截	著作年代不详，抄写于1894年	德宏州梁河县档案馆	德宏州梁河县档案馆
坦玛岁嘎	著作年代不详，抄写于1925年	德宏州梁河县档案馆	德宏州梁河县档案馆
医药·咒语	著作年代不详，抄写年代不详	不详	德宏州民语委
占卜（1）	著作年代不详，抄写年代不详	德宏州民语委	德宏州民语委
占卜（2）	著作年代不详，抄写年代不详	德宏州民语委	德宏州民语委
占卜（3）	著作年代不详，抄写年代不详	德宏州民语委	德宏州民语委
占卜（4）	著作年代不详，抄写年代不详	德宏州民语委	德宏州傣学会
占卜（6）	著作年代不详，抄写年代不详	德宏州民语委	德宏州傣学会
咒术（1）	著作年代不详，抄写年代不详	德宏州傣学会	德宏州傣学会

续表

书名	基本信息	发掘地（者）	收藏地（者）
招魂词	著作年代不详，抄写年代不详	不详	德宏州民语委
占卜与傣医药	著作年代不详，抄写于1956年7月6日	德宏州芒市西南里龚庆安	德宏州芒市西南里龚庆安
草医草药	著作年代不详，抄写年代不详	不详	德宏州民语委
治病手册	抄写于佛历2500年（傣历2051年，公历1957年）	不详	德宏州民语委
缅甸傣医药典	著作年代不详，抄写年代不详	不详	德宏州民语委
傣医验方（一）	德宏州药检所根据4位傣医所藏古籍整理，1982年编写完成	德宏州芒市	德宏州药检处
德宏傣医傣药及其验方调查（一）	李波买、肖波嫩口述，方茂琴、陈忠国、刘英整理，1982年完成	德宏州芒市	德宏州民族出版社

据1990年德宏州卫生局撰写的《德宏州傣族医药工作情况调查报告》记载，德宏州当时共有傣族医药人员180人，懂傣文者77人，傣医中保存有傣医药书的13人，收藏古籍约84册，“文革”动乱中大部分医药书籍被焚毁和外流。[①]笔者根据《德宏州傣族医药工作情况调查报告》对这部分古籍进行追踪调查，仅追踪到56册，有部分傣族医药古籍下落不明。[②]

德宏州傣族医药古籍以方书和本草类居多，是有其历史原因的。党的十一届三中全会以来，发掘整理傣族医药遗产工作得到高度重视，针对许多傣族医药书籍被破坏、烧毁和流失的情况，傣医从业人员十分奇缺的问题，德宏州卫生局多次召开学术经验交流会和研讨会，鼓励傣族老医生献技、献策、献方。早在1955年，德宏州就根据傣医所藏医籍进行了验方整理研究工作，编写了《德宏中医药

①德宏州卫生局药品检验所：《德宏州傣族医药工作情况调查报告》，德宏州卫生局资料室内部资料，1990年3月20日，第6页。

②德宏州调查到的傣族医药古籍有56册，但据《德宏州傣族医药工作情况调查报告》所述，德宏州有傣族医药古籍84册，但德宏州卫生局已经无法提供当时调查的详细书目。

及民族医药秘方验方汇编》，收录秘方、验方697个。德宏州药检所从1979年开始进行傣医傣药的发掘、收集和整理工作，编写了《德宏傣药验方集（1）》，收集傣药170多种，单方、验方100多个，在此基础上，又编写了《德宏傣药验方集（2）》，收集傣药380多种，单方、验方410多个，比较集中的有豆科、毛茛科、蔷薇科、萝摩科等几个科。这些药物部分与中医习用品种相同，也有一部分是其他民族医生都很少使用、独具德宏傣族医药特色的品种。

1983年，德宏州药检所根据傣医冯国清、李波买口述，整理编写了《冯国清验方集》和《李波买验方集》。1985年，德宏州召开了首届民族医药代表大会，总结交流了民族医药防病治病的经验，在会上还开展了献书献方的活动。后根据傣医的口述对药物进行整理，编写了《德宏民族药名录》，记载了600多味民间常用的动、植、矿物药，资料翔实，对其功效和主治有详细的说明。

1986年，德宏州卫生局设立了民族医药研究室，并设立民族医药古籍翻译和民族药志编写组，形成由傣医和精通傣文的翻译工作人员组成的研究小组，对德宏州傣族医药开展挖掘整理研究工作，相继整理编写了《傣医验方》，由德宏州药品检验所和潞西县卫生局共同编译，收集了潞西县法帕公社冯国兴，遮放公社冯岳喊、依团，盈江县新城公社龚玉贤等四位傣医收藏的傣族医药手抄本中的药方。德宏州中药资源普查办公室编写了《德宏民族药方》，共收载方药100个，用药123种，其中傣医常用方药79方，景颇族常用方药21方。

在傣族医药古籍发掘工作中，研究者对古籍记载验方曾做过临床观察，确有一定疗效。如“德傣胃药”专治急慢性胃炎、胃溃疡、十二指肠溃疡、萎缩性胃炎，“伤湿止痛药”“水火烫伤散”“脱毒胶囊”“糖尿病搽穴位剂”“拔毒散”“肝炎散”等药物，有较好的疗效。[①]

（三）其他地区傣族医药古籍分布情况

1．临沧市

临沧市位于云南省西南部。根据1998年人口普查信息，该地区民族人口有81.06万人，占总人口的38.3%，其中傣族有10.43万人，主要分布在双江县和耿

①段国民：《德宏州傣医药发展概况》，载《中国民族医药杂志》，2005年增刊，第28页。

马县。临沧的傣语属于德宏方言，双江县和耿马县的傣族主要使用傣那文和傣泐文。笔者通过到临沧市卫生局等部门进行调研和查阅临沧的地方志、卫生志等地方文献，了解到临沧傣族医药的发展情况。民国时期，当地民间医生用草药和单方施药治病，多为自己调治，不行医。新中国成立后，逐渐有以行医为业的医生出现。

临沧市图书馆对全市古籍文献进行普查，临沧市1912年以前收藏的古籍文献共有2230种，7848册；1949年以前的少数民族古籍共有195册。除此以外，还有临沧市文物管理所、临翔区图书馆等单位以及一些寺院收藏有傣文古籍。但保存零散，与医药内容有关的古籍更是少之又少。笔者对临沧市图书馆、耿马县档案馆、耿马县文化馆、镇康县志办、凤庆县一中图书馆、双江县档案馆进行调查，均未发现傣族医药古籍。

笔者对临沧市傣医进行实地调查，调查地点为耿马傣族自治县和双江拉祜族佤族布朗族傣族自治县，发现傣医主要集中在孟定镇。孟定镇是历代孟定土司署所在地，也是耿马县的第二重镇。耿马县在20世纪六七十年代非常重视当地民族医药发展，傣医药得到相应发展。1974年，傣医集中于孟定镇总结交流，献药献方，当时发掘收集傣医验方“雅换（粉药）”60余个，油印成册并得到广泛传播。[①]由于当地政府重视，耿马县涌现出一批知名傣医，如布莱俄与布牙恒擅长治疗麻风病，总结出一整套内服、外擦、洗浴治疗麻风病的治疗方案，临终前将两册用傣文记录的医学笔记交给长子收藏，惜尚无人翻译整理；赵小德擅长治疗骨伤疾病并兼治疗内科与外科；康郎坦夆，被称为“遮卖大医官”，是缅寺“佛爷”，善于通过观察病人体征、表情、行动、脉象等诊断疾病。[②]此外，耿马傣族民众也保留着一些应用保健植物药的习俗，如用密蒙花染饭、柠檬洗发、嚼“沙居”（用槟榔树皮熬成的干膏和芦子、石灰、草烟等混合制成）护齿等。

笔者在耿马县孟定镇调查了5位傣医，均在佛寺当过和尚，年龄为44～58岁，其中康朗刘和玉鼎真人保存有医药古籍，均为西双版纳傣泐文书写。康朗刘行医30年，医药知识和临床经验一部分来自师父传授，一部分来自对古籍的研读

①《耿马傣族佤族自治县概况》编写组：《耿马傣族佤族自治县概况》，北京：民族出版社，2008年版，第255～256页。

②曹式煌：《耿马傣族佤族自治县志》，芒市：德宏民族出版社，1995年版，第264～266页。

和学习。他年少时在缅甸佛寺学习，故能识傣文和部分巴利文，对医药古籍的内容完全都能读懂。康朗刘随身携带的一本笔记本中夹着一张照片，照片上的人是康朗刘还俗后所拜的老师锁金纳，已经去世多年。玉鼎真人由于不懂汉文，对其访谈只能请当地人给我们当翻译。玉鼎真人收藏有一些傣文古籍，其中部分古籍记载着医药内容。笔者请当地的傣文翻译人员尝试对其中一本进行释读，但内容过于晦涩，翻译人员没有办法解读。全书用缅甸傣文记录，是玉鼎真人祖传下来的，誊抄于傣历一三五九年，记载了一些医治各种疑难杂症的药方。在耿马县调查到的其他傣医均未收藏有傣族医药古籍，其中部分傣医虽然有把自己医术整理流传后世的愿望，但由于不识傣文，所以也只能放弃。还有部分傣医原先保存有部分傣族医药古籍，但后由于各种历史原因而被焚毁，最终也没有保存下来，现在提起仍觉得惋惜。

双江县的医药资源十分丰富，各族人民都有认药学医的传统，从而产生许多亦农亦医人员，傣族称其为“摩雅”，拉祜族称其为“拿乌八”，佤族称其为“着灯师”，布朗族称其为“它腊奇”。[①]1953年11月，双江县首次召开“全县中草医药人员代表会议”，共有207名草医参加了卫生协会。为更好地继承和发扬民族医药，双江县卫生局多次组织开展草药资源调查工作，先后编写《双江本草》《双江县民间常用草药名录》等资料，并在此基础上成立双江县民族医药研究所与双江县民族中医院。双江县民族医药研究所开展了课题“双江傣医方药”的研究，对本县拉祜族、佤族、布朗族和傣族等民族常用的保健药用植物进行调查研究，且多次组织中草药工作者和乡村医生的培训与教学工作。1990年，双江县人民医院少数民族医药研究室张文彬撰写论文《云南双江傣族保健植物药初探》，讲述傣族如何应用当地植物作为保健药，对这些植物在头发、口腔、牙齿及皮肤等部位的应用进行观察，并介绍这些药物的制备及使用方法。但近年来双江县傣医药研究却没有得到足够重视，2001年6月，县民族医药研究所撤销，并入县民族医院。

笔者在双江县共调查傣医6人，其中一人是双江县后城佛寺的“佛爷”，傣族，精通医术，医术获取主要为自学。其余几位傣医为汉族，其医术主要通过祖传和自学相结合的方式获取。当问及是否有医药古籍时，有的说原来家中有一些

①赵贵祥：《双江拉祜族佤族布朗族傣族自治县情况概况》，北京：民族出版社，2008年版，第251页。

傣族医药古籍，但“文革”时期被烧毁，有的因为搬家丢失了。行医资格证成为当地傣医难以逾越的门槛，在双江县调查的6名傣医中，只有2人通过自学西医取得了乡村医师资格证，其他4人均没有行医资格。其中，勐库镇的傣医李安菊（1967年生），行医16年，自学西医学知识，参加了临沧卫校举办的医疗技能培训，经考试取得了乡村医师资格证。

2．普洱市

普洱市位于云南省西南部，辖一区九县，分别是思茅区、宁洱哈尼族彝族自治县、墨江哈尼族自治县、景东彝族自治县、景谷傣族彝族自治县、镇沅彝族哈尼族拉祜族自治县、江城哈尼族彝族自治县、孟连傣族拉祜族佤族自治县、澜沧拉祜族自治县、西盟佤族自治县。东南与老挝、越南接壤，西南与缅甸毗邻，澜沧江、红河、怒江水道直通境外。[①]普洱市收藏傣族医药古籍的单位主要是普洱市民族传统医药研究所。普洱市民族传统医药研究所成立于1970年，对傣族医药古籍进行搜集和挖掘，共收集到5本医药手抄本并进行了翻译整理，于2001年和2006年分别出版了《傣族医药研究（档哈雅龙）》（云南民族出版社，2001年版）和《思茅傣族传统医药研究——档哈雅龙（二）》（四川科学技术出版社，2006年版）。

3．其他地区

笔者对玉溪市，新平县、元江县等地图书馆和档案馆以及云南省图书馆、昆明市图书馆、云南民族大学图书馆、云南大学、云南民族博物馆、云南省社会科学院、云南少数民族古籍出版办公室、云南中医学院博物馆、成都中医药大学和北京博物馆进行调查，发现云南中医学院博物馆收藏有12种，云南大学贝叶文化研究所收藏有2种，云南民族大学图书馆收藏有2种。

从调查研究情况看，目前大多数收藏保管单位尚未对傣文古籍进行编目和整理，傣文古籍混杂堆放，增加调研难度。傣族医药古籍主要分布于西双版纳州和德宏州，临沧、普洱等地区的收藏整理工作明显滞后。我们知道，任何学术研究首先必须占有资料，没有资料就无法开展科学研究。现实提醒我们，要想全面了解、把握傣族医药，就必须对傣族医药古籍有深入研究，掌握和占有第一手资料，为傣族医药相关研究提供最权威的信息，推动傣族医药学科及其相关领

①杨薇，孔炜娟：《北回归线上的奇葩：普洱》，载《宁夏画报》（生活版），2010年第3期。

域研究的快速发展。

四、傣族医药古籍的装帧形制

笔者所调查搜集的274种傣族医药古籍中，线装古籍有126种，占45.99%；经折装有39种，占14.23%；现代装有35种，占12.77%；简装有34种，占12.41%；梵夹装有15种，占5.47%；包背装有10种，占3.65%；其他装帧形制有6种，占2.19%；不详的有9种，占3.28%。

从表4–4可以看出，经折装主要见于德宏州，而梵夹装和线装主要见于西双版纳州。德宏州傣族医药古籍以棉纸经和纸板经为主要载体，临沧市以构纸经为主要载体，西双版纳州傣族医药古籍以贝叶为主要载体。

表4–4　傣族医药古籍文献的装帧形制在不同地区的数量统计表

单位：种

装帧形制	西双版纳州	德宏	其他	共计
线装	112	7	7	126
经折装	7	19	13	39
简装	34	0	0	34
梵夹装	14	1	0	15
包背装	0	10	0	10
简装	34	0	0	34
现代装	15	9	11	35
其他	0	6	0	6
不详	9	0	0	9

注：其他地区包括临沧市、普洱市、昆明市和北京市等地。

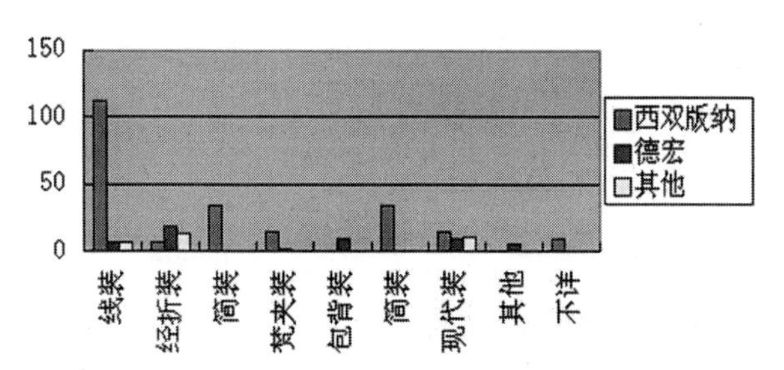

图4-2　傣族医药古籍的装帧形制在不同地区的分布情况柱状图

五、傣族医药古籍的文字类型

笔者所调查搜集的274种傣族医药古籍在文字类型方面呈现出明显的地域特征。其中：178种为傣泐文，占总数的64.96%；14种为德宏傣文，占总数的5.11%；24种为缅傣文，占总数的8.76%；8种为傣绷文，占总数的2.92%；3种为巴利文，占总数的1.09%；1种为德宏傣文和缅傣文并用，占总数的0.36%；1种为巴利文和德宏傣文并用，占总数的0.36%；8种为巴利文、德宏傣文、缅甸傣文并用，占总数的2.92%；19种为傣泐文、汉文对照，占总数的6.93%；11种为德宏傣文、汉文对照，占总数的4.01%；7种古籍未收集到相关信息，占总数的2.55%。

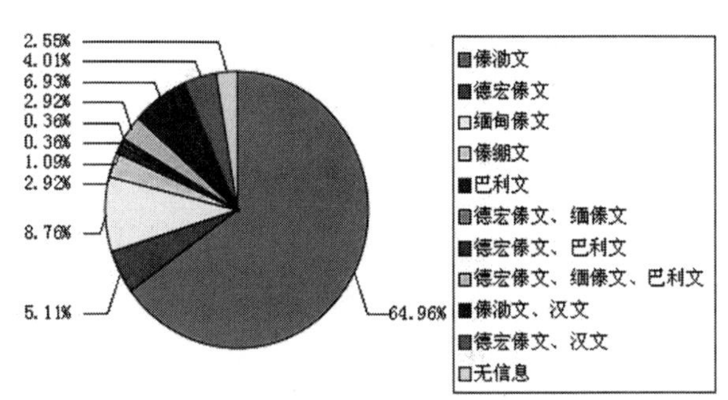

图4-3　傣族医药古籍文字类型统计图

六、傣族医药古籍的分类构成

傣族医药古籍的分类构成复杂多样，以方书为多。在搜集的274种傣族医药古籍中，医经类有12种，占总数的4.38%；医理类有18种，占总数的6.57%；诊治类有9种，占总数的3.28%；本草类有26种，占总数的9.49%；方书类有120

种，占总数的43.80%；临床各科类有21种，占总数的7.66%；养生类有1种，占总数的0.36%；医史类有13种，占总数的4.74%；综合类有46种，占总数的16.79%；兽医类有8种，占总数的2.92%。

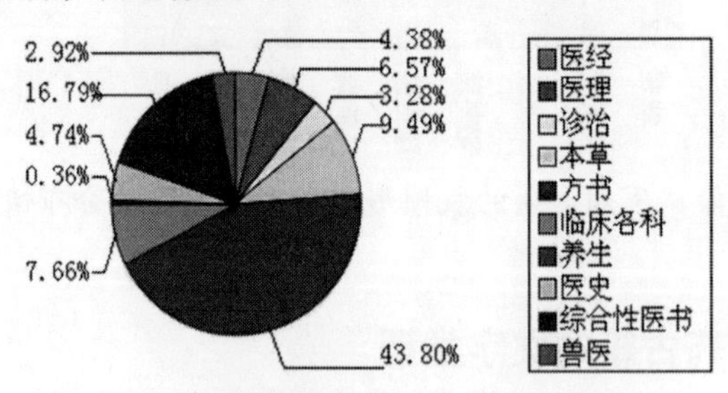

图4-4　傣族医药古籍的分类构成饼状图

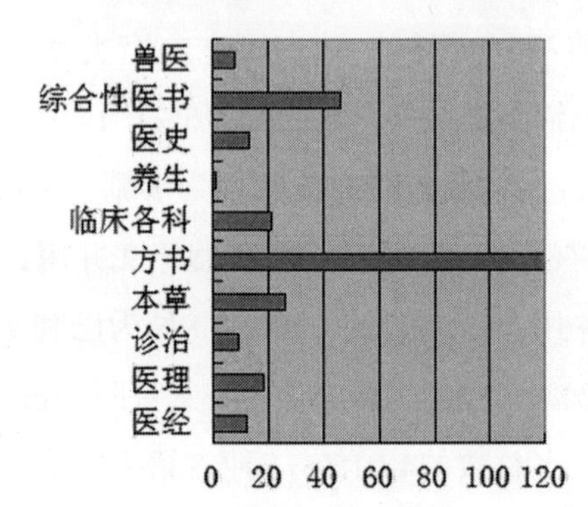

图4-5　傣族医药古籍分类构成柱状图

《中国中医古籍总目》（上海辞书出版社，2007年版）所收录的中医古籍最多的前三类分别为“临证各科”“方书”“本草”。其中：临证各科占全书总数的48.73%，方书占全书总数的20.42%，本草占全书总数的8.16%。与《中国中医古籍总目》所收录的中医古籍的分类特点比较，笔者所调查搜集的傣族医药古籍中，最多的前三类为“方书类”“综合类”和“本草类”。其中方书类有120种，占总数的43.80%；综合类有46种，占总数的16.79%；本草类有26种，占总数的9.49%。不管是中医古籍还是傣医古籍，方书的数量均远远超过其他门类。方书是傣医医疗经验和临证心得的记录，其记载的方论和论述对傣医医学理论研究十分重要，富有临床实践价值。方书类傣医古籍不仅记载有傣医常用的经方，而且大部分是民间的单方和验方，这些单验方以有效简便为特点，在傣族群众中广为传抄。

下篇

傣族医药古籍总目提要

欲回答傣族医学的发展程度怎么样、历史底蕴有多深、原创优势是什么、价值特色有什么等系列重大问题都离不开对傣族医药古籍文献的挖掘整理。然而，傣族医药古籍文献年代久远、底数不清、分布流散，必须通过全面调查并编写总目提要，发挥目录学“辨章学术，考镜源流”的作用，方能观其发展脉络、明其学术源流、晓其知识体系，才能统领全局，制定研究计划，有的放矢地对傣族医药古籍开展搜集、整理、加工、分析和研究。故而，提出“古籍整理需总目提要编纂先行”这一学术观点。

凡　例

一、收录范围

1．本提要重点收录1949年以前（含1949年）用文字记载于不同载体形制，已成书并且流传的，关于傣族预防、治疗疾病和保健的系统理论及知识经验的文献典籍。本提要共收录傣族医药古籍条目274条。

2．由于傣族医药古籍大多为手抄本，刊刻出版甚少，因此本提要收录范围包括1949年以前形成的传本（称为原生古籍）、1949年以后按原文抄录或复制的抄录本或复制本（称为再生古籍），对原生古籍进行注释、疏证的衍生古籍，由于原生古籍已佚，后人从其他引用书中逐条钩辑汇编的新生古籍。

3．本提要所收录的傣族医药古籍条目可通过辑录的方式列入。

4．为方便读者查找文献，凡是1949年以后影印、缩微复制的傣族医药古籍，本提要亦收录。

5．各种载体形制的傣族医药古籍文献均属收录范围。

6．涉及傣族医药内容的汉文古籍，予以收录。

7．全国各地的民族古籍收藏机构（包括图书馆、文化馆、博物馆、民委、民语委、档案馆、史志办等）、科研机构（特别是民族医药研究所）、院校、学术团体及个人收藏以及流散在国外各种机构的傣族医药古籍，均属收录范围。

二、内容结构

著录内容包括基本内容著录和收藏机构标记。

（一）基本内容著录

基本内容著录包括书名项（主要书名、其他书名、附录及其册数、卷数、页数等）、著者项（主要著者、其他著者姓名及其朝代、著作方式等）、版本项（出版年、出版者、出版地、版本类型、丛书名等）、版式项（半页字数、每行字数、书口、边栏、卷轴装长度等）、装帧项（装帧形式、开本等）、附注项（对书名、著者、版本项著录的补充说明）和提要项等七项。

（二）收藏机构注记

收藏机构简洁著录于版本项后，已经出版的古籍，不再著录收藏机构。

三、编排体例

1. 由于许多古籍未记录著作年代或抄写年代，故本提要款目组织暂不按著者时代前后、版本产生先后排序。

2. 本提要不仅收录独立著作，且由于傣族医药古籍文献存量少，故丛书中的著作，一部著作中的某一篇章，某一著作中的部分内容均作收录。

3. 同一书的不同辑本，或经重订、校注、发挥等再创作，均按不同书处理，给予单独的条目。书名相同的不同辑本按照原书书名著录。

四、条目著录原则

1．本提要正文按分类编年的方法排序，部分古籍由于年代不详，采用顺排的方法。

2．古籍的分类以学科内容为主要依据。按此原则，凡各科丛书均按科归类，如医理丛书归入“医理”，本草丛书归入“本草”。

3．成书年代是本提要的主要排序依据，采用阿拉伯数字标记成书年。

4．为便于集中反映某一著作的编集、校订等情况，有部分后人评注本、校订本、汇编本随原著的成书年代排序。

5．异书同名的，尊重原书书名进行著录。

6．同一古籍有不同版本的，尊重原书书名进行著录。

7．有的存书单位存有同一种古籍的不同版本，因其年代、地域、书法风格不同，以及在传抄过程中内容有所增删，本提要也将它们一一收录存目。

五、条目著录说明

1. 按照中国少数民族医药的内容特点，在确立具体类目时依据国内权威的《中国图书馆分类法》《中国少数民族古籍总目提要》以及《中国少数民族文献目录学》《中国中医古籍总目》等分类体系作科学的划分和归类，建立“少数民族医药古籍文献分类体系”。“少数民族医药古籍总目提要类目表”是针对民族医药古籍整理而言，某一民族的古籍若没有某些类项，从略。学科之下可设二级分类或三级分类，其分类原则根据各个民族医药的内容特点具体实施，或本民族有传统分类法的按传统习惯分类。[①]据此原则，本提要制定“傣族医药古籍类目表”。

2. 凡一书多名的情况，选择其使用最多者为正书名，其他异名冠以“又名”字样，并反映在索引之中。

3. 有的存书单位存有同一种古籍的不同版本，因其年代、地域、书法风格不同，以及在传抄过程中内容有所增删的，故本提要也将它们一一收录存目。不同版本的古籍内容会有所不同，书名的著录尊重原书书名，具体版本情况从提要中反映。

4. 根据少数民族医药古籍的实地调查情况，并结合其内容特征，按照内容的不同划分“一级类目”：医经、医理、诊治、本草、方书、临床各科、养生、医史、综合性著作、兽医等10类。

5. 正文中提到的医药专有名词，其概念已经得到了界定和规范。

6. 部分古籍没有书名，但在民间通常称为“医药书”，故尊重原书书名进行著录。

7. 收录的存目均标明了详细的收藏地址和收藏者，但部分私人收藏者不愿意透露本人真实信息，故无法详细列出姓名。此外，有部分条目由于古籍收藏者

---

① “少数民族医药古籍总目提要类目表”参见罗艳秋，徐士奎：《少数民族医药古籍文献分类体系研究（下）：民族医药古籍文献的分类体系研究》，载《中医学报》，2014年第29卷第12期，第1821～1854页。

不愿透露相关信息，故版本信息缺失。

8. 存目书题的汉译，为了与原存书单位的译名保持一致，本提要照录，不再更改。部分古籍没有书名，又为民间收藏，无保存单位，故在收录时对其进行命名。原则上写明该古籍的保存地和保存者，并根据书中主要内容进行命名。如在民间普查到某傣族医药古籍收藏于缅甸朗吾佛寺，为佛寺中的一位“佛爷”撰写的，并且其中主要内容为药方，故将此书命名为“缅甸朗吾佛寺佛爷药方”。多部古籍的收藏者、保存地和主要内容相同，但没有书名，对其进行命名并在书名后加（1）、（2）……（n），以标识和区别。

傣族医药古籍类目表

一、医　经

二、医　理

三、诊　治

四、本　草

五、方　书

六、临床各科

七、养　生

八、医　史

九、综合性医书

　（一）通　论

　（二）合刻、合抄

　（三）丛　书

　（四）汇　编

十、兽　医

一、医　经

帷苏提玛嘎

不分卷，10册，420页。成书于公元前2世纪，古印度觉音著。意译即《清净道论》，是综述南传佛教上座部佛教思想最重要、最详细的论著。其中，论述了五根、九窍、脏腑、皮发、骨液、脂肪、尿液等人体机能，“四塔五蕴”的关系等，为傣族医药理论基础。“四塔”理论，包括“巴他维塔都”（巴利语），傣语称之为“塔拎”，意即“土”；“阿波塔都”（巴利语），傣语称之为“塔喃”，意即“水”；“爹卓塔都”（巴利语），傣语称“塔菲”，意即“火”；“瓦约塔都”（巴利语），傣语称“塔拢”，意即“风”。“夯塔档哈”，即“五蕴”，包括“鲁巴夯塔”（形体蕴），“稳然纳夯”（心蕴），“维达纳夯”（受觉蕴），“先牙纳夯塔”（知觉蕴），“山哈腊夯塔”（组织蕴）。①

巴利文，刻本，贝叶经，梵夹装，绳串联。无缺损，保存完好。今藏西双版纳傣族自治州少数民族研究所。

（徐士奎、刀金平）

嘎牙山哈雅

不分卷，5册。著作年代不详，抄写年代不详，佚名撰。成书年代按照书中人物怕召纳腊答推算，此书是在怕召哈吨（傣族历史上五个为世的世主，共为世六千余年）以前2530多年前成书的。1987年从民间发掘。

《嘎牙山哈雅》中的“嘎牙”意为人体，“山哈雅”意为论述、讲解、解说。本书是傣医最早关于人体解说的著作。该书原为傣族经书中的一部分，该经书共五册，一、二册是医学知识，三到五册论述“夯塔档哈”（“五蕴”）、

①依专，吴永贵：《傣医药学史》，北京：中国中医药出版社，2007年版，第26～35页。

“塔都档细”（“四塔”）、“十二宫诊断轮回”等医学原理。该书阐述了生命的起源和人体生长发育的四个阶段，人体的基本结构由骨、筋、肌肉、皮肤、骨髓、气味、脏腑、“四塔”“五蕴”和“暖”（一种能破坏人体健康、导致衰老的物质，又称为“小虫”，但也能对人体有一定益处，产生饥饿感、助消化和参与粪便的排泄）组成。其中，对“四塔”的阐述最为详细。

西双版纳傣泐文，刻本，贝叶经，梵夹装，绳串联。页面42.5cm×5cm。无缺损，保存完好。今藏西双版纳傣族自治州傣医医院。

（罗艳秋）

嘎牙山哈雅

不分卷，1册，49页。《嘎牙山哈雅》一书为该经书第一、二册内容，经翻译整理后出版。汉文、西双版纳傣文对照，林艳芳、刀志达、波玉波、岩落翻译，云南民族出版社1988年出版。

（罗艳秋）

巴腊麻他坦

不分卷，17册。著作年代不详，抄写年代不详，佚名撰。本书讲述了“塔都档细”（土、水、火、风）存在于人体内和宇宙之间。世界万物和人之身均依靠这四种物质要素（亦称“四大生机”）的支持、辅助组合而成。在“塔都档细”中有42种物质形相，其中土有20种，水有12种，火有4种，风有6种。书中记载，“塔都档细”在正常的时候是“依照俱生，相互依止，互不离缘的”。提出“凡是一切有生命的东西，都必须在形成之前就有促成一切动物和其他一切生物生成的各种物质成分，即各种生命物质要素，‘五蕴’才能顺利生成”。

西双版纳傣泐文，手抄本，木浆纸，线订册叶装，墨书。页面26.8cm×24cm。无缺损，保存完好。今藏西双版纳傣族自治州傣医医院。未翻译整理。

（罗艳秋）

桑比打嘎

不分卷，5册。著作年代不详，佚名撰，抄写于1938年，波杰抄。《桑比打嘎》又称为《三论经学》，书中介绍这部著作的作者是释迦牟尼的四个弟子，是根据原始宗教时期口头相传下来的医药学知识集中记录、整理、编纂成册的。本书的第一、二册论述人类的生命起源、机体的成长、发育过程和人体的基本组织结构；第三、四、五册主要讲述天文地理、历史典故、宗教故事、民间传说、诗歌、谚语等内容，最后介绍了编纂此书的经过。[①]

西双版纳傣泐文，刻本，贝叶经，梵夹装。无缺损，保存完好。今藏西双版纳傣族自治州傣医医院。未翻译整理。

（罗艳秋、刀金平）

巴腊吉

不分卷，9册，516页。著作年代不详，抄写年代不详，佚名撰。本书依据“四塔五蕴”理论和傣医诊断疾病的方法，根据患者表现出的症状诊断施治，并对用药的方法进行了记录。收录处方260余个，药物530多种和膏、丸、散剂的制作方法。对于疗效显著的方药，作者称为“值百金”“贵如千金”。

西双版纳傣泐文，刻本，贝叶经，梵夹装，绳串联。页面48cm×6cm。保存条件良好，无缺损，保存完好。今藏西双版纳傣族自治州傣医医院。未翻译整理。

（全勇男）

著腊哇

不分卷，12册，754页。著作年代不详，抄写年代不详，佚名撰。本书又译为《佐腊哇》，记载了傣药的性味功效与采药时辰的关系、年龄与药物的关系、

①依专，吴永贵：《傣医药学史》，北京：中国中医药出版社，2007年版，第37页。

服药与吃饭的间隔时间、季节与病症的关系等，还收载了一些治疗牙痛、头痛、腹痛、“拢沙龙”“拢牛”等疾病的方药，除内服外还有外洗方。

西双版纳傣泐文，刻本，贝叶经，梵夹装，绳串联。页面42.5cm×9cm。保存条件良好，无缺损，保存完好。今藏西双版纳傣族自治州傣医医院。未翻译整理。

（全勇男）

叁颂细典

不分卷，1册，16页。著作年代不详，抄写年代不详，佚名撰。傣族佛经典籍。书中内容大部分讲述释迦牟尼成佛后广施恩泽、普度众生的故事，少部分涉及解释人体生理现象和“塔都档细”即风、火、水、土相互间的关系等。

巴利文，手抄本，构皮纸，线订册叶装，墨书。今藏西双版纳傣族自治州少数民族研究所。未翻译整理。

（刀金平）

深奥佛法小手册

不分卷，1册，861页。陆云东、韩德勇翻译整理。傣族佛经典籍。本书大部分内容记载了四威仪、八正知、四种错离法、八邪恶、八悚惧、三界外，还记载了五根、“塔都档细”和五蕴之间的关系，“都瓦丁沙嘎拉”即人的三十二种脏臭（臭的头发、细毛、指甲、牙、肌肉、肌腱、骨头、脏腑、皮肤、唾液、鼻涕、尿、脓等）及十二不善法（贪、嗔、痴等）。

西双版纳傣族自治州人民政府编，收录入《中国贝叶经全集》（第83卷），人民出版社2010年出版。有贝叶经影印件，是老傣文、国际音标对老傣文之注音、汉字直译、汉语意译、新傣文意译六种对照译本。今藏西双版纳傣族自治州少数民族研究所。

（罗艳秋、刀金平）

卫利亚苏哈

不分卷，1册。著作年代不详，抄写年代不详，佚名撰。本书介绍了人体中“四塔”（土、水、火、风）的功能和四脉循环，根据一年三季变化来诊病，有100多个验方，其中的病名和药名难以翻译和理解。

德宏傣文，手抄本，本色，棉纸，线订册叶装，墨书。保存完好。今藏德宏州芒市镇芒喊村。已翻译整理，待出版。本书信息可参见《中国云南德宏傣文古籍编目》，云南民族出版社2002年出版，尹绍亭、唐立、快永胜、岳小保编。

（龚庆安）

在人间的药方

不分卷，1册。著作年代不详，抄写年代不详，缅甸傣医刚色撰。本书记载了傣医将疾病分为四类，在相应的五个时辰容易产生五种疾病，以及常见疾病的治疗方法，如咳嗽、四肢乏力、风湿、贫血等。在诊断疾病方面强调看面色、额头、摸鼻尖以及把脉，对疾病的诊断要把握不同时辰发病的特点。

缅傣文，手抄本，本色，棉纸，包背装，墨书。页面15.8cm×15.5cm。保存完好，中等残缺。德宏州民族医药研究所正在翻译整理，待出版。

（罗艳秋）

天下人民快乐

不分卷，1册，著作年代不详，抄写年代不详，季瓦嘎撰。本书记载了161种病症，137个方药，413种药物，并记载一年分三季，季节交替更换对人体“四塔”的影响，阐述了“四塔”引起疾病的种类，“四塔”与疾病的关系，与药物性味的关系，“四塔”失调引起疾病的种类。此外，还记载了药物的采收季节，药物性味与人体肤色的关系，饮食与疾病及用药的关系，年龄与疾病的关系等内容。[1]书中认为，热季是采集外用药最好的时候，此时应用苦味，具有清热、凉血、解毒功效的药物为主；雨季是采集内服药最好的季节，使用药物应用涩味，具有收敛、除湿作用的药物；冬季是采集配方用药最好的时候，在药物使用上，应多使用辣味药，用以散寒、温中、止痛。本书是目前德宏州境内收集到的最为完整的一本傣医药专著。

德宏傣文，手抄本，本色，棉纸，绵纸经，线订册叶装，墨书。保存完好。今藏德宏州芒市段国民处。正在翻译整理中。

（罗艳秋）

为天下人民都健康

不分卷，1册，150页。又名《维利亚苏哈》。著作年代不详，抄写年代不详，佚名撰。收藏于傣族民间医生冯国清家。是德宏州境内目前发现最完整的一本傣医药书籍。内容包括第一章：时间与季节的关系。记载一年分热季、雨季和冷季。第二章：四种物质的特性。记载酸性药物适合用于治疗“土塔”失调，咸性药物适合用于治疗“水塔”失调，苦性药物适合用于治疗“火塔”失调，甜性药物适合用于治疗“风塔”失调，以及不同肤色，所处不同地理环境、饮食习性的人适合用不同性味药物进行治疗。第三章：各种不同发病特点。第四章：各种疾病。第五章：12个月疾病药方。第六章：热毒疾病的不同分类。第七章：傣汉药物名称对照。阐述季节气候与“四塔”功能失调所致疾病、治疗药物的关系，饮食与病症，疾病与药性，药性与“四塔”，“四塔”与人体，人体肤色与药性的相互联系。论述四种外界致病因素与八种机体内在致病因素，24种风病，119种疑难杂症，123个药方，412味傣药。

傣、汉文对照，孔庆华编译。德宏民族出版社2011年出版。

（龚庆安、徐士奎）

①段国民：《德宏州傣医药发展概况》，载《中国民族医药杂志》2005年增刊，第27页。

二、医　理

“四塔”“五蕴”阐释

不分卷，1册，143 ~ 453页。著作年代不详，抄写年代不详，佚名撰。岩庄翻译、岩对原文誊抄、岩捧原文审定。本书分为四个部分，第一部分主要阐释傣医的“四塔”源于佛经的“四大”，是佛经的“四大”在医学中的具体运用与发展，指出“四塔”（包括风、火、水、土）是构成世界万物的物质要素，也是构成人体生命的四种物质生机。“四塔”互为因果，相依相克，“四塔”平衡则身体健康，“四塔”失衡则百病丛生。第二部分主要阐释“五蕴”的内涵，指出人的机体和精神世界，是由“四塔”“五蕴”聚合生成。此外，分别记载了色、受、想、行、识“五蕴”各自所包含的物质要素，“四塔”和“五蕴”的相互关系，“五蕴”与人体组织器官的关系，“五蕴”与疾病的关系。第三、四部分分别简述了“四塔”过盛和“四塔”衰败导致的疾病和症状，以及诊断和治疗的方法，并介绍了医治“四塔”过盛和“四塔”衰败的若干药方。

本书的傣文经誊抄和汉译后收载于《中国贝叶经全集》（第86卷），人民出版社2010年出版，有贝叶经影印件，是老傣文、国际音标对老傣文之注音、汉字直译、汉语意译、新傣文意译六种对照译本。

（罗艳秋、刀金平）

四塔五蕴

不分卷，1册，92页。本书首先讲述了人体“四塔”的平衡作用，其次讲述了“四塔”与“五蕴”的关系，“五蕴”与疾病的关系，最后讲述了治疗“四塔”过盛和“四塔”衰败的方药。

西双版纳傣泐文，手抄本，构皮纸，线订册叶装。今藏西双版纳傣族自治州少数民族研究所。未翻译整理。

（刀金平）

八种致病原因

不分卷，1册，53页。著作年代不详，抄写于佛历2210年，即傣历1761年、公元1667年，佚名撰。本书记载了导致疾病的八种原因：（1）缺乏运动；（2）心情缺乏平静；（3）体内气血不畅；（4）体内三种不清新的浊气混合；（5）季节更替过快；（6）饮食与肠胃不合；（7）过度的体力消耗；（8）寿命本身决定。

德宏傣文，手抄本，本色，棉纸，绵纸经，线订册叶装。保存完好。今藏德宏州芒市遮放镇嘎中村。未翻译整理。本条目信息来源于《中国云南德宏傣文古籍编目》，云南民族出版社2002年出版，尹绍亭、唐立、快永胜、岳小保编。

（徐士奎）

档哈雅陶西里

不分卷，1册，60页。著作年代不详，抄写年代不详，佚名撰。本书是西双版纳州勐腊县勐满乡波陶西里祖传五代的药书。书中记载了“四塔”“五蕴”与疾病的关系、季节与疾病的关系、季节与“四塔”疾病的关系，以及诊断疾病的方法。还记载了“拢沙里坝”、“拢三占波”（意为三种风病）、泌尿系疾病及各种风病的诊断和治疗。

西双版纳傣泐文，手抄本，原稿复印件。页面38.8cm×26.8cm。今藏西双版纳傣族自治州傣医医院。未翻译整理。

（刀金平）

档哈雅啊占塔档细

不分卷，1册，61页。著作年代不详，抄写年代不详，佚名撰。本书记载了傣医对疾病的认识，如“四塔”的变化与季节变化的关系，人体气血与肤色的关系，肤色与用药的关系，居住环境与疾病的关系等，以及各种风证疾病的诊断与治疗方法，傣医传统制剂的制法和主治功效，强调了“四塔”理论对于行医者的重要性。

西双版纳傣泐文，手抄本，纸质，原稿复印件。页面29.5cm × 21.1cm，保存现状一般，保存环境适中。今藏西双版纳傣族自治州傣医医院。未翻译整理。

（刀金平）

档哈雅檬达很和拢沙很

不分卷，1册，55页。著作年代不详，抄写年代不详，佚名撰。本书记载了治疗各种腹泻疾病（傣语为“拢檬沙很”）的方药；不同的肤色、血味和不同的易患疾病之间的关系，以及相应的治法；采药时辰与药效的关系；治疗各种风证疾病的方药；“四塔”过剩和衰败疾病的诊断和治疗方法。

西双版纳傣泐文，信笺纸，简装，原稿手抄本。页面26.6cm × 19.2cm。保存现状一般，保存环境适中，无缺损，保存完好。今藏西双版纳傣族自治州傣医医院。未翻译整理。

（刀金平）

塔都当细

不分卷，1册，16页。著作年代不详，抄写年代不详，佚名撰，康朗仑辑。本书记载了运用“四塔”辨病论治的方法，治疗“拢沙力坝”“拢麻想乎”“拢檬沙很”等疾病的方药；傣医传统经方及丸、散、酒等多种剂型。

西双版纳傣泐文，手抄本，构皮纸，线订册叶装。页面31.5cm × 26cm。保存现状一般，保存环境良好，无缺损，保存完好。今藏西双版纳傣族自治州傣医医院。未翻译整理。

（全勇男）

档哈雅帕亚沙塔当来

不分卷，1册，40页。著作年代不详，抄写年代不详，佚名撰。本书记载了傣医“四塔”“五蕴”理论、三个年龄阶段、居住环境、疾病的起源和诊治、“四塔”疾病、季节与疾病的关系，还记载了各种风湿病症、血液与津液疾病，以及各种疾病的治疗方药。

西双版纳傣泐文，手抄本，构皮纸，线订册叶装。页面33cm×26cm。有插图，保存现状一般，保存环境适中，保存完好。今藏西双版纳傣族自治州景洪市勐龙镇岩康处。未翻译整理。

（全勇男）

波嘎腊班牙迪

不分卷，5册，140页。著作年代不详，抄写年代不详，佚名撰。本书主要记载了不同体质的特点和易患疾病。

西双版纳傣泐文，刻本，贝叶经，梵夹装，绳串联。页面48cm×6cm。保存现状良好，无缺损，保存完好。今藏西双版纳傣族自治州傣医医院。未翻译整理。

（全勇男）

塔都嘎他

不分卷，3册，124页。著作年代不详，抄写年代不详，佚名撰。本书记载了傣医“四塔”“五蕴”理论，以及“四塔”在人体内的各种功能。

西双版纳傣泐文，刻本，贝叶经，梵夹装，绳串联。页面48cm × 6cm。无缺损，保存完好。今藏西双版纳傣族自治州傣医医院。未翻译整理。

（刀金平）

档哈雅康朗刀香嫩

不分卷，1册，44页。著作年代不详，抄写年代不详，佚名撰。西双版纳傣族自治州勐海县打洛镇发掘。本书记载了疾病的起源，年龄、季节与疾病的关系是应该服何种药的依据；“拢麻想乎”、皮肤疾病、发冷发热疾病、浮肿、腹泻等病症的诊断方法和治疗方药，其中，所使用的傣药方剂有丸、散等多种剂型。

西双版纳傣泐文，手抄本，构皮纸，线订册叶装。页28.5cm × 23.5cm。有缺损。今藏西双版纳傣族自治州傣医医院。

（徐士奎）

傣医傣药（13）

无书名，现书名为收藏者自命名。不分卷，1册，191页。著作年代不详，抄写年代不详，佚名撰。全书系统记载了“四塔”“五蕴”的概念，阐述了采收药物最好的时间和季节，收录了内、妇、儿、外诸科的方药。在每个方剂前用“药方”两字注明，同一病症有许多方剂的，以阿拉伯数字标志。

缅傣文，手抄本，普通笔记本，包背装。页面16.1cm × 6.8cm。保存完好。今藏德宏州芒市西南里。部分内容已经翻译整理，收入《德宏傣药验方集》，云南民族出版社1998年版。

（徐士奎）

傣医傣药（14）

无书名，现书名为收藏者自命名。不分卷，1册，50页。著作年代不详，抄写年代不详，佚名撰。本书分为目录和正文两部分，记载了“四塔”理论在诊断治疗疾病过程中的指导作用，用“四塔”推算何季节多发何种疾病，什么年龄容易患上何种疾病，对土、水、火、风“四塔”的属性进行推算，附页讲述了如何推算六十花甲。

缅傣文，手抄本，普通笔记本，包背装。页面16.1cm×6.8cm。保存完好。今藏德宏州芒市西南里。部分内容已经翻译整理，收入《德宏傣药验方集》，云南民族出版社1998年出版。

（徐士奎）

傣医傣药（9）

无书名，现书名为收藏者自命名。不分卷，1册。著作年代不详，抄写于公元1969年，佚名撰。本书记载了此书的形成经过，是在德宏盈江县勐章的一位“佛爷”在奘房里抄写的，没有交代年，只写了抄写时间为傣历的十月十五日。本书分为上下两个部分，上部分讲述了傣医诊治疾病的基本理论，下部分讲述了常用的方剂和药物，如黄鳝、水香菜、大鸭嘴花，比较特殊的药引是滚有泥浆的猪尾巴，药物的加工多为捣成丸后沾上米酒吞服。

缅傣文，手抄本，普通笔记本，包背装。页面17.9cm×12.5cm。保存完好。今藏德宏州芒市西南里龚庆安处。未翻译整理。

（徐士奎）

傣医傣药（8）

无书名，现书名为自命名。不分卷，1册。著作年代不详，抄写年代不详，佚名撰。本书分为上下两个部分，上部分讲述了傣医诊治疾病的基本理论，下部分讲述了常用的方剂和药物。本书讲述了此书的形成经过，是在德宏州盈江县勐章的一位“佛爷”在奘房里抄写的，没有交代年，只写了是傣历的10月15日。该书在每个疾病名前均用红色笔所画的圆圈加以标志。

缅傣文，手抄本，普通笔记本，包背装。页面17.5cm × 12.5cm。保存完好。今藏德宏州芒市西南里龚庆安处。未翻译整理。

（徐士奎）

抓药开方时段

不分卷，1册，124页。著作年代不详，抄写于傣历1350年，即公历1988年，佚名撰。系傣医岩芒家传医书。本书记载了傣医在出门行医、开方、配药诸事的时间上有着严格的禁忌，开方、配药宜在属性为“瘪”的时段，其次为“混”的时段，严禁在“代”的时段开方配药。此外，在一天中也有相应的规定，以每行15格和每列4格上下两部分代表傣历月的上半月和下半月，一三行为“哒皮”，表示鬼或邪恶力量的视界可达到的范围；二四行为“哒滚”，表示人的视界可达到的范围，以“哒皮”和“哒滚”的数量对比显示每日行医开方的可行度。

傣绷文，手抄本，构纸，经折装，墨书。保存完好。今藏普洱市场孟连傣族拉祜族佤族自治县傣医岩芒处，未翻译整理。本条目信息来源于《中国云南孟连傣文古籍编目》，云南民族出版社2010年出版，尹仑、唐立、郑静主编。

（徐士奎）

广相佛爷医药书

无书名，现书名为课题组自命名。不分卷，1册，11页。著作年代不详，抄写年代不详，德宏州芒市广相佛寺召屏雅“佛爷”撰。本书记载了傣族出生时辰与疾病之间的关系，所记载的药物有详细的功效和性味，有咒语，并有相关刀形图案。

德宏傣文，手抄本，本色，构皮纸，经折装，墨书。页面39.5cm × 10.5cm。

保存完好，中等残缺。今藏德宏州芒市镇广相村。未翻译整理。

（徐士奎）

傣医四塔五蕴的理论研究

不分卷，1册，206页。李朝斌撰写，岩喊翻译。本书根据傣医史料《赛达依玛拉》《俄佤达——干酸》《罗格牙坦》《巴腊麻他坦》《嘎牙桑哈雅》《玛弩萨罗》等文献和大小《档哈雅》等史料进行翻译、分类、归纳研究整理而成。简略介绍了傣族医药发展史，人类生命的起源，体内风、火、水、土相互间的共栖平衡关系等，运用傣医"四塔"理论对人体生理病理状态进行阐释，应用"五蕴"理论说明组成人体的物质结构，"四塔"和"五蕴"之间的相生关系，"四塔"过盛和不足或衰败所导致疾病的性质和严重程度。

汉文、西双版纳傣泐文对照，该书列入"云南民族医药丛书"，1993年云南民族出版社出版。

（罗艳秋）

三、诊　治

摩雅鲁帕雅借帕甘

不分卷，1册。成书于佛历526年（公元前18年），佚名撰。本书记载了傣医的7种诊断方法：（1）“摩乎拉都帕牙”（天文诊断法），是指傣医运用天文数理学的知识来诊断辨别疾病的方法，包括两类。第一，问男女的疾病，要从患者的“载达”（生辰）、“阿入”（岁数）、“底入底今”（居住环境）、“麻今”（饮食习惯）等方面入手。男女患病，从年龄上划分，可分为“四大病源”：“甘麻”，即先天疾病、遗传疾病；“几答”，即精神、情志疾病；“悟杜”，即季节疾病；“阿哈腊”，即饮食物所伤疾病。第二，辨别“四塔”是否衰败，根据每个人的年龄，分析计算“四塔”失调的情况。（2）“腊哈拿都帕牙”（病变部位诊断法）。（3）“底沙都帕牙”（居住环境诊断法）。（4）“腊萨拿都帕牙”（气味诊断法）。（5）“嘎亚都帕牙”（人体内外诊断法）。（6）“宾帕牙对安代都帕牙”（疫疠之气诊断法）。（7）“南麻扎龙都帕牙”（从出生到死亡出现的疾病的诊断法）。①

西双版纳傣泐文，手抄本，构皮纸，线订册叶装。今藏西双版纳傣族自治州傣医医院。未翻译整理。

（刀金平、罗艳秋）

嘎比迪沙迪巴尼

不分卷，1册，233页。勐海帕雅真抄写于傣历1284年（公元1922年）。《嘎比迪沙迪巴尼》意为《医药经典》，是傣医现存于世比较重要的古老典籍。其成书约在公元1320年，具体时间已经无法考证。由于受佛教观念的影响，所以傣

①依专，吴永贵：《傣医药学史》，北京：中国中医药出版社，2007年版，第36～37页。

医流传下来的许多典籍都没有署明著者，本书也不例外。本书所论内容丰富，包括：（1）“四塔”“五蕴”理论。（2）不同年龄好发的疾病。（3）不同地域好发疾病，傣族将有大森林、大湖泊、大江大河的地方称为“糯巴嘎”，居住于此地的人易患流涎、多痰及风病；将干燥、无森林、平原的地方称为“桑哈腊爹萨”，居住于此地的人易患“帕雅拢”风病；将平坝之地称为“撒答腊故”，居住于此地的人易患多种疾病；根据个人所住环境，诸位医生应注意观察“四塔”（风、火、水、土）的平衡关系，在用药方面注意调补“四塔”。（4）不同季节与发病的关系。（5）望肤色辨血味的诊病方法。（6）采药时间和部位与药物功效的关系。（7）附录傣医传统经方及单验秘方等，包括内、妇、儿、外、伤科疾病和一些疑难病证，在治疗妇女怀孕早、中、晚期所患疾病的方法较独特。（8）对“风病”进行论述，因“风”而致的疾病有40多种。根据“塔拢”（风、气）的偏盛和偏衰，以及对肤色的诊断，使用相宜性味的药物。（9）强调在问诊中注重详问居处环境、生活条件、个人嗜好、发病原因。如居处高寒山区、湖海之地易生风湿病，又如平素嗜好烟酒肥甘之人，体内“塔拢”（风）、“塔菲”（火）偏盛，易患热病，治病宜选苦凉之药治之。

此书现已翻译整理出版，傣、汉文对照，书名为《傣医经书〈嘎比迪沙迪巴尼〉译注》，由云南民族出版社2006年出版，玉腊波、林艳芳主编。

（罗艳秋）

刚比迪萨撒可菊哈

不分卷，1册。《刚比迪萨撒可菊哈》意为《看舌诊断书》。书中记载：“吹菊哈（看舌尖），知疾病在心肺；‘稿菊哈’‘呗麻恒朗’（看舌后根），则知肾脏之疾患；‘短坑林’（看舌边），可知肝胆病；‘短甘林’（看舌中部），可知脾胃病。”这与中医舌诊中舌面脏腑分布的认识十分相似，体现了傣医与中医诊断知识的交流与融合。

西双版纳傣泐文，手抄本，构皮纸，线订册叶装。本条目信息来源于《傣医药学史》，中国中医药出版社2007年出版。今藏西双版纳傣族自治州傣医医院。

未翻译整理。

（刀金平、罗艳秋）

档哈雅麻腊

不分卷，1册，50页。著作年代不详，抄写年代不详，佚名撰。本书记载了如何根据患者的症状识别病因，如何运用“四塔”辨病和选择药物进行治疗。

西双版纳傣泐文，手抄本，纸质，简装。页面38.8cm×26.8cm。封面有缺损。今藏西双版纳傣族自治州傣医医院。未翻译整理。

（全勇男）

档哈外芽

不分卷，1册，25页。著作年代不详，抄写年代不详，佚名撰。本书记载了傣医诊病的方法，不同年龄阶段所患“拢旧达郎”“拢麻想乎”“拢沙里坝”等疾病，需使用不同的方药进行治疗。

西双版纳傣泐文，手抄本，构皮纸，经折装。页面36cm×13cm。边角有缺损，字迹较模糊。今藏西双版纳傣族自治州傣医医院。未翻译整理。

（刀金平）

档哈雅帕雅害岩康（2）

不分卷，1册，26页。著作年代不详，抄写年代不详，佚名撰。本书为岩康的祖父传抄的傣医文献，已经流传到第四代，记载了“四塔”不足和过盛所产生疾病的诊断和方药，诸如头晕眼花、心慌心悸、呕吐、腹痛、腹泻、妇女疾病、皮肤疾病等病症。

西双版纳傣泐文，手抄本，构皮纸，线订册叶装，墨书。页面27cm×30cm。

保存完好。今藏西双版纳傣族自治州勐海县勐龙镇岩康处。未翻译整理。

（全勇男）

档哈雅波叶

不分卷，1册，80页。著作年代不详，抄写年代不详，佚名撰。本书为西双版纳州勐腊县象明乡傣医龙骨祖传第四代医书，记载了根据“四塔”辨病的理论，诊治“四塔”疾病的方药，以及全身酸痛麻木、发冷发热、妇女疾病、皮肤疾病、头晕头痛、腹痛腹泻等病症的诊治和方药。

西双版纳傣泐文，手抄本，构皮纸，经折装，墨书。页面25cm × 20cm。有缺损。今藏西双版纳傣族自治州勐腊县象明乡傣医龙骨处。未翻译整理。

（全勇男）

档哈雅召发先迪

不分卷，1册，43页。著作年代不详，抄写年代不详，佚名撰。本书封面上说道：“此书是古时著名傣医召法先迪勐混曼贺勐所藏之书，经他传抄后交给各个弟子，本书是其中之一，通过传抄医书传承医术的精神难能可贵，希望此书的内容能够继续得以传承。”书中记载了傣医诊断疾病的方法，治疗疾病的方药，以及“四塔五蕴”理论、采药时辰与药物功效的关系等内容，同时还有口功、星算等内容。

西双版纳傣泐文，手抄本，构皮纸，线订册叶装，墨书。页面30cm × 30cm。有插图，保存完好。今藏西双版纳傣族自治州景洪市勐罕镇波温洪处。未翻译整理。

（全勇男）

傣医傣药（3）

无书名，现书名为收藏者自命名。不分卷，1册，192页。著作年代不详，抄写年代不详，佚名撰。本书记载了傣医诊断疾病的方法，即将患者的患病时间、地点、肤色、面色、脉象和饮食情况用问答的形式进行记录。附录有78个验方。

缅傣文，其他材料，保存完好。今藏德宏州民语委。未翻译整理。本条目来源于《中国云南德宏傣文古籍编目》，云南民族出版社2002年出版，尹绍亭、唐立、快永胜、岳小保编。

（徐士奎）

四、本　草

档哈雅

不分卷，1册，14页。著作年代不详，抄写年代不详，佚名撰。这是一本教人们如何诊断病情、如何配制药方的医书。书中记载了医生怎样根据病人的病症、体形、相貌、肤色、身高和年龄的不同而配制药方及药物名称。

西双版纳傣泐文，手抄本，构皮纸，线订册叶装。页面26cm×24cm。保存完好。今藏西双版纳州档案局。未翻译整理。

（刀金平）

档哈雅

不分卷，3册，202页。著作年代不详，抄写年代不详，佚名撰。本书记载了治疗疟疾、感冒发烧、手脚骨折、妇科疾病、皮肤筋骨疼痛等病症的196种药方，有详细的药物名称。

西双版纳傣泐文，手抄本，构皮纸，线订册叶装。页面26cm×22cm。保存完好。今藏西双版纳州档案局。未翻译整理。

（刀金平）

档哈雅

不分卷，1册，32页。著作年代不详，抄写年代不详，佚名撰。本书记载了治疗发烧、月子病、头痛、腰痛、呕吐、腹胀等内科、妇科疾病的56个处方和治疗方法，有详细的药物名称。

西双版纳傣泐文，手抄本，构皮纸，线订册叶装。页面23cm×27cm。保存完好。今藏西双版纳州档案局。未翻译整理。

（刀金平）

档哈雅

不分卷，1册，60页。著作年代不详，抄写年代不详，佚名撰。本书记载了治疗各种常见病的260种处方。对治疗什么疾病该用什么草药，或者该用草药的什么部位治疗疾病等，都有详细记载。

西双版纳傣泐文，手抄本，构皮纸，线订册叶装。页面27cm×33cm。保存完好。今藏西双版纳州档案局。未翻译整理。

（刀金平）

档哈雅

不分卷，1册，26页。著作年代不详，抄写年代不详，佚名撰。本书记载了治疗失眠、忧郁、烦躁易怒、两肋疼痛、掉眉毛、疲乏犯困、食欲不振、贫血、腰腿酸痛等疑难杂症的36种草药处方，以及采摘各种不同草药的最佳季节和时间等内容。

西双版纳傣泐文，手抄本，构皮纸，线订册叶装。页面28cm×34cm。保存完好。今藏西双版纳州档案局。未翻译整理。

（刀金平）

档哈雅

不分卷，1册，8页。著作年代不详，抄写年代不详，佚名撰。本书记载了治疗夜盲、耳鸣耳聋、脖子肿大、胃痛、蜈蚣或毒蛇咬伤等病症的66种处方，以及孕妇胎位不正导致难产的应急方法和方药，有详细的药物名称。

西双版纳傣泐文，手抄本，构皮纸，线订册叶装。页面28cm × 31cm。保存完好。今藏西双版纳州档案局。未翻译整理。

（刀金平）

档哈雅

不分卷，1册，20页。著作年代不详，抄写年代不详，佚名撰。本书记载了治疗麻风病、感冒发烧、腰酸腿痛、胸闷、呕吐、头晕目眩、耳鸣耳聋、心慌、口腔溃疡、腹胀等96种病症的处方和方法，有详细的药物名称。

西双版纳傣泐文，手抄本，构皮纸，线订册叶装。页面26cm × 32cm。保存完好。今藏西双版纳州档案局。未翻译整理。

（刀金平）

档哈雅沙巴帕雅

不分卷，1册，75页。著作年代不详，抄写年代不详，佚名撰。本书记载了傣药的药性、药味、药效与采药时辰的关系，还记载了治疗牙痛、头痛、腹痛等病症的方药和外洗方，有详细的药物名称。

西双版纳傣泐文，手抄本，纸质，布面，线订册叶装。页面36.5cm × 29cm。保存现状良好，保存环境适中，保存完好。今藏西双版纳傣族自治州傣医医院。未翻译整理。

（刀金平）

傣医用药药典

不分卷，1册。著作年代不详，抄写年代不详，佚名撰。本书专载不同的发病时间和病灶部位应服用何种药味的药物（见下表4–1）。

表4–1　发病时间与病灶部位以及服何种药味的关系表

发病时间	病灶	分科	应服药味
周一	皮层以下	内科	苦味
周二	表皮	层	涩味
周三	经	络	咸味
周四	骨	心	大补
周五	胃	部	甜味
周六	肠	胃	酸味

德宏傣文，手抄本，本色，绵纸，线订册叶装，墨书。保存完好。今藏德宏州盈江县下芒桑村。未翻译整理。本条目信息来源于《中国云南德宏傣文古籍编目》，云南民族出版社2002年出版，尹绍亭、唐立、快永胜、岳小保编。

（徐士奎）

盈江傣医傣药

不分卷，1册。著作年代不详，抄写年代不详，佚名撰。本书专载每周七天和每天的三个时辰早晨、中午、傍晚，药物功效的蓄积部位是不同的，因此采药时间要和药力所在部位结合起来（见下表4–2）。

表4–2　每日三个时辰的采药时间和药力所在部位表

时间	早晨	中午	傍晚
周一	树干中	叶中	根部
周二	根部	树心	叶中
周三	叶中	皮质	树干中
周四	根部（夜晚树心）	叶中	皮质

续表

时间	早晨	中午	傍晚
周五	皮质	根部	树中
周六	叶中（夜晚树干部）	根部	枝中
周日	根部（夜晚叶中）	主干	皮质

德宏傣文，手抄本，本色，绵纸，线订册叶装，墨书。保存完好。今藏德宏州盈江县下芒桑村。未翻译整理。本条目信息来源于《中国云南德宏傣文古籍编目》，云南民族出版社2002年出版，尹绍亭、唐立、快永胜、岳小保编。

（徐士奎）

怎样使用草药

不分卷，1册，64页。著作年代不详，抄写年代不详，佚名撰。本书分为两大部分，第一部分有500种药名，为傣、缅文对照，详细介绍了用药的方法。第二部分记载213个验方。此外，还有4个“多昂”咒语符号，其中有一句是汉语咒语，为止血咒语。

德宏傣文、缅傣文，其他材料，保存完好。今藏德宏州民语委。未翻译整理。收入《中国云南德宏傣文古籍编目》，云南民族出版社2002年出版，尹绍亭、唐立、快永胜、岳小保编。

（徐士奎）

药典（西南里）

不分卷，1册，14页。著作年代不详，抄写年代不详，佚名撰。本书记载了季哇嘎所传授的治疗各种疾病的药方及药物组成，有少量咒语。使用红色和墨色两种颜色记录，药方用墨色，咒语用红色加以区分。

德宏傣文，手抄本，构皮纸，经折装，墨书。页面17cm × 11cm。保存完好。今藏德宏州芒市西南里。部分内容已经翻译整理，收入《德宏傣药验方集》，云南民族出版社1998年出版。

（徐士奎）

傣医傣药（10）

无书名，现书名为收藏者自命名。不分卷，1册。著作年代不详，抄写年代不详，佚名撰。本书记载了用药的方法，将每个方剂内的药物分为主药和附药，用何药作为主药就是以治疗某种疾病为主。共记载50多种药物，这些药物是傣医最常用的药物，经过配伍后可以治疗各种疾病。

缅傣文，手抄本，普通笔记本，包背装。页面18.2cm × 12.7cm。保存完好。今藏德宏州芒市西南里。未翻译整理。

（罗艳秋）

药谱

不分卷，1册，32页。著作年代1900年，抄写年代不详，佚名撰。发掘于德宏州芒市帕嘎莫相处。本书记载了治疗各种疾病的药方及药物组成，有少量咒语。使用墨色记录。

德宏傣文，手抄本，构皮纸，经折装，墨书。页面24.5cm × 8.4cm。保存完好。今藏云南民族大学图书馆。未翻译整理。

（罗艳秋）

看卦忌日及药谱

不分卷，1册，64页。著作年代1900年，抄写年代不详，佚名撰。发掘于德宏州芒市帕嘎莫相处。本书记载了治疗各种疾病的药方及药物组成，以及用药禁忌。使用墨色记录。

德宏傣文，手抄本，构纸，经折装，墨书。页面38.7cm × 7.7cm。保存完好。今藏云南民族大学图书馆。未翻译整理。

（罗艳秋）

傣医傣药之一

不分卷，1册，167页。著作年代不详，抄写年代不详，佚名撰。全书记载了58个药方，其中，治疗外科疾病的药方18个，消化系统疾病的药方5个，神经系统疾病的药方4个，五官疾病的药方9个等等，涉及内、外、妇、儿临床各科疾病，每个药方均详细记载了药物名称、加工方法和使用方法。使用方法有傣医常用的水磨、泡服以及将药碾成粉蘸蜂蜜等等。药物以植物药为主。

傣绷文，手抄本，构皮纸，经折装，墨书。保存完好。今藏孟连傣族拉祜族佤族自治县傣医都帅处。未翻译整理。本条目信息来源于《中国云南孟连傣文古籍编目》，云南民族出版社2010年出版，尹仑、唐立、郑静主编。

（罗艳秋）

傣医傣药之二

不分卷，1册，94页。著作年代不详，抄写于傣历1350年，公历1988年，佚名撰。系傣医岩芒家传医书，全书记载了治疗霍乱、百日咳、麻风病、外伤、痉挛等病症的治疗药方60余个，以及药物组成，此外还收录了占卜的内容。

傣绷文，手抄本，构皮纸，经折装，墨书。保存完好。今藏孟连傣族拉祜族佤族自治县傣医岩芒处。未翻译整理。本条目信息来源于《中国云南孟连傣文古籍编目》，云南民族出版社2010年出版，尹仑、唐立、郑静主编。

（罗艳秋）

本思同

不分卷，1册。著作年代不详，抄写年代不详，佚名撰。系傣医岩芒家传医书，全书记载了治疗常见疾病的药方以及药物组成。

傣绷文，手抄本，构皮纸，经折装，墨书。保存完好。今藏孟连傣族拉祜族佤族自治县傣医岩芒处。未翻译整理。

（罗艳秋）

罢比亚作给

不分卷，1册。著作年代不详，抄写年代不详，佚名撰。系傣医岩芒家传医书，全书记载了治疗常见疾病的药方以及药物组成。

傣绷文，手抄本，构皮纸，经折装，墨书。保存完好。今藏孟连傣族拉祜族佤族自治县傣医岩芒处。未翻译整理。

（罗艳秋）

罢比亚

不分卷，1册。著作年代不详，抄写年代不详，佚名撰。系傣医岩芒家传医书，全书记载了治疗常见疾病的药物。

傣绷文，手抄本，构皮纸，经折装，墨书。保存完好。今藏孟连傣族拉祜族佤族自治县傣医岩芒处。未翻译整理。

（罗艳秋）

罢嘎塔

不分卷，1册。著作年代不详，抄写年代不详，佚名撰。系傣医岩芒家传医书，全书记载了治疗常见疾病的药物。

傣绷文，手抄本，构皮纸，经折装，墨书。保存完好。今藏孟连傣族拉祜族佤族自治县傣医岩芒处。未翻译整理。

（罗艳秋）

罢对磨

不分卷，1册。著作年代不详，抄写年代不详，佚名撰。系傣医岩芒家传医书，全书记载了治疗常见疾病的药物。

傣绷文，手抄本，构皮纸，经折装，墨书。保存完好。今藏孟连傣族拉祜族佤族自治县傣医岩芒处。未翻译整理。

（罗艳秋）

西双版纳傣药志（第一集）

不分卷，1册，207页。本书是根据西双版纳州所收集的不同版本《档哈雅》所记载的药物，进行筛选、整理和分类归纳而成，共有三集。第一集包括正文、图集、拉丁学名索引三个部分，收载傣药53个科91属，共100种。每个药物品种按中文名、傣文名、傣文音译、意译、拉丁学名、植物形态、药材性状、采集加工、产地分布、功能主治、用法用量、使用情况、药化、药理、鉴别和检定等项顺序编写。

西双版纳州民族药调查研究办公室发行，由中国科学院云南热带植物研究所、中国医学科学院药物研究所云南站、西双版纳州民族医药科研所、西双版纳州药品检验所编写于1979年。

（罗艳秋）

西双版纳傣药志（第二集）

不分卷，1册，325页。本书共收录傣药100种，包括55个科94个属。每个药物品种按中文名、傣文名、傣文音译、意译、拉丁学名、植物形态、药材性状、采集加工、产地分布、功能主治、用法用量、使用情况、药化、药理、鉴别和检定等项顺序编写。

西双版纳州民族药调查研究办公室发行，由西双版纳州药品检验所、西双版纳州民族医药科研所、中国科学院云南热带植物研究所、中国医学科学院药物研究所云南站编写于1980年。

（罗艳秋）

西双版纳傣药志（第三集）

不分卷，1册，319页。本书共收录傣药100种，每个药物品种按中文名、傣文名、傣文音译、意译、拉丁学名、植物形态、药材性状、采集加工、产地分布、功能主治、用法用量、使用情况、药化、药理、鉴别和检定等项顺序编写。

西双版纳州民族药调查研究办公室发行，由中国科学院云南热带植物研究所、西双版纳州药品检验所、西双版纳州民族医药科研所、中国医学科学院药物研究所云南站编写于1981年。

（罗艳秋）

德宏民族药志（一）

不分卷，1册。德宏州卫生局药品检验所编写于1983年。本书是根据德宏州发掘的《傣医典》《傣药典》等傣族医药古籍所载傣药整理研究而成，共收载傣药350种。

内部资料。今藏德宏州档案馆。

（罗艳秋）

五、方　书

档哈雅比响哈龙勐腊

不分卷，1册，86页。著作年代不详，抄写年代不详，佚名撰。据述本书已有千年历史，记录了治疗血崩、咳血、头昏眼花、月经不调、结石等病症的方药，还记录了傣医的采药时辰和加工方法，以及少量口功、咒语内容。

西双版纳傣泐文，手抄本，构皮纸，线订册叶装，墨书。页面32cm×25cm。严重缺损。今藏西双版纳傣族自治州勐腊县曼洒波岩糯处。未翻译整理。

（刀金平）

档哈雅岩燕

不分卷，1册，66页。著作年代不详，抄写年代不详。为傣医岩燕传抄于其师父祖传三代的医书。记录了傣医治疗发热病、呕吐、风湿、周身酸痛、癫痫、咳嗽等病症的方药，还对居住环境与疾病的关系进行了记述。

西双版纳傣泐文，手抄本，构皮纸，线订册叶装，墨书。页面31cm×27cm。有缺损。今藏西双版纳傣族自治州勐罕镇岩燕处。未翻译整理。

（刀金平）

档哈雅康朗龙

不分卷，1册，42页。著作年代不详，抄写年代不详，佚名撰。刻抄于景洪市大勐龙，约传四代。记录了傣医治疗无名肿痛、耳聋、妇科疾病、风湿疾病、皮肤疾病、小儿疾病等的方药以及解毒药方。

西双版纳傣泐文，手抄本，构皮纸，线订册叶装，墨书。页面34cm×30cm。今藏西双版纳傣族自治州景洪市勐龙镇康朗龙处。未翻译整理。

（刀金平）

档哈雅千应

不分卷，1册，62页。成书于1931年，佚名撰。1932年刻抄于景洪市大勐龙。记载了傣医方药的剂型有大制剂、丸、散、酒剂等，还记载了治疗头痛、咳嗽、全身酸痛、皮肤疾病、各种妇科杂病等各科病症的方药和解毒方，并有部分傣族的星算知识。

西双版纳傣泐文，手抄本，构皮纸，线订册叶装，墨书。页面37cm×26cm。有插图，今藏西双版纳傣族自治州景洪市勐龙镇岩旺处。未翻译整理。

（全勇男）

档哈雅沙巴龙

不分卷，1册，38页。著作年代不详，抄写年代不详，佚名撰。记录了傣医方药，有解食物中毒的方药以及治疗腹泻、头痛、皮肤病、风湿疾病等方面的方药。

西双版纳傣泐文，手抄本，构皮纸，线订册叶装，墨书。页面35cm×25cm。有缺损。今藏西双版纳傣族自治州景洪市勐龙镇岩罕处。未翻译整理。

（全勇男）

档哈雅帕亚滚当来

不分卷，1册，30页。著作年代不详，抄写年代不详，佚名撰。记录了傣医治疗疾病的大方药制剂、丸、散剂以及治疗发冷发热、风湿骨痛等病症的方药。

西双版纳傣泐文，手抄本，构皮纸，线订册叶装，墨书。页面36cm×28cm。今藏西双版纳傣族自治州景洪市勐龙镇岩康处。未翻译整理。

（全勇男）

档哈雅波在腊

不分卷，1册，62页。著作年代不详，抄写年代不详，佚名撰。记录了傣医治疗便血、发热病、妇科疾病、风湿病等病症的方药和熏蒸疗法。

西双版纳傣泐文，手抄本，构皮纸，线订册叶装，墨书。页面31cm×26cm。今藏西双版纳傣族自治州景洪市岩翁罕处。未翻译整理。

（刀金平）

档哈雅涛磨雅勐龙

不分卷，1册，92页。著作年代不详，抄写年代不详，佚名撰。记录了傣医治疗体黄、发热病、急性湿疹、乳腺肿大（主要使用外敷的方法）、头痛等病症的方药。

西双版纳傣泐文，手抄本，构皮纸，线订册叶装，墨书。页面33cm×28cm。有缺损。今藏西双版纳傣族自治州景洪市勐龙镇康朗亮处。未翻译整理。

（刀金平）

档哈雅帕亚害

不分卷，1册，40页。著作年代不详，抄写年代不详，佚名撰。记录了傣医诊治人和部分兽类疾病的方药，以人类疾病方药居多，包括治疗癫痫、抽风、腹泻、妇科杂病等的方药和解毒方，所载兽类方药有10个。

西双版纳傣泐文，手抄本，构皮纸，线订册叶装，墨书。页面33cm×27cm。

有缺损。今藏西双版纳傣族自治州勐罕镇岩燕处。未翻译整理。

（刀金平）

档哈雅波温洪

不分卷，1册，90页。著作年代不详，抄写年代不详，佚名撰。记录了傣医诊治头昏头痛、腹痛、牙齿脱落、热病、关节痛、结石等病症的方药。

西双版纳傣泐文，手抄本，构皮纸，线订册叶装，墨书。页面35cm×29cm。有缺损。今藏西双版纳傣族自治州勐罕镇波温洪处。未翻译整理。

（徐士奎）

档哈雅岩洪脑

不分卷，1册，32页。著作年代不详，抄写年代不详，佚名撰。记录了傣医诊治各种疾病的方药，包括部分外洗方药，还记录了疾病与季节的关系。

西双版纳傣泐文，手抄本，构皮纸，线订册叶装，墨书。页面28cm×22cm。今藏西双版纳傣族自治州勐罕镇岩洪脑处。未翻译整理。

（徐士奎）

档哈雅波罕洪

不分卷，1册，28页。著作年代不详，抄写年代不详，佚名撰。记录了傣医治疗腹痛、腹泻、头昏头痛、关节骨痛等病症的方药，除内服外，还有熏蒸、外敷等多种用药方法。

西双版纳傣泐文，手抄本，构皮纸，线订册叶装，墨书。页面28cm×22cm。有缺损。今藏西双版纳傣族自治州勐罕镇波罕洪处。未翻译整理。

（徐士奎）

档哈雅波玉波

不分卷，1册，74页。著作年代不详，抄写年代不详，佚名撰。记录了傣医治疗浮肿、水肿、胎死腹中、发热抽风、食物中毒等病症的方药。

西双版纳傣泐文，手抄本，构皮纸，线订册叶装，墨书。页面25cm × 20cm。有插图、评注和按语。有缺损。今藏西双版纳傣族自治州勐罕镇波玉波处。未翻译整理。

（徐士奎）

档哈雅波罕应

不分卷，1册，38页。著作年代不详，佚名撰。该书用新傣文抄写于1978年。记录了傣医治疗结石、皮肤瘙痒、发热、风湿、全身酸痛等病症的方药。

西双版纳傣泐文，手抄本，构皮纸，经折装，墨书。页面20cm × 50cm。保存完好。今藏西双版纳傣族自治州勐海县岩温飞处。未翻译整理。

（徐士奎）

档哈雅嘎图

不分卷，1册。著作年代不详，抄写年代不详，佚名撰。记录了傣族婴儿满月的祝福语以及治疗大便出血、口干舌燥、心慌心悸、头晕眼花、食物中毒、鼻衄、泌尿疾病等的方药。

西双版纳傣泐文，手抄本，构皮纸，线订册叶装。今藏西双版纳傣族自治州傣医医院。未翻译整理。

（全勇男）

档哈雅波磨勐龙

不分卷，1册，70页。著作年代不详，抄写年代不详，佚名撰。记录了傣医治疗口干、唾液多、高热、咳喘、体黄、头痛、癫痫、心慌心悸、风湿关节痛、胎动不安、产后食物中毒等病症的方药，并收录了具有驱逐风邪功效的药方和酒剂。

西双版纳傣泐文，手抄本，构皮纸，经折装。保存良好。今藏西双版纳傣族自治州傣医医院。未翻译整理。

（徐士奎）

档哈雅波应勐龙

不分卷，1册，14页。著作年代不详，抄写年代不详，佚名撰。记录了傣医治疗湿疹、麻风、小腹疼痛、癫痫、泌尿疾病及蜈蚣咬伤等病症的方药。

西双版纳傣泐文，手抄本，纸质，线订册叶装。保存完好。今藏西双版纳傣族自治州傣医医院。未翻译整理。

（徐士奎）

档哈雅勐龙

不分卷，1册，40页。著作年代不详，抄写年代不详，佚名撰。记录了傣医治疗由于季节变化所致疾病以及高热、中暑、胸痛、关节疼痛、食物中毒等病症的方药。

西双版纳傣泐文，手抄本，构皮纸，线订册叶装。有缺损。今藏西双版纳傣族自治州傣医医院。未翻译整理。

（徐士奎）

档哈雅拢沙巴档勐

不分卷，1册，17页。著作年代不详，抄写于1978年11月，佚名撰。本书是西双版纳州勐腊县勐捧镇曼匹村波香比的手抄本。记载了21种“风病”如“拢沙龙”的诊治方法，以及妇科杂病等多种疾病的诊断和治疗方药。

西双版纳傣泐文，手抄本，构皮纸，简装。页面25.9cm × 17cm。今藏西双版纳傣族自治州傣医医院。未翻译整理。

（徐士奎）

档哈雅沙巴拢

不分卷，1册，21页。著作年代不详，抄写年代不详，佚名撰。本书是勐腊县名老傣医波扁祖传四代的经书，记载傣医治疗常见疾病的方药、诊断方法和傣医传统方药的剂型等内容。

西双版纳傣泐文，手抄本，纸质，原稿复印件。页面26.5cm × 19cm。今藏西双版纳傣族自治州傣医医院。未翻译整理。

（刀金平）

档哈雅拢害沙巴

不分卷，1册，95页。成书于1982年11月17日，佚名撰。本书主要以处方为题材，共记载治疗妇科、儿科、“拢沙里坝”、“拢麻想乎”、“檬沙很”等病症的70种方药，其中还对如何诊断疾病进行了记载。由于复印保存过程中部分内容不清楚，整理后可能会缺失部分内容。

西双版纳傣泐文，手抄本，纸质，简装，原稿复印件。页面38.8cm × 26.8cm。今藏西双版纳傣族自治州傣医医院。未翻译整理。

（刀金平、徐士奎）

档哈雅沙巴拢帕雅

不分卷，1册，35页。著作年代不详，抄写年代不详，佚名撰。收载了大量的美容养颜方，以及治疗毒虫咬伤、便秘、腹痛腹泻、全身酸痛、风湿骨痛、中风偏瘫等病症的114种方药，并论述了“四塔”过盛所致疾病的诊治方法。

西双版纳傣泐文，手抄本，纸质，原稿复印件。页面38.8cm×26.8cm。今藏西双版纳傣族自治州傣医医院。未翻译整理。

（刀金平、徐士奎）

档哈雅帕雅拢龙

不分卷，1册，14页。成书于1982年11月17日，佚名撰。收载了治疗咳嗽、胸痛、腹痛、口干舌燥、形瘦体黄、风湿病、难产、妇科杂病等病症的方药，以及治疗各种风湿疾病的方药160种。

西双版纳傣泐文，手抄本，纸质，原稿复印件。页面38.8cm×26.8cm。今藏西双版纳傣族自治州傣医医院。未翻译整理。

（刀金平、徐士奎）

档哈雅拢龙

不分卷，1册，20页。成书于1982年11月17日，佚名撰。收载了傣医诊治各种疾病的方药和传统大方制剂，如治疗皮肤病、风湿、麻木、酸肿痛和麻风病的外洗方和内服方药。

西双版纳傣泐文，手抄本，牛皮纸，原稿复印件。页面38.8cm×26.8cm。今藏西双版纳傣族自治州傣医医院。未翻译整理。

（刀金平、徐士奎）

档哈雅

不分卷，1册，20页。成书于1989年，佚名撰。收载了傣医治疗浮肿、泌尿系统疾病、腹痛腹泻、久病不愈以及小儿疾病、妇科杂病等的方药，以及少量星算的内容。

西双版纳傣泐文，手抄本，纸质，简装。页面35.5cm×30cm。有插图，有缺损。今藏西双版纳傣族自治州傣医医院。未翻译整理。

（刀金平、徐士奎）

档哈雅

不分卷，1册，16页。著作年代不详，抄写于1989年，佚名撰。记载了傣医常用的传统方药及诊断方法，以及治疗浮肿、腹痛、腹泻、久病不愈、“沙里坝”、“拢沙龙”等病症的方药。

西双版纳傣泐文，手抄本，纸质，简装。页面34cm×30.2cm。有缺损。今藏西双版纳傣族自治州傣医医院。未翻译整理。

（刀金平、徐士奎）

档哈雅麻哈蒙

不分卷，1册，13页。著作年代不详，抄写年代不详，佚名撰。记载了傣药的大方制剂，用于治疗风湿病、腹泻等的病症，有少量口功内容。

西双版纳傣泐文，手抄本，本色，棉纸，线订册叶装，墨书。页面26.5cm×19cm。无缺损。今藏西双版纳傣族自治州傣医医院。未翻译整理。

（刀金平、徐士奎）

档哈雅拢档勐

不分卷，1册，77页。著作年代不详，抄写年代不详，佚名撰。本书汇集了多位傣医经常使用的传统经方，包括调节“四塔”平衡，治疗全身酸痛、“拢沙力坝”、“拢梅”等病症的方药。

西双版纳傣泐文，手抄本，纸质，简装。页面29.7cm × 21.1cm。无缺损。今藏西双版纳傣族自治州傣医医院。未翻译整理。

（刀金平、徐士奎）

档哈雅帕扰

不分卷，1册，13页。著作年代不详，抄写年代不详，佚名撰。记载了傣医用于治疗皮肤病、风湿酸痛、耳聋、耳鸣、毒虫咬伤、妇科杂病、“拢沙里坝”等疾病的方药。

西双版纳傣泐文，手抄本，本色，棉纸，线订册叶装，墨书。页面38.5cm × 27.3cm。无缺损。今藏西双版纳傣族自治州傣医医院。未翻译整理。

（刀金平、徐士奎）

档哈雅勐棒

不分卷，1册。成书于1988年12月30日，佚名撰。记载了傣医诊治各种疾病的方法，以及治疗两胁刺痛、腹绞痛、食物中毒、毒虫咬伤、“拢沙里坝”等病症的方药。

西双版纳傣泐文，手抄本，纸质，简装。页面30.7cm × 25.9cm。无缺损。今藏西双版纳傣族自治州傣医医院。未翻译整理。

（刀金平、徐士奎）

档哈雅哈拢档来

不分卷，1册，11页。著作年代不详，抄写年代不详，佚名撰。记载了傣医治疗“四塔”失调，因“风”引起的高热病、疙瘩、疮、瘤、疮毒等病症的方药。

西双版纳傣泐文，手抄本，牛皮纸，简装。页面38.8cm×26.7cm。无缺损。今藏西双版纳傣族自治州傣医医院。未翻译整理。

（刀金平、徐士奎）

档哈雅迈棒

不分卷，1册，30页。著作年代不详，抄写年代不详，佚名撰。记载了傣医治疗胸闷胸痛、两胁疼痛、无名肿痛、腹痛腹泻等病症的方药，还记录了部分传统的经方制剂等内容。

西双版纳傣泐文，手抄本，纸质，简装。页面25.9cm×18.4cm。无缺损。今藏西双版纳傣族自治州傣医医院。未翻译整理。

（刀金平、徐士奎）

档哈雅（第2辑）

不分卷，1册，64页。著作年代不详，抄写年代不详，佚名撰。本书1980年发现于西双版纳州景洪市勐罕镇曼列，是一位傣医于傣历1305年9月借别人手抄本传抄而成，为傣医波迪应的家传手抄本。收载傣医方剂529首。根据主治病症类型特征分为五类，分别为“阿麻巴”类，特点是患者全身关节疼痛，伴有关节局部红肿热痛、变形、活动受限、全身或局部浮肿、胸腹满胀、疼痛、腹泻、呕吐、消瘦乏力、长年久病等；“西里凹”类，特点为患者发热，伴有不同程度的意识障碍及其他精神症状；“咪响灰”类，包括斑疹、丘疹、皮疹等病症，伴有灼烧疼痛或奇痒难忍、高热、皮肤有渗出物；“拢少聋”类，表现为咳喘、鼻衄、咯血、呕血、便血、血尿及结石等一类病症；其他类（收载了除上述种类病症之外的药方）。书中还记载了采药时间和药力的关系，每天的清晨、上午、中午、下午药力所在植物的部位是不相同的，因此要根据时间选择药力最佳的部位进行采摘。书后附有药名的傣文、汉文、拉丁文对照表，方便对药物的科属和基原进行查询。

汉文、西双版纳傣泐文对照，温元凯、梁永安、杨静若、波玉波等翻译整理，云南省少数民族古籍整理出版规划办公室编，收入“云南省少数民族古籍译丛”，云南民族出版社1986年3月出版。

（刀金平、徐士奎）

档哈雅

不分卷，1册，214页。著作年代不详，抄写年代不详，佚名撰。翻译：岩庄；原文誊抄：岩三；原文审定：岩捧。记载傣医方剂488首，其中，治疗孕产妇疾病35方，外科疾病21方，心血管疾病3方，消化系统疾病79方，呼吸系统疾病44方，男科疾病3方，神经系统疾病104方，皮肤病93方，儿科疾病10方，泌尿系统疾病7方，急症1方，传染病19方，五官病7方，等等。每首方剂详细记载了药物组成、加工方法和用法，但未标示药物剂量。

该书对方药名称的命名体现了以下特点：以一组症状群或单个症状描述，对年龄特征、病因、病位、症状和病程进行描述，或以治疗方法和预后进行描述。此外，还对人体四大功能“土水火风”失调的治疗方法、肤色与血色的关系、药性与作用、年龄与用药、季节与生病、如何采药等内容进行了讲解，突出了傣医药的特色，并且记载了颇具傣医特色的解药方，如“雅解”、“大雅解鲁亮龙”（傣语音译，意为大解红药丸）、“麻拎”（傣语音译，意为大解药）等11首，但也有的方名仅仅对单一症状进行了描述，无法将方药归类，如“生病时忽冷忽热”“脏腑燥热症”等22个。本书还记载了“鬼附身”等病用药的方子5首，有的方药以治疗方法进行命名，如热气熏蒸、揉拖、外敷、外擦、洗浴、揉按、外拖、拖擦等。

本书收入《中国贝叶经全集》（第62卷），人民出版社2009年出版，该书为贝叶经影印件、老傣文、国际音标对老傣文注音、汉字直译、汉语意译、新傣文意译六对照译本。

（罗艳秋）

药典

不分卷，1册，292页。著作年代不详，抄写年代不详，佚名撰。翻译：岩庄；原文誊抄：康朗么；原文审定：康朗约。本书记载了怎样行医、找药、配药、医治、诊断等内容，并记录了对疾病的分类，采药时间和药力的关系，肤色和药味的关系，药味所对应的人体吸收部位以及适宜人群，每月常见的多发疾病和治疗药方，“四塔”功能失调产生的病症和治疗药方。此外，还有一些咒语、祈祷词、祷告词等内容。

本书收入《中国贝叶经全集》（第32卷），人民出版社2008年出版，该书为贝叶经影印件、老傣文、国际音标对老傣文注音、汉字直译、汉语意译、新傣文意译六对照译本。

（罗艳秋）

傣方药

不分卷，1册，355页。著作年代不详，抄写年代不详，佚名撰。翻译：岩贯；原文誊抄：岩香约；原文审定：岩捧。本书根据“四塔五蕴”理论，按照诊断疾病的四法，记录患者有什么样的症状和疾病，对应使用什么药物和药引，内服还是外用，外用是搽擦还是揉捏、拖拍，还是使用睡药、坐药的方法。共收载药方260余个，所用药物达530多种，还介绍了膏剂、丸剂、散剂的制作方法。

本书收入《中国贝叶经全集》（第86卷），人民出版社2010年出版，该书为贝叶经影印件、老傣文、国际音标对老傣文注音、汉字直译、汉语意译、新傣文意译六对照译本。

（罗艳秋）

傣药志

不分卷，1册，271页。著作年代不详，抄写年代不详，佚名撰。翻译：岩庄；原文誊抄：康朗罕曼迈；原文审定：岩捧。本书记载了300余种药物配方，除少数是驱鬼除邪、解除咒语等带有原始宗教色彩的药方外，绝大多数是治疗各种疾病的药方，如治疗伤风感冒、跌打损伤、风湿热痹、哮喘、咳嗽、痢疾、腹泻、死胎、难产、长痘生疮、肝炎、黄疸、高热抽搐、腹痛、头痛、虚脱、昏厥等，也有避孕助孕、增力壮阳、美容美肤、延年益寿等药方。书中还讲述了如何根据不同血色、不同年龄、病期的长短来用药，是一部珍贵的医学典籍。

本书收入《中国贝叶经全集》（第61卷），人民出版社2009年版，该书为贝叶经影印件、老傣文、国际音标对老傣文注音、汉字直译、汉语意译、新傣文意译六对照译本。

（刀金平）

档哈雅档来

不分卷，1册，80页。著作年代不详，抄写年代不详，佚名撰。本书记载了傣医治疗各种疾病的方药。

西双版纳傣泐文，手抄本，构皮纸，线订册叶装，墨书。页面31.8cm×24.5cm。无缺损。今藏西双版纳傣族自治州傣医医院。未翻译整理。

（全勇男）

档哈雅勐傣

不分卷，1册，67页。著作年代不详，抄写年代不详，佚名撰。本书记载了傣医治疗各种疾病的方药。

西双版纳傣泐文，手抄本，构皮纸，线订册叶装，墨书。页面31.8cm×24.5cm。

无缺损。今藏西双版纳傣族自治州傣医医院。未翻译整理。

（全勇男）

档哈雅办扎娜里

不分卷，1册，23页。著作年代不详，抄写年代不详，佚名撰。本书记载了傣医治疗各种疾病的方药。

西双版纳傣泐文，手抄本，构皮纸，线订册叶装，墨书。页面34cm×20.2cm。无缺损。今藏西双版纳傣族自治州傣医医院。未翻译整理。

（全勇男）

档哈雅欢

不分卷，1册，20页。著作年代不详，抄写年代不详，佚名撰。本书记载了治疗“拢沙里坝”“檬沙很”“拢麻想乎”等风证疾病，以及各种肝病、妇科、儿科等300多种病症的药方。

西双版纳傣泐文，手抄本，牛皮纸，线订册叶装，墨书。页面34cm×20.2cm，无缺损。今藏西双版纳傣族自治州傣医医院。未翻译整理。

（全勇男、刀金平）

档哈雅尚嘎哈

不分卷，1册，15页。著作年代不详，抄写年代不详，佚名撰。本书记载了傣医治疗各种疾病的方药。

西双版纳傣泐文，手抄本，构皮纸，线订册叶装，墨书。页面34cm×20.2cm，无缺损。今藏西双版纳傣族自治州傣医医院。未翻译整理。

（全勇男）

档哈雅贺埋

不分卷，1册，24页。著作年代不详，抄写年代不详，佚名撰。本书记载了用大药方治疗各种“拢沙里坝”“沙龙接火”等风病的药方88种。

西双版纳傣泐文，手抄本，牛皮纸，线订册叶装，墨书。页面34cm×20.2cm。无缺损。今藏西双版纳傣族自治州傣医医院。未翻译整理。

（刀金平、全勇男）

档哈雅康腊

不分卷，1册，43页。著作年代不详，抄写年代不详，佚名撰。本书记载了傣医治疗各种疾病的方药。

西双版纳傣泐文，手抄本，木浆纸，线订册叶装，墨书。页面24.5cm×19.5cm。无缺损。今藏西双版纳傣族自治州傣医医院。未翻译整理。

（全勇男）

档哈雅召傣当来

不分卷，1册，6页。著作年代不详，抄写年代不详，佚名撰，波为拉抄写。本书记录了傣医治疗咳嗽哮喘、疔疮脓肿、“檬沙很”（即腹痛腹泻）、乳腺肿痛、肝病、浮肿及“沙力坝”等病症的方药18种。

西双版纳傣泐文，手抄本，牛皮纸，线订册叶装，墨书。页面39.2cm×27.3cm。今藏西双版纳傣族自治州傣医医院。未翻译整理。

（刀金平、全勇男）

档哈雅帕亚题罗嘎

不分卷，1册，42页。著作年代不详，抄写年代不详，佚名撰。本书记录了傣医治疗腹泻、蛔虫病、哮喘、胸口胀闷、癫痫、风病、大毒疮、风湿、胎死腹中等各种疾病的方药。

西双版纳傣泐文，手抄本，构皮纸，线订册叶装，墨书。页面35cm × 25cm。有缺损。今藏西双版纳傣族州勐海县康朗顿处。未翻译整理。

（刀金平）

档哈雅拢档来

不分卷，1册，80页。成书于900年前，佚名撰，康朗仑辑。本书历史悠久，书中所涉及的方药大多为巴利语，现所收集的为康朗仑的手抄本，收载治疗风热邪毒、湿疹、风疹、结石等的传统经方52个，单方验方100余首。此外还讲述了根据不同年龄阶段的不同用药方法。

巴利文、西双版纳傣泐文，手抄本，本色，棉纸，线订册叶装，墨书。页面32cm × 24cm。无缺损。今藏西双版纳傣族自治州傣医医院。未翻译整理。

（刀金平）

档哈雅维些

不分卷，1册，29页。著作年代不详，抄写年代不详，佚名撰。本书汇集了七名傣医的传统经方制剂，包括治疗各种“拢沙里坝”、“檬沙很”、痉挛等病症的方药132种。

西双版纳傣泐文，手抄本，构皮纸，线订册叶装。页面36.8cm × 22.2cm。今藏西双版纳傣族自治州傣医医院。未翻译整理。

（刀金平）

档哈雅贺埋

不分卷，1册，26页。著作年代不详，抄写年代不详，佚名撰，波玉拉抄。本书记录了傣医治疗民间常见病的大量传统方药，如治疗“拢沙力坝”“拢沙龙接火”等病的方药。

西双版纳傣泐文，手抄本，棉纸，线订册叶装，墨书。页面27.5cm × 35cm。保存完好。今藏西双版纳傣族自治州傣医医院。未翻译整理。

（刀金平）

档哈雅解三哈

不分卷，1册，7页。著作年代不详，抄写年代不详，佚名撰。本书书名汉语译为“解毒三颗药”，意为通过组合增减药物配制成具有解毒作用的方药治疗疾病，还收载治疗气血病、头昏头痛、腹痛、腹泻等病症以及具有“雅解”（意为解药）功效的方药27个。

西双版纳傣泐文，手抄本，构皮纸，经折装，墨书。页面30.2cm × 13.5cm。字迹模糊，纸张变色腐蚀。今藏西双版纳傣族自治州傣医医院。未翻译整理。

（刀金平）

档哈雅沙巴档勐

不分卷，1册，17页。著作年代不详，抄写年代不详，佚名撰，波糯香抄。本书记载了治疗中风偏瘫的方药，解食物药物中毒的方药及治疗水肿、浮肿、痉挛疼痛、各种妇科杂病及孕妇疾病的方药等。

西双版纳傣泐文，手抄本，牛皮纸，原稿复印件。页面38.8cm × 26.8cm，有缺损。今藏西双版纳傣族自治州傣医医院。未翻译整理。

（刀金平）

巴吉抵

不分卷，10册，744页。著作年代不详，抄写年代不详，佚名撰。本书几乎囊括了日常生活中的常见病症和部分疑难杂症，资料翔实，内容丰富，所记录的治疗配方达1000余种，其中很多方药现仍在民间广泛应用。

西双版纳傣泐文，刻本，贝叶经，梵夹装，绳串联。页面48cm×6cm。今藏西双版纳傣族自治州傣医医院。未翻译整理。

（刀金平）

麻哈娃

不分卷，12册，443页。著作年代不详，抄写年代不详，佚名撰。本书记载了300余种药方，主要用于治疗伤风感冒、虚脱昏厥、死胎难产、肝炎黄疸等疾病，部分药方具有美容、延年益寿、避孕、助孕等作用，还记录了如何根据血液特点、年龄阶段、病期长短选择和使用药物。

西双版纳傣泐文，刻本，贝叶经，梵夹装，绳串联。页面48cm×6cm。今藏西双版纳傣族自治州傣医医院。未翻译整理。

（刀金平、徐士奎）

档哈雅岩吨栋（第一集）

不分卷，1册，36页。成书于300余年前，佚名撰。本书记载了傣医治疗腹痛、头痛、呃逆及各种皮肤疾病、泌尿疾病等的方药。

西双版纳傣泐文，手抄本，构皮纸，线订册叶装，墨书。页面31cm×27cm。今藏西双版纳傣族自治州岩吨栋处。未翻译整理。

（刀金平、徐士奎）

档哈雅岩吨栋（第二集）

不分卷，1册，77页。成书于500余年前，佚名撰。本书记载了傣医治疗发热病、呃逆及各种风病、泌尿疾病等的方药。

西双版纳傣泐文，手抄本，纸质，简装。页面29.7cm×21cm。今藏西双版纳傣族自治州岩吨栋处。未翻译整理。

（刀金平、徐士奎）

档哈雅嘎塔

不分卷，1册，36页。著作年代不详，抄写年代不详，佚名撰。该书记载了治疗孕妇腹痛、发热发冷、各种瘤疮、皮肤疾病以及具有增力功效的方药，还有部分治疗家畜疾病的方药和星算的内容。

西双版纳傣泐文，手抄本，棉纸，线订册叶装，墨书。页面27cm×21cm。有缺损。今藏西双版纳傣族自治州景洪市大勐龙岩康处。未翻译整理。

（刀金平、徐士奎）

档哈雅顿多滇

不分卷，1册，72页。著作年代不详，抄写年代不详，佚名撰。本书记载了傣医诊断和治疗发冷发热、头昏头痛、心慌、骨痛麻木、妇女疾病、皮肤疾病等内外妇科疾病的方法和方药，并少量记载了用于治疗疾病的口功和星算方法等。

西双版纳傣泐文，手抄本，棉纸线订册叶装，墨书。页面32cm×25cm。有缺损。今藏西双版纳傣族自治州景洪市嘎洒曼达岩罕香处。未翻译整理。

（徐士奎）

档哈雅曼飞勐混岩温

不分卷，1册，45页。著作年代不详，抄写年代不详，佚名撰。该书记载了傣医治疗骨折、全身酸痛、腹痛、腹泻的方药，并记载以拴线叫魂的方式，预测人体生命是否能够延续。

西双版纳傣泐文，手抄本，构皮纸，线订册叶装，墨书。页面32cm×25cm。保存完好。今藏西双版纳傣族自治州勐海县勐混乡岩温处。未翻译整理。

（刀金平）

档哈雅沙巴害

不分卷，1册，52页。著作年代不详，抄写于傣历1263年，佚名撰。本书为岩尖的祖父传抄的傣医文献，已经流传到第三代，封面上有印章，据初步推测为地方行政章。本书记载了方剂“雅西里勐”的药物组成和临床应用，用于治疗全身酸痛麻木、发热发冷、头痛、皮肤病等病症。

西双版纳傣泐文，手抄本，构皮纸，线订册叶装，墨书。页面33cm×24cm。保存完好。今藏西双版纳傣族自治州勐海县勐混乡岩温处。未翻译整理。

（刀金平）

档哈雅召法

不分卷，1册，52页。著作年代不详，抄写年代不详，佚名撰。据傣医岩温洪介绍，本书是他转抄勐海县勐混乡一个傣医的医书，封面印有印章，字样为“召法药书”四字。本书记载了全身酸痛、发热发冷、胸口疼痛、呕吐等病症和妇科疾病的治疗方药，并有部分口功和星算内容。

西双版纳傣泐文，手抄本，构皮纸，线订册叶装，墨书。页面35cm×23cm。保存完好。今藏西双版纳傣族自治州景洪市勐罕镇曼脑岩温洪处。未翻译整理。

（刀金平）

档哈雅沙巴塔

不分卷，1册，52页。著作年代不详，抄写年代不详，佚名撰。“档哈雅沙巴塔”为傣语，意为“各种疾病医药书”。本书为西双版纳地区宫廷药书之一，封面和正文多处都印有宫廷印章。本书记载了“四塔”疾病的诊断和治疗方药，采药时辰和药物功效性味之间的对应关系；方剂“雅西利勐”“雅帕”“雅叫哈顿”“雅塔”的药物组成和临床应用；治疗皮肤病、腹痛、腹泻等病症的方药，并记载了部分星算内容。

西双版纳傣泐文，手抄本，构皮纸，线订册叶装，墨书。页面30cm × 25cm。有插图，保存完好。今藏西双版纳傣族自治州景洪市曼贺纳岩温、波涛温处。未翻译整理。

（刀金平、徐士奎）

档哈雅康朗帕圭利

不分卷，1册，56页。著作年代不详，佚名撰，抄写于1289年12月。本书记载了药性与疾病的关系，季节与疾病的关系和“四塔”过盛疾病、发冷发热、咳喘、咽喉肿痛、产妇大流血、九窍出血、大毒疮、食物中毒、风湿、皮肤疾病等病症的诊治方法和方药。

西双版纳傣泐文，手抄本，构皮纸，线订册叶装，墨书。页面31cm × 28cm。有缺损。今藏西双版纳傣族自治州傣医医院。未翻译整理。

（徐士奎）

档哈雅龙宗泰帕雅滚档来

不分卷，1册，76页。著作年代不详，抄写年代不详，佚名撰。本书记载了傣药大方制剂的药物组成和临床应用，用于治疗咽喉疼痛、头痛、牙痛、发冷发热、骨痛、肌肉酸痛、麻木等病症以及妇女疾病、皮肤疾病。

西双版纳傣泐文，手抄本，构皮纸，线订册叶装，墨书。页面25cm×25cm。保存完好。今藏西双版纳傣族自治州嘎洒曼达村岩罕香处。未翻译整理。

（刀金平、徐士奎）

档哈雅沙巴雅档来

不分卷，1册，34页。著作年代不详，抄写年代不详，佚名撰。本书记载了腹痛、腹泻、头痛、全身酸痛、麻木等病症以及妇女疾病、皮肤疾病的诊治方法和方药，还有少量口功、星算、咒语等内容。

西双版纳傣泐文，手抄本，构皮纸，线订册叶装，墨书。页面35cm×25cm，保存完好。今藏西双版纳傣族自治州景洪市勐罕镇岩温洪处。未翻译整理。

（刀金平、徐士奎）

档哈雅迪勐滚

不分卷，1册，43页。著作年代不详，抄写年代不详，佚名撰。本书记载了食物中毒、风湿、皮肤病、妇女疾病等的诊治方法和方药，同时还记载了药物采集和加工的时辰。

西双版纳傣泐文，手抄本，构皮纸，线订册叶装，墨书。页面35cm×25cm。保存完好。今藏西双版纳傣族自治州景洪市勐罕镇岩温洪处。未翻译整理。

（刀金平、徐士奎）

档哈雅尚迈

不分卷，1册，30页。著作年代不详，佚名撰，抄写于1985年12月，底本为傣医康朗听收藏。本书记载了治疗热风毒邪所致发冷发热、眼痛、耳聋、全身紫黑色、全身酸痛、头昏头痛、腹痛、腹泻等病症以及小儿疾病、皮肤疾病的诊治方法和方药。

西双版纳傣泐文，手抄本，构皮纸，线订册叶装。页面27cm×20cm，保存完好。今藏西双版纳傣族自治州景洪市岩香处。未翻译整理。

（刀金平）

档哈雅波玉儿婻

不分卷，1册，32页。著作年代不详，佚名撰，抄写于傣历1213年9月。本书记载了食物中毒、“四塔”失调疾病、气血失调疾病、“拢沙巴旧”、风湿、腹痛、腹泻、鼻衄、咳嗽、咽喉肿痛等病症和疔疮疥癣等皮肤疾病的诊治方法和方药，其中，食物中毒的治疗使用了“雅解”方药。

西双版纳傣泐文，手抄本，构皮纸，线订册叶装。页面28cm×40cm。有缺损。今藏西双版纳傣族自治州傣医医院。未翻译整理。

（徐士奎）

档哈雅沙巴帕雅

不分卷，1册，82页。著作年代不详，抄写年代不详，佚名撰。本书记载了治疗“拢沙巴”、“拢旧达郎”、“拢沙里坝”、“拢麻想乎”、体黄、发冷发热、冷热风湿和大毒疮等病症和皮肤疾病、妇科疾病、小儿疾病的724首方药，还记载了傣医诊断疾病的方法，傣药药性与疾病的关系以及季节与疾病的关系等内容。

西双版纳傣泐文，手抄本，构皮纸，线订册叶装。页面31cm×25.5cm。有插图，有缺损。今藏西双版纳傣族自治州傣医医院。未翻译整理。

（刀金平）

档哈雅（波罕燕）

不分卷，1册，30页。著作年代不详，抄写年代不详，佚名撰。本书记载了治疗高热神昏乱语、皮肤瘙痒、小便出血、发热发冷、食物中毒、腰痛、结石、全身疼痛和泌尿系统等病症的诊治方法和方药，其中有些疾病使用了傣药大方制剂。

西双版纳傣泐文，手抄本，构皮纸，线订册叶装。页面30cm×25cm。保存完好。今藏西双版纳傣族自治州景洪市勐罕镇曼法代波罕燕处。未翻译整理。

（刀金平）

档哈雅波温清

不分卷，1册，87页。著作年代不详，抄写年代不详，佚名撰。本书记载了治疗皮肤瘙痒、全身酸痛麻木、腰痛、结石和泌尿系统疾病、妇女疾病等病症的方药，并有少量口功、咒语、星算等内容。

西双版纳傣泐文，手抄本，构皮纸，线订册叶装。页面35cm×23cm。有插图，保存完好。今藏西双版纳傣族自治州景洪市勐罕镇曼秀波温清处。未翻译整理。

（刀金平、徐士奎）

档哈雅帕雅毫雅帕沙傣

不分卷，1册，32页。著作年代不详，抄写年代不详，康朗腊撰。本书是康朗腊根据多年临床经验整理总结而成，记载了2016首药方，其中大药方有150首，制剂小方有11首。此外，还讲述了采药的时辰、药物加工所需制备的用料；用于药用的动物胆汁种类以及各种各样的水；收载各类风病40种、41种、60种不等，以及其他疾病的诊治方法和方药共140种。

西双版纳傣泐文，手抄本，构皮纸，线订册叶装。页面37cm×27cm。有缺损。今藏西双版纳傣族自治州景洪市嘎洒镇曼飞龙康朗腊家中。未翻译整理。

（刀金平、徐士奎）

档哈雅罕香达磨雅曼达

不分卷，1册，43页。著作年代不详，抄写年代不详，佚名撰。本书记载了哮喘、咳嗽、心慌心悸、眼黄、腹痛腹泻、蛔虫、骨痛、皮肤痛等病症的诊治方法和方药。

西双版纳傣泐文，手抄体，原稿影印本，线订册叶装。页面40cm×30cm。今藏西双版纳傣族自治州景洪市嘎洒镇曼达村岩罕香处。未翻译整理。

（刀金平、徐士奎）

档哈雅岩罕香达

不分卷，1册，50页。著作年代不详，抄写年代不详，佚名撰。本书为傣医岩罕香祖传的傣医书，记载了治疗骨痛麻木、腹痛腹泻、头昏眼花、心慌心悸、皮肤疾病、妇科疾病等病症的单味药和大方制剂方药。

西双版纳傣泐文，手抄本，构皮纸，经折装。页面22cm×15cm。保存完好。今藏西双版纳傣族自治州景洪市嘎洒镇曼达村岩罕香处。未翻译整理。

（刀金平、徐士奎）

档哈雅扎西题

不分卷，1册，64页。著作年代不详，佚名撰，抄写于1970年12月，为傣医康朗听传给儿子的傣药经书。本书封面写有此书的由来，是古时著名傣医扎西题传给弟子康朗先的医药书，之后代代传承，历经波旺、岩叶、岩香、岩坦，希望能继续传递下去，为广大人民群众健康服务。本书记载了治疗小儿疾病、发冷发热病、眼病、耳病、阴道疾病、泌尿系统疾病、身痛、骨痛、骨折、结石、呕吐、癫痫等病症的方药。

西双版纳傣泐文，手抄本，构皮纸，线订册叶装。页面26cm×24cm。有插图，保存完好。今藏西双版纳傣族自治州景洪市曼贺纳村波旺、岩香处。未翻译整理。

（刀金平、徐士奎）

档哈雅

不分卷，1册，82页。著作年代不详，抄写年代不详，佚名撰。本书记载了治疗“拢麻想乎”、“檬沙很”、“沙里坝”、疮毒、腹部绞痛和咽喉病、颈椎病、脊椎病等病症的92种方药。

西双版纳傣泐文，手抄本，构皮纸，线订册叶装。保存完好。今藏西双版纳傣族自治州少数民族研究所。未翻译整理。

（刀金平）

档哈雅尚别邦

不分卷，1册，34页。本书记载了傣医经常使用的46种方药，包括药名、配制方法及功效等内容。

西双版纳傣泐文，手抄本，构皮纸，线订册叶装。保存完好。今藏西双版纳傣族自治州嘎洒镇曼丢村康朗罕处。未翻译整理。

（刀金平）

档哈雅贺埋

不分卷，1册，36页。本书记载了治疗腹痛腹泻、感冒、咳嗽、风湿等病症的65种方药。

西双版纳傣泐文，白纸，铅印，简装。保存完好。今藏西双版纳傣族自治州勐海县曼先村岩盼处。未翻译整理。

（刀金平）

档哈雅傣泐塔都嘎他

不分卷，1册，64页。著作年代不详，抄写年代不详，佚名撰。本书记载了傣医治疗疾病常用的方药。

西双版纳傣泐文，手抄本，构皮纸，线订册叶装。页面47.5cm×26.4cm。无破损。今藏西双版纳傣族自治州傣医医院。未翻译整理。

（全勇男）

档哈雅勐罕

不分卷，1册，73页。著作年代不详，抄写年代不详，佚名撰。本书论述了“四塔”之间的关系，“风塔”过盛和衰败引起的疾病，治疗“拢沙里坝”、“拢麻想乎”、腹痛腹泻、风湿酸痛等病症的200种方药。

西双版纳傣泐文，手抄本，纸质，原稿复印件。页面32cm×25cm。有缺损。今藏西双版纳傣族自治州勐罕镇岩翁罕处。未翻译整理。

（刀金平、徐士奎）

档哈雅曼那麻勐海

不分卷，1册，12页。著作年代不详，抄写年代不详，佚名撰。本书记载了治疗“拢旧达郎”“拢沙里坝”“拢麻想乎”等病症的14个药方。

西双版纳傣泐文，手抄本，构皮纸，线订册叶装。无缺损。今藏西双版纳傣族自治州傣医医院。未翻译整理。

（刀金平、徐士奎）

档哈雅沙巴帕雅

不分卷，1册，72页。著作年代不详，抄写年代不详，佚名撰。本书记载了治疗“拢旧达郎”、“拢沙里坝”、“拢麻想乎”、妇科、儿科等疾病的724个药方，以及傣药的药性。

西双版纳傣泐文，手抄本，构皮纸，线订册叶装。无缺损。今藏西双版纳傣族自治州傣医医院。未翻译整理。

（刀金平、徐士奎）

档哈雅召述宛纳

不分卷，1册，54页。著作年代不详，抄写年代不详，佚名撰。本书记载了治疗各种妇科疾病以及“拢旧达郎”“拢麻想乎”“拢阿麻巴朵”“龙梅兰申”等风病的方药。

西双版纳傣泐文，手抄本，构皮纸，线订册叶装。无缺损。今藏西双版纳傣族自治州傣医医院。未翻译整理。

（刀金平、徐士奎）

傣医各种方药

不分卷，1册，106页。著作年代不详，抄写年代不详，佚名撰。本书记载了傣医诊断“拢沙里坝”“拢麻想乎”等病症的方法及其治疗方药，并有部分治疗儿科疾病的药方，还记载了所用药物的药性、药味特点和用药方法等。

西双版纳傣泐文，手抄本，牛皮纸，线订册叶装。无缺损。今藏西双版纳傣族自治州傣医医院。未翻译整理。

（刀金平、徐士奎）

西双版纳傣族方药

不分卷，1册，17页。著作年代不详，抄写年代不详，佚名撰。本书记载了治疗“风塔”失调引起的疾病及方药，共140个药方。

西双版纳傣泐文，手抄本，普通白纸，简装。无缺损。今藏西双版纳傣族自治州傣医医院。未翻译整理。

（刀金平）

释解四塔

不分卷，1册，34页。著作年代不详，抄写年代不详，佚名撰。本书记载了“四塔”失调引起疾病的诊断方法及医治方药，论述各种“沙里坝”病症、“拢麻想乎”病症、“拢檬沙很”病症、月子病的医治方法，共有79个药方。

西双版纳傣泐文，手抄本，构皮纸，线订册叶装。无缺损。今藏西双版纳傣族自治州傣医医院。未翻译整理。

（刀金平）

档哈雅补英宰鲁旺

不分卷，1册，63页。著作年代不详，抄写年代不详，佚名撰。本书记载了治疗腹部胀满、绞痛的方药，止呕吐的方药，鼻子出血的方药及治疗难产的方药等。

西双版纳傣泐文，手抄本，普通白纸，原稿复印件，简装。无缺损。今藏西双版纳傣族自治州傣医医院。未翻译整理。

（刀金平）

档哈雅拢当勐

不分卷，1册，77页。著作年代不详，抄写年代不详，佚名撰。本书记载了治疗全身酸痛、“拢沙里坝”、“拢麻想乎”等病症的180种方药。

西双版纳傣泐文，手抄本，普通白纸，原稿复印件，简装。无缺损。今藏西双版纳傣族自治州傣医医院。未翻译整理。

（刀金平）

档哈雅帕拢

不分卷，1册，50页。著作年代不详，抄写年代不详，佚名撰。本书记载了治疗“拢三占波”“拢沙里坝”“拢麻想乎”“拢檬沙很”等由“风塔”功能失调而产生的疾病的147种方药。

西双版纳傣泐文，手抄本，牛皮纸，原稿复印件，简装。无缺损。今藏西双版纳傣族自治州傣医医院。未翻译整理。

（刀金平）

档哈雅勐捧

不分卷，1册，11页。著作年代不详，抄写年代不详，佚名撰。本书记载了治疗腹绞痛、腰痛、头痛、双肋刺痛及各种“拢沙里坝”病症的方药，还有部分解毒药方。

西双版纳傣泐文，手抄本，牛皮纸，原稿复印件，简装。无缺损。今藏西双版纳傣族自治州傣医医院。未翻译整理。

（刀金平）

档哈雅

不分卷，1册，30页。著作年代不详，抄写年代不详，佚名撰。本书记载了治疗胸闷胀痛、双肋疼痛、无名肿痛、咽喉肿痛、便秘等病症的75种方药。

西双版纳傣泐文，手抄本，牛皮纸，简装。无缺损。今藏西双版纳傣族自治州傣医医院。未翻译整理。

（刀金平）

档哈雅

不分卷，1册，30页。著作年代不详，抄写年代不详，佚名撰。本书记载了治疗浮肿、腹痛腹泻、头痛、头昏眼花、妇科病症、小儿疾病、胸痛等病症的方药。

西双版纳傣泐文，手抄本，牛皮纸，简装。无缺损。今藏西双版纳傣族自治州傣医医院。未翻译整理。

（刀金平）

档哈雅

不分卷，1册，16页。著作年代不详，抄写年代不详，佚名撰。本书记载了治疗浮肿、腹痛腹泻及各种“拢沙里坝”、“拢麻想乎”疾病、泌尿系统疾病的方药等。

西双版纳傣泐文，手抄本，牛皮纸，简装。无缺损。今藏西双版纳傣族自治州傣医医院。未翻译整理。

（刀金平）

傣药验方集（1）

不分卷，1册，著作年代不详，抄写年代不详，佚名撰。本书汇集了100种亚热带常见病的治疗药方以及服药方法，并且对每种药物的药性和功效做了详细的说明。

德宏傣文，其他材料，保存完好。今藏德宏民族出版社。未翻译整理。本条信息来源于《中国云南德宏傣文古籍编目》，云南民族出版社2002年出版，尹绍亭、唐立、快永胜、岳小保编。

（罗艳秋）

傣医傣药（1）

不分卷，1册，214页。著作年代不详，抄写年代不详，佚名撰本。本书记录了皮肤病、肝炎、肠胃炎、蛇咬伤、高血压、心脏病、妇科、痨病、神经病、狂犬咬伤、眼疾等十多种病症的治疗验方454个。没有咒语内容。

缅傣文，其他材料，保存完好。今藏德宏州民语委。未翻译整理。本条信息来源于《中国云南德宏傣文古籍编目》，云南民族出版社2002年出版，尹绍亭、唐立、快永胜、岳小保编。

（徐士奎）

傣医傣药（5）

不分卷，1册，192页。著作年代不详，抄写年代不详，佚名撰。本书详细记载了内科、外科和神经系统疾病的治疗方法，有231个验方，并且描述了药物的使用方法。有少量咒语，其中有两个驱邪健身的符号。

缅傣文，其他材料，保存完好。今藏德宏州民语委。未翻译整理。本条信息来源于《中国云南德宏傣文古籍编目》，云南民族出版社2002年出版，尹绍亭、唐立、快永胜、岳小保编。

（徐士奎）

傣医傣药（9）

不分卷，1册，28页。著作年代不详，抄写年代不详，佚名撰。本书介绍了治疗多种疾病的验方898个，被称为“傣医药典”，没有咒语、占卜，没有文身法术，是一本较有价值的医药典。

缅傣文，其他材料，保存完好。今藏德宏州民语委。未翻译整理。本条信息来源于《中国云南德宏傣文古籍编目》，云南民族出版社2002年出版，尹绍亭、唐立、快永胜、岳小保编。

（徐士奎）

德宏佛寺药方（1）

无书名，现名为课题组自命名。不分卷，1册，18页。成书于缅历1234年，抄写年代不详，德宏某佛寺召屏雅“佛爷”撰。从德宏召屏雅“佛爷”处发掘。本书记载了600多个药方，但是未对这些药方进行分类，有少量咒语。

德宏傣文，构皮纸，经折装，墨书。页面17.8cm × 10.5cm。保存完好。今藏德宏州芒市风平镇拉院村焦所比达处。未翻译整理。

（焦所比达）

德宏佛寺药方（2）

无书名，现名为课题组自命名。不分卷，1册，12页。著作年代不详，抄写年代不详，德宏某佛寺召屏雅“佛爷”撰。从德宏召屏雅“佛爷”处发掘。本书记载了傣族聚居区常见病和多发病治疗的药方，但是未对这些药方进行分类，有少量咒语。

巴利文、德宏傣文两种文字对照，构皮纸，经折装，墨书。页面20.9cm × 10.4cm。保存完好。今藏德宏州芒市风平镇拉院村焦所比达处。未翻译整理。

（焦所比达）

德宏佛寺药方（3）

无书名，现名为课题组自命名。不分卷，1册，12页。著作年代不详，抄写年代不详，德宏某佛寺召屏雅“佛爷”撰。从德宏召屏雅“佛爷”处发掘。本书记载了傣医的基础理论以及常用方药，有符咒，并配有图案。

巴利文、德宏傣文、缅傣文三种文字对照，构皮纸，经折装，墨书。页面18.2cm × 8cm。保存完好。今藏德宏州芒市风平镇拉院村焦所比达处。未翻译整理。

（罗艳秋）

民族民间药典

不分卷，1册，25页。著作年代不详，抄写年代不详，本书是德昂族僧人所撰，相传其是一位医德高尚、医术精湛的人。本书全文记载了治疗疾病的方药，内容十分丰富，他所配制药方的组成药物少则2～3种，多则10余种，所用药物有植物的根、叶、花、藤、皮以及动物的内脏、蹄等。经德宏州档案馆初步翻译整理，其中所载药名部分难以确定基原。本书原为两本，但是破损严重，故请傣医金末庄重新抄写成一本，即此本。金末庄又补充了其行医中常用的两个方剂，分别为治疗肝炎和肺结核的药方。

缅傣文，手抄本，棉纸，线订册叶装。页面18.2cm × 8cm。保存完好，轻微破损。今藏德宏州档案馆。

（罗艳秋）

虎慢吾烂吾纳

不分卷，1册。著作年代不详，抄写年代不详，佚名撰。本书全文记载了治疗疾病的方剂。

缅傣文，手抄本，构皮纸，经折装。保存完好。今藏德宏州档案馆。未翻译整理。

（罗艳秋）

傣族医药书

无书名，现名为自命名。不分卷，1册。著作年代不详，抄写于1986年9月4日，佚名撰。本书记载了治疗疾病的方剂。

缅傣文，手抄本，包背装。保存完好。今藏德宏州档案馆。未翻译整理。

（罗艳秋）

药典

不分卷，1册。著作年代不详，抄写年代不详，三台山包卫僧人撰。本书讲述了治疗各种疾病的药物，诸如牙痛、跌打损伤、刀伤、枪伤、炭疽、心脏病、呃逆、痛风等疾病。例如，气喘、气短可用豆蔻、白檀香、杨梅果树皮煎煮后服用。此书最大的一个特点是标明了各个药物的用量，这在傣族医药古籍中较少见。

德宏傣文，手抄本，构皮纸，经折装，墨书。页面21cm×10.3cm。保存完好。今藏德宏州芒市风平镇拉院村焦所比达处。未翻译整理。

（徐士奎）

傣医傣药（2）

无书名，现名为收藏者自命名。不分卷，1册。著作年代不详，抄写年代不详，佚名撰。本书记载的方剂按照疾病类型进行分类，这些方药多为缅甸傣医使用，包括内服和外用，常用药物有胡椒、豆蔻、丁香等，并且标明了每个药物的使用剂量，记载的病症有身体衰弱、小便难、小便短赤等。

缅傣文，手抄本，普通笔记本，包背装。页面17.5cm × 13cm。保存完好。今藏德宏州芒市西南里。未翻译整理。

（徐士奎）

朗吾佛爷药方（1）

无书名，现名为课题组自命名。不分卷，1册，24页。成书于缅历1373年，抄写年代不详，朗吾“佛爷”撰，发掘于缅甸朗吾佛寺。本书介绍了内妇儿外各科的药方，病名放在括号内加以标识，药方用红线勾出，药方中的各个药物用双行竖线加以间隔。

缅傣文、巴利文、德宏傣文三种文字对照，手抄本，构皮纸，经折装，墨书。页面8.2cm × 7.4cm。保存完好。今藏德宏州芒市风平镇拉院村焦所比达处。未翻译整理。

（徐士奎）

朗吾佛爷药方（2）

无书名，现名为课题组自命名。不分卷，1册，24页。著作年代为缅历1373年，抄写于缅历1300年10月，朗吾“佛爷”撰，发掘于缅甸朗吾佛寺。本书介绍了内妇儿外各科的药方，各个药物有剂量，后附咒语。

缅傣文、巴利文、德宏傣文三种文字对照，手抄本，本色，棉纸，线订册叶装，墨书。页面28cm × 17.2cm。保存完好。今藏德宏州芒市风平镇拉院村焦所比达处。未翻译整理。

（徐士奎）

送祸

不分卷，1册，51页。著作年代不详，抄写年代不详，佚名撰。全书记载了治疗各种疾病的药方以及驱鬼送神等内容。

西双版纳傣泐文，手抄本，构皮纸，经折装，墨书。页面36cm×11cm。保存完好。今藏临沧市孟定镇傣医抗浪刘处。未翻译整理。

（徐士奎）

孟定药方

不分卷，1册，200页。著作年代不详，抄写年代不详，佚名撰。全书记载了治疗各种疾病的药方，并记载了如何通过观察脉象诊断疾病以及一些天文地理方面的知识。

西双版纳傣泐文，手抄本，纸质，塑料壳笔记本，墨书。页面26cm×28cm。保存完好。今藏临沧市孟定镇傣医抗浪刘处。未翻译整理。

（罗艳秋）

对旺

不分卷，1册，90页。著作年代不详，抄写年代不详，佚名撰。全书记载了治疗各种疾病的药方，并记载了选日子以及一些天文地理方面的知识。

西双版纳傣泐文，手抄本，构皮纸，经折装，墨书。页面35cm×13.5cm。保存完好。今藏临沧市孟定镇傣医抗浪刘处。未翻译整理。

（罗艳秋）

药方

原书无书名，现名为自命名。不分卷，1册，246页。成书于佛历1359年，抄写于公元1992年，佚名撰。全书记载了治疗各种疑难杂症的药方。

缅甸傣文，手抄本，纸质，塑料壳笔记本，墨书。页面26cm × 28cm。保存完好。今藏临沧市双江县傣医玉鼎真人处。未翻译整理。

（罗艳秋）

傣药经方

不分卷，1册，286页。本书分为三篇，上篇：傣医概述，介绍傣医“四塔五蕴”的基本概念及其对傣医理论形成及实践的意义，图示自然与人体“四塔”的关联互动，列举傣药的采集、分类、炮制、用法、治法和傣药方剂的组方原则等。中篇：“四塔”经方，按“四塔”分列傣医著名的传统经方和验方，讲解其配伍功效和临床应用，介绍傣医八大药方和先贤，并在全书穿插200多种傣医用药的翔实图解，以及傣医口功、小常识、小锦囊。下篇：祛邪避秽，追溯傣医传统的请师礼佛仪式，以及对医德的重视，同时介绍神秘的傣医口功偈咒。

西双版纳傣族自治州人民政府编，云南民族出版社2008年12月出版。

（徐士奎）

《中国傣族传统经方》整理研究

不分卷，1册。林艳芳、赵应红、岩罕单、张超、段立纲主编。本书从《哈雅沙巴帕雅》、《档哈雅龙档来》、《档哈雅龙》（康朗腊收集）、《古傣医验方译释》等18部医药书中，筛选出了清代以前的应用历史悠久、有完整组方并且加工炮制、剂型、功效、主治、用法用量、年代均可考证的傣医传统经方200方。

云南民族出版社2013年7月出版。

（徐士奎）

德宏傣药验方集（一）

不分卷，1册。1983年德宏州药检所编写。本书收集傣药170多种，单方、验方100多个。

内部资料，今藏德宏州药检所。

（罗艳秋）

德宏傣药验方集（二）

不分卷，1册，413页。德宏州药检所编，方茂琴主编。本书共收载傣医冯国清、朗波岩桑保、板哏唤、沙中钻、思成章、龚茂晚、钱有发、方克辉、龚庆安经常使用的单方、验方，包括380多种傣药，其中，植物药有250种，动物药有30种，并对这些傣药进行标本采集和分类鉴定，明确其基原。所收录的单验方共有165个，包括治疗内科47个病种的112个验方，外科35个病种的18个验方，妇科16个病种的16个验方，儿科12个病种的4个验方，伤科15个病种的7个验方，五官科18个病种的5个验方，神经科和精神病科7个病种的3个验方。书后附有药物拉丁学名。

德宏傣文、汉文对照，云南民族出版社1998年出版。

（罗艳秋）

冯国清验方集

不分卷，1册。1983年德宏州药检所编写。本书共收载傣医冯国清所收集傣族医药古籍以及临床常用的单方和验方99首。

内部资料，今藏德宏州药检所。

（罗艳秋）

李波买验方集

不分卷，1册。1983年德宏州药检所方茂琴编写。本书收载傣医李波买所藏傣族医药古籍中的单方和验方。

内部资料，今藏德宏州药检所。

（罗艳秋）

德宏州中医药及民族医药秘方验方编

不分卷，1册。德宏州药检所段国民编写。本书所收载的秘方验方是根据傣族医药古籍整理而成，共收载秘方验方97个。

内部资料，今藏德宏州药检所。

（罗艳秋）

德宏民族药方

不分卷，1册。德宏傣族景颇族自治州中药资源普查办公室编写。本书是在傣族医药古籍整理的基础上，结合实地调研，共收载药方100个，所用药物123种，其中傣医常用药方79方，景颇族常用药方21方。

内部资料，今藏德宏州卫生局。

（罗艳秋）

龚玉贤验方

不分卷，1册，15页。德宏州药检所、芒市卫生局编译。德宏傣文、汉文对照。本书是根据德宏州盈江县新城傣医龚玉贤收藏的傣族医药古籍进行摘录和汉译整理而成。傣医龚玉贤曾在缅甸的曼德勒学习佛法教义13年，能背诵40本规定的经书，包括医经在内。本书共收录验方50个，主要为治疗内科和外科的常见病和多发病，如感冒、哮喘、呕吐、胃痛、腹泻、心悸、骨髓炎、筋骨疼痛等病症。

内部资料，今藏德宏州卫生局。

（罗艳秋）

六、临床各科

档哈雅康朗庄

不分卷，1册，29页。著作年代不详，抄写年代不详，康朗庄撰，波滔远辑。本书为老傣医波滔远的手抄本，对风病、寒病、热病等20种病症进行了论述、阐释和分类，并记录了不同月份采药与疗效的关系。

西双版纳傣泐文，手抄本，纸质，原稿复印件。页面29.5cm×21.1cm。无缺损。今藏西双版纳傣族自治州傣医医院。未翻译整理。

（刀金平）

档哈雅罗嘎

不分卷，1册，28页。抄写于1982年11月17日，佚名撰。本书收载了傣医对“拢沙龙”、“拢沙里坝”、“拢麻想乎”、风湿酸痛等类病症的认识以及治疗方法。

西双版纳傣泐文，手抄本，牛皮纸，原稿复印件。页面38.9cm×26.8cm。无缺损。今藏西双版纳傣族自治州傣医医院。未翻译整理。

（刀金平）

档哈雅敢满

不分卷，1册，133页。著作年代不详，抄写年代不详，佚名撰。本书分为三部分，第一部分为“麻腊”，论述人生重病、大病的治疗，应先举行叫魂仪式后再行医治；第二部分为“干麻推”，论述应讲究清洁卫生、注重身体保健；第三部分讲述了各类风病的治疗方药，以及“拢沙力坝”类疾病的治疗方法。

西双版纳傣泐文，手抄本，纸质，线订册叶装。页面45cm×30cm。无缺损。今藏西双版纳傣族自治州傣医医院。未翻译整理。

（刀金平）

档哈雅沙巴害帕雅拢沙里坝

不分卷，1册，34页。著作年代不详，抄写年代不详，佚名撰。本书记载了“拢沙里坝”类疾病的诊治以及治疗风类疾病的152个药方，诸如头痛、出血、“拢沙龙”、风湿病的诊断及方药，还有部分制剂及星算等内容。

西双版纳傣泐文，手抄本，牛皮纸，原稿复印件。页面38.8cm×26.8cm。无缺损。今藏西双版纳傣族自治州傣医医院。未翻译整理。

（刀金平）

档哈哈帕雅

不分卷，1册，11页。著作年代不详，抄写年代不详，佚名撰。本书记载了各类风病，如“拢尚拢”“沙里坝”“拢沙龙”“拢牛”等类病症的诊疗方法和系统理论。

西双版纳傣泐文，手抄本，纸质，经折装。页面36cm×13cm。书的边角有破损。今藏西双版纳傣族自治州傣医医院。未翻译整理。

（刀金平）

档哈雅召书婉娜

不分卷，1册，60页。著作年代不详，抄写年代不详，佚名撰。本书记载了治疗“拢沙力坝”“拢麻想乎”“拢匹坝”“拢阿麻巴呆兮”“拢其哈”等类病症的方药，以及丸、散、酒等传统剂型的制作方法。

西双版纳傣泐文，手抄本，纸质，线订册叶装。页面36cm×26cm。纸张变色，缺角少边情况严重。今藏西双版纳傣族自治州傣医医院。未翻译整理。

（刀金平）

档哈雅扎雅尚嘎哈

不分卷，1册，26页。成书于1000多年前，佚名撰，刻抄于1948年，康朗腊辑。本书为老傣医康朗腊的手抄本，记载了傣医治疗各类风病的方药，如“拢麻想乎”、“拢牛”、“拢沙力坝”以及肝病、泌尿系统类疾病等的方药，还记录了部分传统剂型的制法和用法。

西双版纳傣泐文，手抄本，构皮纸，线订册叶装。页面26cm×22cm。部分页有缺损。今藏西双版纳傣族自治州傣医医院。未翻译整理。

（刀金平）

档哈雅欢

不分卷，1册，19页。著作年代不详，抄写年代不详，佚名撰。本书记载了傣医对“拢牛”、“拢麻想乎”、“拢巴沙哈阿麻巴”、“拢沙力坝”、泌尿系统疾病、水肿等类疾病的认识和治疗方药。

西双版纳傣泐文，手抄本，纸质，以竹片和尼龙绳为材料装订，线订册叶装。页面35cm×36.8cm。无缺损。今藏西双版纳傣族自治州傣医医院。未翻译整理。

（徐士奎）

档哈雅害沙里坝

不分卷，1册，45页。著作年代不详，抄写年代不详，佚名撰，康朗吨辑。本书记载了“拢沙力坝”的发生、转变与“四塔”的关系和医治方药，以及各类风病的诊断方法和医治方药。

西双版纳傣泐文，手抄本，牛皮纸，线订册叶装。页面24.5cm × 19cm。最后一页缺损。今藏西双版纳傣族自治州傣医医院。未翻译整理。

（刀金平）

档哈雅滚害沙巴帕雅

不分卷，1册，20页。著作年代不详，抄写年代不详，佚名撰，康朗仑抄。本书记载了“四塔”理论及“四塔”病变，各类风病的症状及医治方法，各类疾病的医治方药，以及治疗“拢沙龙”“拢牛”“拢麻想乎”“拢沙力坝”等类病症的传统方药制剂、丸、散、酒等剂型87个。

西双版纳傣泐文，手抄本，牛皮纸，线订册叶装。页面28cm × 23cm。无缺损。今藏西双版纳傣族自治州傣医医院。未翻译整理。

（刀金平）

档哈雅帕雅害岩康（1）

不分卷，1册，40页。著作年代不详，抄写年代不详，佚名撰。本书记载了治疗各种冷热风湿类疾病的诊疗方法和治疗药方，特别记载了“拢沙里坝”和各种皮肤类疾病的治疗方法。

西双版纳傣泐文，手抄本，构皮纸，线订册叶装。页面31cm × 29cm。无缺损。今藏西双版纳傣族自治州景洪市勐龙镇岩康处。未翻译整理。

（刀金平）

档哈雅思龙

不分卷，1册，23页。著作年代不详，抄写年代不详，佚名撰。本书记载了“拢沙龙”“拢沙里坝”等各类风病的治疗方法，以及治疗的传统方剂。

西双版纳傣泐文，手抄本，构皮纸，线订册叶装。页面32cm×25cm。无缺损。今藏西双版纳傣族自治州景洪市勐混乡岩温处。未翻译整理。

（刀金平）

档哈雅办咱那里

不分卷，1册，26页。著作年代不详，抄写年代不详，佚名撰，岩罕抄。本书记载了傣医对各类风病病因病机的分析，如“拢麻想乎”、“拢沙里坝”、孕妇患病等类疾病，以及治疗这些疾病的传统经方制剂和方药。

西双版纳傣泐文，手抄本，纸质，简装。页面21.2cm×34.4cm。第11页完全缺损，第1、2页亦有缺损。今藏西双版纳傣族自治州傣医医院。未翻译整理。

（徐士奎）

档哈雅曼飞勐混

不分卷，1册，54页。著作年代不详，抄写年代不详，佚名撰。本书记载了各类风病，如“拢阿麻巴”“拢沙龙”“拢沙里坝”“拢匹勒”的临床表现、发病特点，以及相应的治疗方药。

西双版纳傣泐文，手抄本，构树皮纸，线订册叶装。页面40cm×20cm。保存完好。今藏西双版纳傣族自治州勐海县勐混乡岩温飞处。未翻译整理。

（刀金平）

档哈雅勐龙波亮

不分卷，1册，45页。著作年代不详，抄写于傣历1229年，佚名撰。本书为傣医波亮祖传四代的傣医古籍，记载了“四塔”不足和过盛所产生疾病的诊治方法和方药，包括风痛、全身酸痛麻木、关节疼痛、各种皮肤疾病、咳嗽、发冷发热、妇女疾病、头晕眼花、心慌心悸等病症，还记载了部分星算内容。

西双版纳傣泐文，手抄本，构皮纸，线订册叶装。页面32cm×25cm。封面完好，内容缺损。今藏西双版纳傣族自治州景洪市勐龙镇曼景列波亮处。未翻译整理。

（刀金平）

档哈雅曼达岩罕香

不分卷，1册，16页。著作年代不详，抄写年代不详，佚名撰。本书记载了头昏头痛、咽喉肿痛、腹痛、腹泻、浮肿、水肿、体黄、胸痛、全身酸痛、骨折、骨痛、难产等风病类病症的诊治方法和方药。

西双版纳傣泐文，手抄本，构皮纸，线订册叶装。页面30cm×25cm。无缺损。今藏西双版纳傣族自治州景洪市嘎洒镇曼达岩罕香处。未翻译整理。

（刀金平）

档哈雅沙巴

不分卷，1册，32页。著作年代不详，抄写年代不详，佚名撰。本书系统介绍了诊断和治疗发热发冷、头痛、腹痛、腹泻、口眼歪斜、骨痛、麻木、泌尿系统疾病、妇女疾病、胎死腹中等各类病症的方法，采药的时辰和药物功效作用的关系。

西双版纳傣泐文，手抄本，构皮纸，线订册叶装。页面40cm×40cm。保存完好。今藏西双版纳傣族自治州景洪市嘎洒镇曼达岩罕香处。未翻译整理。

（刀金平）

傣医傣药（6）

不分卷，1册，192页。著作年代不详，抄写年代不详，佚名撰。本书详细记载了治疗骨病、胎动不安、风湿、癫痫、惊吓后体弱、月经不调、眼疾、甲状腺肿等类疾病的方药，共120个验方，其中包含活血化瘀、止痛等治疗方法，还记载了具有节育功效的药方，没有咒语。

缅傣文，手抄本，其他材料。保存完好。今藏德宏州民语委。未翻译整理。本条信息来源于《中国云南德宏傣文古籍编目》，云南民族出版社2002年出版，尹绍亭、唐立、快永胜、岳小保编。

（徐士奎）

档哈雅康朗仑

不分卷，1册，32页。著作年代不详，抄写年代不详，佚名撰。本书记载了傣医治疗小儿腹痛、腰痛、耳聋等类疾病的方药。

西双版纳傣泐文，手抄本，纸质，简装。页面29.5cm×20.5cm。无缺损。今藏西双版纳傣族自治州岩吨栋处。未翻译整理。

（刀金平）

档哈雅龙

不分卷，1册，629页。康朗腊著，西双版纳傣族自治州民族医药研究所、傣医医院编。本书系统总结了名老傣医康朗腊近60年医药实践中使用的古今傣医传统经方，以及自制的用于治疗常见病、多发病和一些疑难杂病的单验秘方，共有

96类风病、7000多个单验秘方、2000多种傣药，包括动物、植物、矿物药。

收录于“中国傣医药丛书”，云南民族出版社2003年出版。

（刀金平）

风病条辨译注

不分卷，1册，53页。本书是西双版纳州傣医医院林艳芳、依专等傣医学者经过多年研究，汇集了散在于大小《档哈雅龙》（医药书籍手抄本）和其他傣族医药古籍中有关风病论治的内容，进行系统而全面的整理归纳后所著。全书记载了240多种病症、800多味傣药以及1000多个方剂。内容涉及内、妇、儿、皮肤各科的多种常见病、多发病，书中贯穿“以风辨病，以病论风”的思维特点，体现了傣族医学的特色。在治疗方面提出了“以风辨病，以病辨风，见病治风，风去则病易愈，风存则百病生”的学术观点，将复杂多变的疾病归属于“以风论治”。

收录于“中国傣医药丛书”，云南民族出版社2003年出版。

（罗艳秋）

七、养 生

佛陀教语

不分卷，1册。岩罕恩、李云昌翻译整理。傣族佛经典籍，书中除了论述佛教在人世间的兴衰生灭变化、佛法在人们现实生活中的应用、出家人修行外，部分简要叙述了居士如何修身养性、如何看待生、老、病、死、抛弃性欲烦恼而获得福田等。

西双版纳傣族自治州人民政府编，云南民族出版社出版，2009年第1版。

（刀金平）

八、医　史

阿皮踏麻基干比

不分卷，7册。属于佛教经典“论藏”部分，约产生于2000多年前。本书记载了相传在3000年前傣族民间有八位名医，他们各自创立了“阿巴”，亦称“巴雅”“平岛”（即药物、处方之意）。虽然他们创制了药方，但神药两用的现象仍然十分突出，究其原因是当时具有一定医药常识的人和其他人一样信奉崇拜各种神灵鬼怪，于是给人治病时既要送鬼、叫魂、敬神，又要同时给患者服用药物。人一旦生病则要先请巫师算卦，占卜吉凶，看是灵魂失散还是得罪神灵或是碰上恶鬼，然后再根据占卜结果或叫魂或祭神或送鬼，乞求神灵赶鬼祛病，求神无效后人们才寻医问药。①

（罗艳秋）

阿尼松桑顺细点

本书记载了3000多年前傣族部落首领曾向最高统治者贡奉犀角、象牙、鹿茸等珍贵药材。傣族先民在以野生动植物充饥的过程中，认识了各种动植物的性味差异及作用，获得了动植物学的知识，并给予命名，产生了药物学和原始解剖学的概念。远古的傣族先民认识到热带季风气候偏温热，空气湿度大，各种病菌容易生长繁殖，对人类的健康造成极大威胁，于是使用多种动植物防病治病，从而产生了保健知识。②

（罗艳秋）

①依专，吴永贵：《傣医药学史》，北京：中国中医药出版社，2007年版，第29页。

②依专，吴永贵：《傣医药学史》，北京：中国中医药出版社，2007年版，第64页。

尼单莫雅

据傣医历史文献《尼单莫雅》记载，在“橄榄时期”出现了帕雅比沙奴、帕雅迪沙把莫哈阿章、帕纳来等傣医学家，他们研究创立了“雅摩哈比扎哈聋”，意为治疗大病的方药；“雅叫维细萨腊苷”，意为治疗胸闷、腹泻的神圣宝药；“雅阿它纳来”，意为治疗风热毒邪所致疾病的方药；“雅勒罗松桑”，意为治疗天下所有疾病的宝药等方剂。这些记述概括了傣族先民最初的医疗活动及认识药物的实践过程，说明在这一时期傣医药学就已经开始了医药知识的积累，是傣族医药知识产生和积累的最初萌芽阶段。[①]

（罗艳秋）

各种祛邪驱鬼消灾术

不分卷，1册。著作年代不详，抄写年代不详，佚名撰。本书记载了各个月日时辰的凶吉及如何选择吉日避开凶日，如何避邪驱除各种灾祸，如何占卦抽签，如何找人魂、谷魂，如何进行拴线等各种祭祀活动，如何处理各种非正常死亡的人，何时收粮入仓、吃新米、祭田、缝衣服、穿新衣为好，如何进行佛像、佛塔、寺庙、村寨、宅基地、房屋、火塘等的避邪消灾，如何驱除病人身上的病魔等等。其中，有一部分内容专门讲述了一些病症的治疗药方，有瘫痪、气管炎、头痛头晕、哮喘、腹胀、尿血、呕吐、咳嗽、麻疹等病症，此部分命名为“药典”。本书可为研究傣族历史文化与医药关系提供参考。

本条目信息来源于《中国贝叶经全集》（第73卷），人民出版社2010年出版，为贝叶经影印件、老傣文、国际音标对老傣文注音、汉字直译、汉语意译、新傣文意译六对照译本。

（刀金平）

①张超：《傣医基础理论》，北京：中国中医药出版社，2007年版，第5页。

天下众生快乐

不分卷，1册。著作年代不详，抄写年代不详，佚名撰。本书指出：医生“要慈、诚、善、舍，守五戒、供奉佛三宝”。“好医生”就如渡人到彼岸，即可成佛，就有功果了。“庸医”像刽子手杀人一样，因果报应，不能超脱四恶果。南传上座部佛教强调持戒在修行中的作用，讲戒杀，但不禁止肉食，这也对傣药的选择和运用产生影响，故傣医使用动物药的种类居多。

今藏西双版纳傣族自治州少数民族研究所。

（刀金平）

巴力往

不分卷，10册，580页。著作年代不详，抄写年代不详，佚名撰。本书系统概括了行医做人、治病用药的基本原则。指出作为医生，要把病人的利益和幸福放在首位，应该把行医视为个人的修行，而不是求取名利糊口的工具，做人应分清阶级之分，用药也要分清主次。

西双版纳傣泐文，刻本，贝叶经，梵夹装，绳串联。页面48cm×6cm。无缺损。今藏西双版纳傣族自治州傣医医院。未翻译整理。

（刀金平）

贺达嘎呢该

不分卷，5本，140页。著作年代不详，抄写年代不详，佚名撰。本书内容比较庞杂，包括苦受乐受、不苦受不乐受、欲界、色界、无色界、小诵、法等，是南传上座部佛教西双版纳经典之一，反映出傣医对“四塔”“五蕴”理论的理解和认识。

西双版纳傣泐文，刻本，贝叶经，梵夹装，绳串联。页面48cm×6cm。无缺损。今藏西双版纳傣族自治州傣医医院。未翻译整理。

（刀金平）

乎腊龙

不分卷，1册，72页。成书于1000余年前，佚名撰。本书记载了傣族的天文地理、星算、看相等方面的内容，共计77种，是傣医诊疗疾病的辅助手段。

西双版纳傣泐文，手抄本，棉纸，线订册叶装。页面42cm × 29.6cm。有插图，封面封底有缺损。今藏西双版纳傣族自治州岩吨栋处。未翻译整理。

（刀金平）

罕煜冷泼

不分卷，1册，76页。成书于1000余年前，佚名撰。本书记载了傣族的天文地理、星算、看日等方面的内容，对傣医诊断与治疗疾病具有指导作用。

西双版纳傣泐文，手抄本，构皮纸，线订册叶装。页面28cm × 23cm。无缺损。今藏西双版纳傣族自治州岩吨栋处。未翻译整理。

（刀金平）

桑如达尼该

不分卷，10册，405页。著作年代不详，抄写年代不详，佚名撰。本书系统介绍了佛经的内容，通过佛主与比丘、神仙、夜叉之间的相互交谈，讲述了人们如何才能摆脱轮回之苦，达到涅槃幸福，如何持五戒、八戒，如何断除情欲，摆脱贪、嗔、痴，如何孝敬父母、尊敬长辈等，是研究傣医医德伦理的重要参考资料。

西双版纳傣泐文，刻本，贝叶经，梵夹装，绳串联。页面48cm × 5cm。保存完好。今藏西双版纳傣族自治州傣医医院。未翻译整理。

（徐士奎）

昂谷打腊尼该

不分卷，15册，514页。著作年代不详，抄写年代不详，佚名撰。本书记载了南传上座部佛教的原始教义，以及其在西双版纳的传播和当时的社会、政治、经济、文化、宗教、哲学等历史情况，可作为研究傣医药发展历史的参考资料。

西双版纳傣泐文，刻本，贝叶经，梵夹装，绳串联。页面48cm×4.2cm。无缺损。今藏西双版纳傣族自治州傣医医院。未翻译整理。

（徐士奎）

九、综合性医书

（一）通　论

罗格牙坦

不分卷，1册。成书年代不详，抄写年代不详，佚名撰。本书为巴利语音译，傣语称“坦乃罗”。记述内容包括三个方面，一是语音学；二是文学艺术；三是医学、药物学、气功等，较集中地阐述了人与自然、季节、气候的相互关系等。书中记载，千百万年前，傣族先民以草根、树皮和野生植物的叶、花、果、子作为充饥的粮食，在长期的生活实践中认识到各种植物种类的不同，果实味道的差异，食用后给身体带来的不同作用，产生各种生理现象上的变化，从而获得了药物学的知识，为后世医家深入探索傣医学的起源与发展提供了珍贵的史学价值。[①]

本书还记载了在3000年前，傣族民间有八位名医，他们各自创立了“阿巴”，亦称“巴雅”“平岛”（即药物、处方之意）。[②]此外，书中记载：“宇宙是个大天体，人体是个小天体，大天体和小天体一样，每时每刻都在不停运动着。但是人体的运动是受着天体（太阳、月亮、地球）的运动影响进行的，所以出现了人体内风、火、水、土这四大物质要素化生克制，变迁循环无穷的现象。”为了掌握这些相生相制，变迁循环，应了解人与天地相应的现象，诊察人身疾病，认识体内“风、火、水、土”偏盛偏衰的情况，以寻求相应的预防、保健措施，有的放矢地确定治疗方案，使患者获得生扶之旺。

巴利文，刻本，贝叶经，梵夹装，绳串连。无破损。今藏西双版纳傣族自治州少数民族研究所。

（刀金平）

①依专，吴永贵：《傣医药学史》，北京：中国中医药出版社，2007年版，第37页。

②李朝斌：《傣族医药学》，昆明：云南民族出版社，1996年版，第5～6页。

档哈雅龙

不分卷，1册。成书于明太祖洪武六年（1373年），佚名撰。本书是“阿奴咪纳萨哈”（公元1323年）时期，由帕雅龙真夯（懂医药的土司）从《嘎比迪沙迪巴尼》一书中摘录编写而成，是一套反映傣族传统医学的综合性巨著，是傣医临床学和药物学的专著之一，被誉为傣医药典，是傣医认识自然、了解自然、认识自我、诊断疾病、识药采药、加工炮制、立法配方用药的指南。本书记载的内容十分丰富，具体论述了人体的肤色与血色在诊断疾病中的意义，多种疾病变化的规律和临床表现等。特别是提出了诊断疾病以望、闻、问、摸为主的方法。并论述了“四塔”的相生相克，年龄与药力药味的关系。另外还系统阐述了近100种风病，介绍了原始宗教时期最早的复方“滚嘎先思”（傣语，意为价值万银方）、“雅叫哈顿”（傣语，意为五宝药散）、“雅叫帕中补”（傣语，意为亚洲宝丸）等数百个。此书已流失国外。[①]

（徐士奎）

档哈雅巴朗

不分卷，1册，32页。著作年代不详，抄写年代不详，佚名撰。本书记载了治疗部分疾病的方药，以及傣医的“四塔五蕴”理论、疾病的来源、小儿疾病的诊断治疗等。

西双版纳傣泐文，手抄本，构皮纸，线订册叶装，墨书。页面36cm×28cm。有缺损。今藏西双版纳傣族自治州大勐镇岩温处。未翻译整理。

（刀金平）

傣医傣药（2）

不分卷，1册，238页。著作年代不详，抄写年代不详，佚名撰。本书详细记

①依专，吴永贵：《傣医药学史》，北京：中国中医药出版社，2007年版，第37页。

载各种体质人的皮肤颜色与血的关系，要根据病人血的特点对应服用药物，并记载了内科、妇科、神经病、癫痫、跌打损伤和风湿类疾病的治疗验方188个。没有咒语。

缅傣文，手抄本，其他材料。保存完好。今藏德宏州民语委。未翻译整理。本条目信息来源于《中国云南德宏傣文古籍编目》，云南民族出版社2002年出版，尹绍亭、唐立、快永胜、岳小保编。

（张云）

傣族医药研究（档哈雅龙）

不分卷，1册，120页。冯德强主编。本书记载了傣族医药的起源及发展、傣族医药基本理论及103个傣医治病药方，涉及62味常见中药、116味傣药。

西双版纳傣泐文、傣绷文、汉文。云南民族出版社2001年7月出版。

（刀金平）

巴拉尚哈亚

不分卷，1册，743页。西双版纳傣族自治州人民政府编，岩罕恩、杨胜能翻译整理。本书为傣族佛经故事，大部分讲述释迦牟尼佛祖为菩萨时转世为人的故事，少量涉及药材应用与“四塔五蕴”之间的关系。

该条目信息来源于《中国贝叶经全集》（第76卷），人民出版社出版2010年出版。

（刀金平）

过帕雅和沙干

不分卷，1册，34页。著作年代不详，抄写年代不详，佚名撰。本书记载了傣医治疗疾病的方药，如骨折、跌打损伤、全身酸痛。此外，还结合天文地理说明诊断疾病的方法，并有部分口功、星算的内容。

西双版纳傣泐文，手抄本，构皮纸，线订册叶装。页面30cm×25cm。有插图，保存完好。今藏西双版纳傣族自治州景洪市勐混曼派岩温飞处。未翻译整理。

（刀金平）

缅甸傣医药典

不分卷，1册。著作年代不详，抄写年代不详，佚名撰。本书详细记载了多种疾病的治疗方法以及使用什么药物，如眼疾、心病等，并且介绍了治疗各种精神疾病的方药及用于防邪、使人尊重、爱戴的文身方法、文身部位及其咒语。再次，还介绍了专门用于治病、防邪的“改命”（将一种特殊符号写在纸或布上，口念咒语，将纸或布置于盛有香油的碗中点火燃烧）的方法。

缅傣文，手抄本，构皮纸，经折装。保存完好，轻微破损。今藏德宏州民语委。未翻译整理。该条目信息来源于《中国云南德宏傣文古籍编目》，云南民族出版社2002年出版，尹绍亭、唐立、快永胜、岳小保编。

（徐士奎）

档哈雅朗占

不分卷，1册，60页。著作年代不详，抄写年代不详，佚名撰。本书不仅记载了治疗心慌心悸、呃逆、腹痛腹泻、浮肿病、发热病等病症的药方，还包括咒语和星算等内容。

西双版纳傣泐文，手抄本，构皮纸，线订册叶装。页面33cm×28cm。有缺损。今藏西双版纳傣族自治州景洪市勐龙镇岩康处。未翻译整理。

（刀金平）

档哈雅帕亚沙巴

不分卷，1册，80页。著作年代不详，抄写年代不详，佚名撰。本书记载了治疗浮肿、腹痛腹泻、结石、妇科疾病、皮肤疾病等病症的药方，并对傣药性味与疾病治疗的理论加以详细地说明，并有部分咒语和口功的内容。

西双版纳傣泐文，手抄本，构皮纸，线订册叶装。页面28cm×22cm。有缺损。今藏西双版纳傣族自治州勐海县岩温处。未翻译整理。

（刀金平）

档哈雅傣当来

不分卷，1册，100页。著作年代不详，抄写年代不详，佚名撰。本书记录了傣医诊治疾病的各种方药以及咒语。

西双版纳傣泐文，手抄本，构皮纸，线订册叶装。页面25cm×24cm。有插图，有印章，有缺损。今藏西双版纳傣族自治州勐海县康朗顿处。未翻译整理。

（刀金平）

档哈雅嘎龙

不分卷，1册。著作年代不详，佚名撰，1987年刻抄于勐龙镇小街。本书记载了治疗各种发热、发热头痛、咽喉红肿热痛、大汗淋漓、中暑、腹痛、便血、筋骨疼痛、手足疼痛、湿疹、心慌呕吐、失眠、妇科疾病等病症以及治疗“四塔”紊乱的方药，并有部分星算、口功、咒语等内容。

西双版纳傣泐文，手抄本，构皮纸，线订册叶装。有缺损。今藏西双版纳傣族自治州勐龙镇。未翻译整理。

（刀金平）

档哈雅几内罕

不分卷，1册，40页。成书于傣历1343年8月，抄写于1981年8月，波文南燕著。本书记载了治疗湿疹、发热、高热不语、腰痛、胸痛、咳嗽、鼻衄、下颌脱臼等病症的方药和解毒方药，以及口功、星算、咒语等内容。

西双版纳傣泐文，手抄本，构皮纸，线订册叶装。无缺损。今藏西双版纳傣族自治州景洪市勐龙镇小街。未翻译整理。

（刀金平）

档哈雅

不分卷，1册，49页。著作年代不详，抄写年代不详，佚名撰。本书为民间家传，记载治疗风病、头晕眼花、咽喉肿痛、皮肤湿疹的方药，饮食调护的方法，以及口功和星算等内容。

西双版纳傣泐文，手抄本，构皮纸，线订册叶装。今藏西双版纳傣族自治州傣医医院。未翻译整理。

（刀金平）

档哈雅勐龙康朗应

不分卷，1册，14页。著作年代不详，抄写年代不详，佚名撰。本书记载了治疗湿疹、小儿疾病、九窍出血、呕吐、急性热风湿等病症的方药，还记载了用药方法。对傣药的性味以及口功、星算的知识也做了叙述。

西双版纳傣泐文，手抄本，构皮纸，经折装。今藏西双版纳傣族自治州傣医医院。未翻译整理。

（刀金平）

档哈雅帕雅滚害档来

不分卷，1册，26页。成书于1982年11月17日，佚名撰。本书记载了治疗“拢沙里坝”、“拢麻想乎”、“拢檬沙很”、月子病等病症的240种方药。

西双版纳傣泐文，手抄本，纸质，原稿复印件。页面38.8cm×26.8cm。无缺损。今藏西双版纳傣族自治州傣医医院。未翻译整理。

（刀金平）

档哈雅曼米

不分卷，1册，18页。著作年代不详，抄写年代不详，佚名撰，岩温叫辑。本书是景洪市曼米村岩温叫的手抄本，记载了天文地理、星算知识，为病人叫魂达到治病的目的，以及治疗“拢沙里坝”疾病的方药。

西双版纳傣泐文，手抄本，牛皮纸，线订册叶装。页面26cm×24cm。有插图，无缺损。今藏西双版纳傣族自治州傣医医院。未翻译整理。

（刀金平）

档哈雅腊鹏

不分卷，1册，34页。著作年代不详，抄写年代不详，佚名撰。本书记载了傣医经常使用的药方以及星算的内容，包括通过星算可以了解一生的命运，容易患什么样的病，要怎么预防，生活中应注意些什么等。

西双版纳傣泐文，手抄本，纸质，简装。页面42.1cm×29.8cm。有插图。今藏西双版纳傣族自治州傣医医院。未翻译整理。

（徐士奎）

档哈雅嘎拢

不分卷，1册，48页。著作年代不详，抄写年代不详，佚名撰。本书记载了傣族将一年分为三个季节，每个季节与多发疾病的关系，“四塔”功能失调与疾病的关系和治疗方药，治疗各种风湿杂病的方药，以及祛除疾病的咒语等内容。

西双版纳傣泐文，手抄本，构皮纸，经折装。页面36cm×13cm。边角缺损，字迹模糊。今藏西双版纳傣族自治州傣医医院。未翻译整理。

（刀金平）

医药·咒语

不分卷，1册。著作年代不详，抄写年代不详，佚名撰。本书详细记载了身体内各种疾病及医治的药物名称、咒术符号及其咒语，所载疾病包括内科、外科、儿科和邪病等，是一部难得的详细记载传统傣医傣药和咒术的文献。

缅傣文，手抄本，本色，构皮纸，经折装。保存完好。今藏德宏州民语委。未翻译整理。本条目信息来源于《中国云南德宏傣文古籍编目》，云南民族出版社2002年出版，尹绍亭、唐立、快永胜、岳小保编。

（徐士奎）

草医草药

不分卷，1册，132页。著作年代不详，抄写年代不详，佚名撰。本书详细记载傣族聚居区一些常见病，如发热、头痛等病症的治疗方法及应该使用的药物，对某些疾病的治疗除使用药物外还掺杂着一些咒语。

缅傣文，手抄本，构皮纸，经折装。保存完好。今藏德宏州民语委。未翻译整理。本条目信息来源于《中国云南德宏傣文古籍编目》，云南民族出版社2002年出版，尹绍亭、唐立、快永胜、岳小保编。

（徐士奎）

治病手册

不分卷，1册，43页。著作年代不详，抄写于佛历2500年，傣历2051年，公历1957年，佚名撰。本书是一本治病手册，记载着20多种药方、100多种药名。治疗疾病的方法是药、咒语同时施治，有20多句咒语、25个“多昂”驱邪符号。

缅傣文，手抄本，其他材料，保存完好。今藏德宏州民语委。未翻译整理。本条目信息来源于《中国云南德宏傣文古籍编目》，云南民族出版社2002年出版，尹绍亭、唐立、快永胜、岳小保编。

（徐士奎）

傣医经典选读

不分卷，1册，246页。王寅、玉腊波主编。本书收载了不同时期较有代表性的三本著作，分别为《嘎牙山哈雅》《嘎比迪沙迪巴尼》和《风病条辨译注》。这些典籍涵盖了傣医药学的主要理论，使读者能了解傣医理论的特质。按照“原文”“译释”“按语”等体例进行编写。第一篇《嘎牙山哈雅》讲述人体组织结构、“四塔”等内容；第二篇包括《嘎比迪沙迪巴尼》及《风病条辨译注》等内容。

中国中医药出版社2007年11月出版。

（刀金平）

占卜（1）

不分卷，1册，58页。著作年代不详，抄写年代不详，佚名撰。本书记载了傣医常使用的方剂、药物和治疗疾病的咒语。记载的疾病有心脏肿、脖子肿等病症；记载的药物有豆蔻、羚羊角等傣医常用药物。

巴利文、德宏傣文、缅傣文三种文字，刻本，贝叶经，梵夹装，绳串连。页面23.8cm × 5.4cm。保存完好。今藏德宏州民语委。未翻译整理。

（徐士奎）

占卜（2）

不分卷，1册，34页。著作年代不详，抄写年代不详，佚名撰。本书封面用红色刷染，有大象图案。书中记载了向九尊佛供养的仪轨，有大量用于治病的符咒，其中列举了贫血、痛风、内脏疾病以及口干等病症如何使用符咒加以治疗的方法。

巴利文、德宏傣文、缅傣文三种文字，手抄本，构皮纸，经折装。页面19.6cm × 12.7cm，保存完好。今藏德宏州民语委。未翻译整理。

（罗艳秋）

占卜（3）

不分卷，1册。著作年代不详，抄写年代不详，佚名撰。本书记载了专门用于治疗疾病的咒符。书中另附有相关图案，专门用于治疗邪病、癫痫、惊恐、身体疼痛、四肢乏力等病症。

缅傣文，手抄本，构皮纸，经折装。页面28cm × 10.1cm。保存完好。今藏德宏州民语委。未翻译整理。

（罗艳秋）

占卜（4）

不分卷，1册，著作年代不详，抄写年代不详，佚名撰。本书记载了专门用于防邪避灾的各类咒语和咒符。

德宏傣文、缅傣文、巴利文三种文字，手抄本，构皮纸，经折装。页面21.7cm×9.2cm。保存完好。今藏德宏州傣学会。未翻译整理。

（罗艳秋）

占卜（6）

不分卷，1册。著作年代不详，抄写年代不详，佚名撰。本书记载了专门用于治疗疾病的各类咒语。

缅傣文，手抄本，构皮纸，经折装。页面22.4cm×10cm。保存完好。今藏德宏州傣学会。未翻译整理。

（罗艳秋）

招魂词

不分卷，1册，18页。著作年代不详，抄写年代不详，佚名撰。本书封面用漆树汁刷染，有防虫防蛀的作用。书中记载了治疗精神疾病的咒语方法。

缅傣文，手抄本，构皮纸，经折装。页面22.6cm×6.1cm。保存完好。今藏德宏州民语委。未翻译整理。

（罗艳秋）

咒术（1）

不分卷，1册。著作年代不详，抄写年代不详。本书记载了专门用于驱邪祛病的各类咒语。

缅傣文、德宏傣文、巴利文三种文字，手抄本，构皮纸，经折装。页面16.4cm×9.7cm。保存完好。今藏德宏州傣学会。未翻译整理。

（徐士奎）

罗嘎站截

不分卷，1册。著作年代不详，抄写于公元1894年。本书记载了如果听见相关佛音后，百病能够离身，反映了傣族对佛教与医药关系的认识。

德宏傣文，手抄本，构皮纸，经折装。保存完好。今藏德宏州梁河县档案馆。未翻译整理。

（徐士奎）

坦玛岁嘎

不分卷，1册。著作年代不详，抄写于公元1925年，佚名撰。本书记载了病魔与佛法的关系，反映了傣族对佛教与医药关系的认识。

德宏傣文，手抄本，构皮纸，经折装。保存完好。今藏德宏州梁河县档案馆。未翻译整理。

（徐士奎）

占卜与傣医药

无书名，书名为收藏者自命名。不分卷，1册。著作年代不详，抄写于公元1956年7月6日，佚名撰。本书记载了500种疾病，并详细记录了治疗这些疾病的方药。此外，本书还介绍了傣医常用的解法，如在对患者疾病进行诊断以前要使用口功将影响疾病诊断的因素解除后，才能使用药方；阐述了每个年龄阶段都有好发的疾病，因此要及时预防，做到未病先防。

缅傣文，手抄本，普通笔记本，包背装。页面18.2cm×13cm。保存完好。今藏德宏州芒市西南里。未翻译整理。

（龚庆安）

档哈哈帕拢

不分卷，1册。著作年代不详，抄写年代不详，佚名撰。本书大部分为驱除疾病的咒语，少部分为治疗疾病的方药，还有对“拢沙里坝”疾病和妇科疾病的诊断方法，并记载了傣医传统方药制剂等内容。

西双版纳傣泐文，手抄本，构皮纸，经折装，墨书。保存完好。今藏西双版纳傣族自治州傣医医院。未翻译整理。

（刀金平）

档哈雅马腊鹏

不分卷，1册，34页。著作年代不详，抄写年代不详，佚名撰。本书主要记载了以星算占卜人的一生，患疾病时应怎样预防、怎样注意等内容。

西双版纳傣泐文，手抄本，普通白纸，原稿复印件，简装。保存完好。今藏西双版纳傣族自治州傣医医院。未翻译整理。

（刀金平）

档哈雅哈蒙

不分卷，1册，13页。著作年代不详，抄写年代不详，佚名撰。本书记载了傣药大方制剂，治疗风湿、腹泻的药方和咒语等内容。

西双版纳傣泐文，手抄本，普通白纸，原稿复印件，简装。无缺损。今藏西双版纳傣族自治州傣医医院。未翻译整理。

（刀金平）

档哈雅（第二册）

不分卷，1册，133页。著作年代不详，抄写年代不详，佚名撰。本书包括《玛拉旁》、《甘玛探》（业处）、《档哈雅》、《神符图案》（傣族用于压在房柱顶上的神符）等内容。“档哈雅”部分收录了治疗常见病症的方药。

西双版纳傣泐文，手抄本，牛皮纸，原稿复印件，线订册叶装。无缺损。今藏西双版纳傣族自治州傣医医院。未翻译整理。

（刀金平）

（二）合刻、合抄

档哈雅滚雅麻腊

不分卷，1册，50页。著作年代不详，抄写年代不详，佚名撰。本书分为两部分，前部分为人药，包括看症状识别病因、论“四塔”、看面色和血色对病症进行辨别后方能用药等。后半部分讲述马病症状、用药等。两者共360方药。

西双版纳傣泐文，手抄本，普通白纸，原稿复印件，简装。保存完好。今藏西双版纳傣族自治州傣医医院。未翻译整理。

（刀金平）

（三）丛　书

档哈雅阿奴麻

不分卷，1册，60页。著作年代不详，抄写年代不详，佚名撰，康朗腊抄。本书收集了勐腊、勐海的《档哈雅阿奴麻》《档哈雅波迈叫》《档哈雅波应扁》《档哈雅岩甩》中的传统制剂、诊断及治病的方法，所收录的病症有咽痛、头痛、牙痛、肝病、风湿、皮肤病、泌尿系疾病等。

西双版纳傣泐文，手抄本，构皮纸，线订册叶装。页面38cm×28cm。保存完好。今藏西双版纳傣族自治州傣医医院。未翻译整理。

（徐士奎）

档哈雅比咱哈

不分卷，1册，107页。著作年代不详，抄写年代不详，佚名撰，波岩糯抄。本书收集了三位老傣医的治病方药，并对其中所使用药物的性味、功效、主治病症一一作了介绍。

西双版纳傣泐文，手抄本，木竹纸，线订册叶装。页面47.5cm×26.5cm。保存完好。今藏西双版纳傣族自治州傣医医院。未翻译整理。

（全勇男）

（四）汇　编

傣医验方（一）

不分卷，1册，15页。本书由芒市傣医李波买，遮放公社中心医院傣医板哏晃，德宏州药检所段国民、方子年、段金平，德宏州民族医院郑蔚苍、思永恩翻译整理。德宏州药检所和卫生局1982年编写。本书是根据德宏州芒市法帕公社冯国兴、遮放公社冯岳喊和依团、盈江县新城公社龚玉贤四位傣医收藏的傣族医药古籍进行翻译和整理而成。冯国兴所藏抄本为德宏州芒市伍旺保抄于公元1939年，一抄本为畹町芒棒悟定那据公元1254年版本转抄。共收录了冯国兴所藏抄本中的16首验方，龚玉贤所藏抄本中的25首验方，冯岳喊所藏抄本中的1首验方，依团所藏抄本中的1首验方。全文为德宏傣文与汉文对照，所收录验方涉及内妇儿外各科，每首验方均记载了药物名称、剂量、服用方法和主治病症。

内部资料，今藏德宏州药检所处。

（罗艳秋）

德宏傣医傣药及其验方调查（一）

不分卷，1册，20页。本书为德宏州所收集傣族医药古籍中的验方汇编整理而成。全书共记载47首验方，每方以主治病症为题名，包括药物组成、剂量、制备方法、服用方法和药物的科属种以及拉丁名。所收载验方以治疗肠胃疾病、风湿关节疼痛、跌打损伤居多。

傣医李波买、肖波嫩口述，方茂琴、陈忠国、刘英整理，1982年完成。1983年改名为《德宏傣药验方集（1）》，德宏民族出版社1983年出版。

（罗艳秋）

西双版纳古傣医药验方注释

不分卷，1册，104页。西双版纳傣泐文和汉文对照。1983年西双版纳傣族自治州民族医药调研办公室组织编写，赵世望、周兆奎等整理。本书是根据民间收集的傣医药手抄本《档哈雅》，以及1978年以来组织和召开的各次傣医座谈会及采访所得资料进行整理而成。收载验方100首，每方包括傣文方名、方名意译、方名音译、验方原文、验方译文、注解等六个方面。按验方的主要功效归类，以第一方、第二方的形式顺序编排。本书最大的特点是在注解中交代了组方药物的基原，因此该书的使用性和推广性得以大大提高。

1983年5月西双版纳傣族自治州科学技术文员会、卫生局出版，西双版纳傣族自治州报社印刷厂印刷。内部资料。

（罗艳秋）

傣医传统方药志

《傣医传统方药志》傣文名为《档哈雅》。不分卷，1册，224页。西双版纳州民族医药调研办公室组织编写，赵世望、周兆奎主编。本书是《西双版纳傣药志》的续篇，根据众多的傣医药古籍翻译、分类、归纳、研究整理而成。采用汉、傣两种文字编写，收载傣医古验方111首，涉及内、妇、儿、外、伤科等疾病。书中考证了这些药方所涉及傣药的科属种，分别属于105个种、60个科、97个属，并详细记载了这些动植物药的形态、采集加工、产地分布、传统药用经验、用法用量、药物化学等内容。

云南民族出版社1985年出版。

（罗艳秋）

古傣医验方译释

不分卷，1册，190页。赵世望、周兆奎等整理。本书为从民间收集得到的傣族医药古籍文献《档哈雅》中的验方进行整理、筛选、汇集后编写而成。西双版纳傣泐文和汉文对照。记载古方200个，256种药物名，用于预防和治疗内科、外科、妇科、骨伤、五官科、皮肤科、传染科等各科病症；详细说明了所使用药物的用药部位、炮制方法及服用方法，每个方剂按傣文方名、方名意译、方名音译、验方所属古籍的原文记载、验方译文、注释顺序编排。注释中包括每种药物的傣文名、拉丁学名，以及药化、药理和使用注意事项；古籍原文中方剂剂量是以十六两为一斤计算，译文中的剂量是按国家法定标准进行折算，以克、毫升为单位，折算后列到小数点后两位。书后附有药物拉丁学名索引。本书未将所记载处方进行分类，实属遗憾。

云南民族出版社1990年出版。

（罗艳秋）

傣族传统医药方剂

1册，不分卷，304页。西双版纳傣泐文和汉文对照。由西双版纳州傣医医院整理编著，李朝斌、玉帅、林艳芳主编。本书是根据众多傣族医药古籍《档哈雅》进行翻译、分类、整理、归纳研究而成，是对散在于各种傣医古籍中方剂内容的总结与提升。介绍了傣医方剂学的起源和发展、傣医方剂的形成、傣药命名分类、傣药的加工和炮制、性味、剂型分类和用法，论述了主治“四塔”功能失调的代表方和“四塔”不足或太过所致疾病的治疗方剂的药物组成、用法、功效、主治、方解、临床应用、毒副作用和禁忌。书后附有药物的傣文名、中文名、药性、药味、科属、功能和拉丁学名。

云南科技出版社1995年出版。

（罗艳秋）

十、兽　医

档哈雅麻

不分卷，1册，17页。著作年代不详，抄写年代不详，佚名撰。本书记载了傣医治疗马感冒、腹泻、四肢麻木、骨折、无力乏力、产后等病症的83种方药。

西双版纳傣泐文，手抄本，纸质，原稿复印件。页面35.5cm × 25cm。保存完好。今藏西双版纳傣族自治州傣医医院。未翻译整理。

（刀金平）

档哈雅麻

不分卷，1册，17页。著作年代不详，抄写年代不详，佚名撰。本书记载了治疗马皮肤病、腹部浮肿、便秘、马蹄炎等病症的81种方药。

西双版纳傣泐文，手抄本，构皮纸，线订册叶装，墨书。页面24.5cm × 19.5cm。无缺损。今藏西双版纳傣族自治州傣医医院。未翻译整理。

（刀金平、全勇男）

档哈雅帕雅麻

不分卷，1册，40页。著作年代不详，抄写年代不详，佚名撰。本书记载了傣医治疗马、牛等牲畜疾病的诊法和药方。

西双版纳傣泐文，手抄本，构皮纸，线订册叶装。页面31cm × 24cm。有插图，有缺损。今藏西双版纳傣族自治州勐海县勐混乡岩顿处。未翻译整理。

（刀金平）

档哈雅麻（一）

不分卷，1册，50页。著作年代不详，抄写于1978年6月，佚名撰。本书记载了傣医诊治马、牛等家畜疾病的方法和方药，诸如腹泻、不吃草、皮肤疾病、疮疡、肿瘤等病症。

西双版纳傣泐文，手抄本，构皮纸，线订册叶装。页面36cm×26cm。有缺损。今藏西双版纳傣族自治州勐海县打洛镇岩尖处。未翻译整理。

（刀金平）

档哈雅麻（二）

不分卷，1册，34页。著作年代不详，抄写年代不详，佚名撰。本书记载了傣医诊治马类疾病的方法和方药。

西双版纳傣泐文，手抄本，构皮纸，线订册叶装。页面32cm×28cm。有缺损。今藏西双版纳傣族自治州勐海县勐混乡曼贺村岩温混处。未翻译整理。

（刀金平）

档哈雅帕雅

不分卷，1册，34页。著作年代不详，抄写年代不详，佚名撰。本书记载了傣医诊治马类疾病的方法和方药。

西双版纳傣泐文，手抄本，构皮纸，线订册叶装。页面3228cm。有缺损。今藏西双版纳傣族自治州勐海县打洛镇岩尖处。未翻译整理。

（刀金平）

马药

不分卷，1册，84页。著作年代不详，抄写年代不详，佚名撰。本书记载了看马龄术及治疗马所患疾病的42个方剂等六个方面的内容。

西双版纳傣泐文，手抄本，构皮纸，线订册叶装。今藏西双版纳傣族自治州少数民族研究所。未翻译整理。

（刀金平）

人药马药方药

不分卷，1册，56页。著作年代不详，抄写年代不详，佚名撰。本书记载了治疗人所患“拢沙里坝”“檬沙很”等病症的229种方药，以及马腹泻、感冒及疑难杂病等165种方药。

西双版纳傣泐文，手抄本，构皮纸，线订册叶装。今藏西双版纳傣族自治州嘎洒镇曼丢村康朗罕处。未翻译整理。

（刀金平）

参考文献

一、古籍专著

［1］林艳芳等译：《嘎牙山哈雅（汉文、西双版纳傣文对照）》，昆明：云南民族出版社，1988年。

［2］《中国贝叶经全集》编辑委员会编，刀正明、岩香等译：《“四塔”“五蕴”阐释》，载《中国贝叶经全集》（第86卷），北京：人民出版社，2010年。

［3］《中国贝叶经全集》编辑委员会编，刀正明、岩香等译：《药典》，载《中国贝叶经全集》（第32卷），北京：人民出版社，2008年。

［4］《中国贝叶经全集》编辑委员会编，刀正明、岩香等译：《傣方药》，载《中国贝叶经全集》（第86卷），昆明：云南人民出版社，2010年。

二、专著

［1］徐士奎，罗艳秋：《彝族医药古籍文献总目提要（汉彝对照）》，昆明：云南科技出版社，2016年。

［2］杨永生：《傣族历史文化研究文集》，芒市：德宏民族出版社，2007年。

［3］云南省民族事务委员会编，岩峰主编：《傣族文化大观》，昆明：云南民族出版社，1999年。

［4］李朝斌，关祥祖主编：《傣族医药学》，昆明：云南民族出版社，1996年。

［5］梁峻：《论民族医药：医学类型和表达范式的比较研究》，北京：中医古籍出版社，2011年。

［6］倪晓健：《书目工作概论》，北京：北京师范大学出版社，1991年。

［7］阿不都秀库尔，穆罕默德依明：《维吾尔医学简述（阿理甫之书）》，乌鲁木齐：新疆人民出版社，2002年。

［8］包和平：《中国少数民族古籍管理学概论》，北京：民族出版社，2006年。

［9］中华人民共和国文化部：《中华人民共和国文化行业标准·古籍定级标准》，WH/T 20–2006；2006–08–05发布，2006–10–01实施，北京：北京图书

馆出版社，2007年。

［10］国家民委全国少数民族古籍整理研究室：《中国少数民族古籍总目提要·纳西族卷》，北京：中国大百科全书出版社，2003年。

［11］黄润华，史金波：《少数民族古籍版本：民族文字古籍》，南京：江苏古籍出版社，2002年。

［12］艾合买提：《少数民族文字古籍文献的多样性》//中国民族图书馆《民族地区图书馆学研究（四）第十次全国民族地区图书馆学术研讨会论文集》，沈阳：辽宁民族出版社，2008年。

［13］高力士：《云南四江流域的傣族支系》，载于《傣族历史文化研究文集》，芒市：德宏民族出版社，2007年。

［14］黄建明：《彝族古籍文献概要》，昆明：云南民族出版社，1993年。

［15］林美兰：《中国图书馆分类法·医学专业分类表》，北京：北京图书馆出版社，1999年。

［16］《耿马傣族佤族自治县概况》编写组，《耿马傣族佤族自治县概况》修订本编写组：《耿马傣族佤族自治县概况》，北京：民族出版社，2008年。

［17］曹式煌：《耿马傣族佤族自治县志》，芒市：德宏民族出版社，1995年。

［18］《双江拉祜族佤族布朗族傣族自治县情况概况》编写组，《双江拉祜族佤族布朗族傣族自治县情况概况》修订本编写组：《双江拉祜族佤族布朗族傣族自治县情况概况》，北京：民族出版社，2008年。

［19］普学旺：《云南民族口传非物质文化遗产总目提要·民间故事卷》（上卷），昆明：云南教育出版社，2008年。

［20］云南省景谷傣族彝族自治县志编纂委员会：《景谷傣族彝族自治县志》，成都：四川辞书出版社，1993年。

［21］《孟连傣族拉祜族佤族自治县概况》编写组：《孟连傣族拉祜族佤族自治县概况》，昆明：云南民族出版社，1986年。

［22］刘隆：《西双版纳国土经济考察报告》，昆明：云南人民出版社，1990年。

［23］李朝斌：《傣医四塔五蕴的理论研究》，昆明：云南民族出版社，1993年。

［24］岩喊：《傣医理论中的哲学思想：论“四塔”和“五蕴”》，载于伍雄武，韩培根主编：《傣族哲学思想史论集》，北京：民族出版社，1993年。

［25］张超：《21世纪傣医本科教育规划教材·傣医基础理论》，北京：中国中医药出版社，2007年。

［26］王吉耀：《循证医学与临床实践》，北京：科学出版社，2012年。

［27］关祥祖：《傣族医药学》，昆明：云南民族出版社，1996年。

［28］林艳芳：《傣族医药学基础理论》，昆明：云南民族出版社，2003年。

［29］方茂琴：《德宏民族药志（一）》，芒市：德宏民族出版社，1983年。

［30］曹式煌：《耿马佤族傣族自治县卫生志》，芒市：德宏民族出版社，1995年。

［31］德宏州卫生局药品检验所编，方茂琴主编：《德宏傣药验方集（二）》，昆明：云南民族出版社，1998年。

［32］许本汉：《德宏山野蔬果》，芒市：德宏民族出版社，2001年。

［33］周有光：《语文闲谈·二编》，北京：生活·读书·新知三联书店，2012年。

［34］吴凡：《传播学概论》，杭州：浙江工商大学出版社，2012年。

［35］依专，吴永贵：《傣医药学史》，北京：中国中医药出版社，2007年。

三、论文

［1］罗艳秋：《在中华民族发展整体性下的云南民族医药》，《云南中医学院学报》，2006年第29期。

［2］罗艳秋：《傣族医药古籍资源的调查与定级研究》，《中国民族医药杂志》，2009年第10期。

［3］龚谨：《中傣医文化背景比较》，《云南中医学院学报》，2005年第3期。

［4］白红：《试论佛教对傣、藏、中医药学的影响》，《中国民族民间医药杂志》，1999年第4期。

［5］潘秋平：《田野调查法在藏医古籍保护中的运用》，《西南民族大学学报》（人文社会科学版），2010年第11期。

［6］徐士奎，罗艳秋：《编纂〈少数民族医药文献总目提要〉的意义及方法》，《中华医学图书情报杂志》，2014年第1期。

［7］徐士奎，罗艳秋：《论民族医药文化学的构建》，《中华中医药学刊》，2011年第1期。

［8］徐士奎，罗艳秋：《从产业化角度打造民族医药发展载体》，《中国民族医药杂志》，2006年第5期。

［9］罗艳秋，徐士奎：《少数民族医药古籍文献的界定及其特点研究》，《云南中医学院学报》，2013年第36卷第5期。

［10］何丽：《论民族古籍的保护与开发》，《图书馆理论与实践》，2003年第2期。

［11］侯明昌：《中国少数民族文献分类体系构建研究》，《兰台世界》，2008年第9期。

［12］蔡景峰：《论“民族医学”的界定和民族医药文献的整理》，《中国民族医药杂志》，1999年第4期。

［13］徐士奎，罗艳秋：《初论民族医药古文字文献的搜集整理》，《云南中医学院学报》，2011年第34卷第1期。

［14］罗艳秋，徐士奎，郑进：《少数民族医药古籍文献分类体系构建研究（上）：对民族医药古籍文献概念及其传统分类方法的解析》，《中医学报》，2014年，第29卷第11期。

［15］罗艳秋，徐士奎，郑进：《少数民族医药古籍文献分类体系构建研究（下）：民族医药古籍文献的分类体系研究》，《中医学报》，2014年第29卷第12期。

［16］罗艳秋，郑进，徐士奎：《对云南民族医药区域研究的战略思考》，《云南中医中药杂志》，2007年第28卷第11期。

［17］李敏：《试论我国藏缅语民族古籍传统分类体系及其继承发展》，《图书馆理论与实践》，2008年第3期。

［18］李敏：《我国民族古籍传统分类体系概述：以纳西族、藏族、彝族古籍为例》，《贵州民族研究》，2007年第27卷第3期。

［19］郑进，罗艳秋，龚谨：《关于“中医学”定义的重新思考》，《中国中医基础医学杂志》，2010年第16卷第4期。

［20］王志红：《以范式理论分析中医学的学科特点》，《云南中医学院学报》，2005年第28卷第1期。

［21］乌兰塔娜，萨仁高娃，巴音木仁：《蒙古兽医与中兽医之间的渊源关系研究》，《内蒙古农业大学学报》（社会科学版），2008年第10卷第2期。

［22］段国民：《德宏州傣医药发展概况》，《中国民族医药杂志》，2005年增刊。

［23］潘德利：《中国古籍数字化进程和展望》，《图书情报工作》，2002年第7期。

［24］希莎婉：《浅谈傣医药文献古籍档案管理》，《中国民族医药杂志》，2008年第2期。

［25］杨薇，孔炜娟：《北回归线上的奇葩：普洱》，《宁夏画报》（生活版），2010年第3期。

［26］李朝斌：《傣医理论体系的核心探寻》，《中国民族医药杂志》，1995年第1期。

［27］刁俊峰：《傣医“四塔”“五蕴”理论与中医“五行”“七情”之初步比较》，《内蒙古中医药》，1992年第3期。

［28］吴真芳：《生命质量及其临床研究进展》，《现代预防医学》，2001年第31卷第1期。

［29］孔庆华，何盈：《指甲诊在傣医中的应用》，《中国民族医药杂志》，2005年增刊。

［30］温源凯：《浅谈西双版纳的傣医傣药》，《云南中医杂志》，1983年第2期。

［31］张效霞，王振国：《如何重新认识中医基础理论现有体系》，《医学与哲学》，2006年第27卷第2期。

［32］龚谨：《中医诊断学与傣医诊断学的比较研究》，云南中医学院硕士研究生学位论文，2006年。

［33］谷浩荣：《基于范畴理论的中医风邪概念隐喻研究》，北京中医药大学硕士研究生学位论文，2011年。

四、报纸

［1］屈明光，李怀岩：《傣医执业医师资格认证：让老傣医的传统医术传承下去》，《中国民族报》，2010年2月9日。

［2］丁洋：《挖掘推广中药验方》，《中国中医药报》，2014年9月10日第1版。

［3］赵维婷：《中医药是优秀的文化资源》，《中国中医药报》，2014年11月10日第2版。

后 记

建立符合民族医药自身发展规律的知识体系是有效解决民族医药思维弱化、评价西化、学术异化、技术退化、特色优势淡化等问题的重要途径。然而，研究者在民族医药知识体系建设过程中，不能仅从资料整理者和理论研究者的角度开展工作，还需要从核心技术掌握者和传承者的身份入手。毕竟，对医学所开展的任何形式的研究，最终目的就是服务于临床，推动医疗卫生事业的发展。本书是笔者践行所开创的民族医药知识体系建设路径“古籍整理与田野调查互参式研究—提炼原创思维，明确核心概念，构建知识体系—临床验证，在实践中总结新理论”在傣族医药学科领域所做的实证研究。此项研究试图从古籍整理的方法入手，探索建立适合民族医药理论传承创新的方法学体系，为研究者解决在研究民族医药时遇到的、普遍存在“如何有效开发利用民族医药古籍文献资源”的困惑抛砖引玉。对民族医药的研究，仅仅从人类学研究的角度或是从文献学研究的角度契入均是不完整的，所收集和整理得到的信息和知识零星，甚至与临床实践脱节。只有通过这条建设路径，实现民族医药知识体系的构建，并将理论应用于实践之中，从实践中反证理论的合理性，方能实现对民族医药知识的传承和创新。希望这一实践路径能对民族医药事业的发展提供参考。

本书的研究工作从2010年获得国家社会科学基金青年项目资助至今历时7年。其间，我们深入西双版纳州、德宏州、普洱市、临沧市等傣族分布区，对傣族医药古籍展开了深入系统的研究。在临床实践和医理释读方面，得到了两位傣医老师方克辉和龚庆安的悉心指导，以及西双版纳州傣医医院岩罕单主任医师的指导。在总目提要编纂过程中，得到了西双版纳州少数民族研究所傣文翻译专家刀金平、德宏州人民政府州长助理龚能政、德宏州图书馆历史文献部主任张云、德宏州民语委副主任快永胜、德宏州档案馆档案科主任金保荣、德宏州傣学会专家岳小保和傣文翻译专家焦所比达的大力支持和帮助，他们无私地将自己掌握的知识与我们分享。在课题设计和工作过程中，得到了云南省社会科学院郭家骥研究员、云南大学林超民教授、云南民族大学徐祖祥教授、云南大学陈子丹教授、云南民族大学李国文教授、郭玉富研究馆员的大力指导和帮助。在分类体系构建研究方面，中国中医科学院伊广谦研究员、中国中医科学院中医药信息研究所裘俭研究员和古籍部主任李鸿涛给予了很多帮助和具体的指导。在实地调研过程中，得到众多我不能一一提及但给过我们很大帮助的当地学者和普通民众。云南人民出版社王韬编辑对书稿做了悉心的审校工作，在此一并表示感谢！

傣族医药古籍文献数量众多，但由于收藏分散的原因使得调查工作难度较大，许多尚未发现的傣族医药古籍文献有待进一步的调查和研究。所编纂的提要难免有言不尽意、意不尽情的疏漏之处，期待傣医药同仁、傣族同胞和各界关注傣医药事业的同志们给予指正，不胜感激！

著者　谨识

2017年10月1日于昆明